Complications after Primary Total Hip Arthroplasty

全髋关节置换术后并发症

主编　（美）马修·阿卜杜勒（Mattehew P. Abdel）

　　　　（美）克雷格·德拉·瓦莱（Craig J. Della Valle）

主译　梁　笃　李保林　庾伟中

主审　樊粤光　黄崇博　霍力为

U0251531

辽宁科学技术出版社

·沈　阳·

First published in English under the title

Complications after Primary Total Hip Arthroplasty: A Comprehensive Clinical Guide

Edited by Matthew P. Abdel and Craig J. Della Valle

Copyright © 2017 Springer International Publishing AG

This edition has been translated and published under license from Springer International Publishing AG.

Springer International Publishing AG takes no responsibility and shall not be made liable for the accuracy of the translation.

©2020 辽宁科学技术出版社

著作权合同登记号：第 06-2018-357 号。

图书在版编目（CIP）数据

全髋关节置换术后并发症 /（美）马修·阿卜杜勒，（美）克雷格·德拉·瓦莱主编；梁笃，李保林，庚伟中主译. — 沈阳：辽宁科学技术出版社，2020.1

ISBN 978-7-5591-1278-1

Ⅰ.①全… Ⅱ.①马… ②克… ③梁… ④李… ⑤庚… Ⅲ.①髋关节置换术—并发症 Ⅳ.①R619

中国版本图书馆CIP数据核字（2019）第188594号

出版发行：辽宁科学技术出版社
　　　　　（地址：沈阳市和平区十一纬路25号　邮编：110003）
印　刷　者：辽宁新华印务有限公司
经　销　者：各地新华书店
幅面尺寸：210mm×285mm
印　　张：12.25
插　　页：4
字　　数：310千字
出版时间：2020年1月第1版
印刷时间：2020年1月第1次印刷
责任编辑：吴兰兰　凌　敏
封面设计：顾　娜
版式设计：袁　舒
责任校对：徐　跃

书　　号：ISBN 978-7-5591-1278-1
定　　价：168.00元

投稿热线：024-23284363，024-23284372
邮购热线：024-23284363，024-23284372
E-mail:2145249267@qq.com
http://www.lnkj.com.cn

编著者名单

Matthew P. Abdel, MD Department of Orthopedic Surgery, Mayo Clinic,Rochester, MN, USA

Sulaiman Alazzawi, MBChB, MSc, MRCS Department of Trauma and Orthopaedics, The Royal London Hospital, London, UK

Ram K. Alluri, MD Department of Orthopaedic Surgery, Keck School of Medicine of University of Southern California, Los Angeles, CA, USA

Khalid Azzam, MD Department of Orthopaedic Surgery, Indiana University School of Medicine, Indianapolis, IN, USA

Indiana University Department of Orthopedics, Indiana University Health Saxony Hospital, Fishers, IN, USA

Hany S. Bedair, MD Department of Orthopaedic Surgery, Kaplan Joint Center, Newton Wellesley Hospital/MGH, Newton, MA, USA

Department of Orthopaedic Surgery, Massachusetts General Hospital, Boston, MA, USA

Daniel J. Berry, MD Department of Orthopedic Surgery, Mayo Clinic, Rochester, MN, USA

Michael B. Cross, MD Department of Orthopaedic Surgery, Hospital for Special Surgery, New York, NY, USA

Craig J. Della Valle, MD Division of Adult Reconstruction, Rush University Medical Center, Chicago, IL, USA

Nicholas M. Desy, MD, FRCSC Division of Orthopedic Surgery, University of Calgary, Calgary, AB, Canada

Department of Surgery, Section of Orthopaedic Surgery, Rockyview General Hospital, Calgary, AB, Canada

Keith A. Fehring, MD Department of Orthopaedic Surgery, OrthoCarolina Hip and Knee Center, Charlotte, NC, USA

Thomas K. Fehring, MD Department of Orthopaedic Surgery, OrthoCarolina Hip and Knee Center, Charlotte, NC, USA

Robert Girling, MD Methodist Physician Group, Methodist TexsanHospital, San Antonio, TX, USA

Fares S. Haddad, BSc, MD (Res), MCh (Orth) Consultant Orthopaedic Surgeon, Surgical Specialties, Institute of Sport, Exercise and Health, University College London Hospitals, London, UK

Arlen D. Hanssen, MD Department of Orthopedic Surgery, Mayo Clinic, Rochester, MN, USA

Joshua J. Jacobs, MD Department of Orthopaedic Surgery, Rush University Medical Center, Chicago, IL, USA

James A. Keeney, MD Department of Orthopaedic Surgery, University of Missouri School of Medicine, Columbia, MO, USA

Tae-Young Kim, MD The Rothman Institute, Philadelphia, PA, USA

Young-Min Kwon, MD, PhD Department of Orthopaedic Surgery, Massachusetts General Hospital, Harvard Medical School, Boston, MA, USA

Gwo-Chon Lee, MD Department of Orthopaedic Surgery, University of Pennsylvania, Philadelphia, PA, USA

Yadin David Levy, MD Department of Orthopaedics, Specialist OrthopaedicGroup, Mater Clinic, Sydney, NSW, Australia

Jay R. Lieberman, MD Department of Orthopaedic Surgery, Keck School of Medicine of University of Southern California, Los Angeles, CA, USA

Ming Han Lincoln Liow, MD Department of Orthopaedic Surgery, Massachusetts General Hospital, Harvard Medical School, Boston, MA, USA

R. Michael Meneghini, MD Department of Orthopaedic Surgery, Indiana University School of Medicine, Indianapolis, IN, USA

Indiana University Department of Orthopedics, Indiana University Health Saxony Hospital, Fishers, IN, USA

Mark E. Morrey, MD Department of Orthopedic Surgery, Mayo Clinic, Rochester, MN, USA

Matthew C. Morrey, MD Ortho San Antonio, San Antonio, TX, USA

Denis Nam, MD, MSc Department of Orthopedic Surgery, Rush University Medical Center, Chicago, IL, USA

Javad Parvizi, MD, FRCS The Rothman Institute, Philadelphia, PA, USA

Carsten Perka, MD Department of Orthopedic Surgery, Charité Universitätsmedizin Berlin, Berlin, Germany

Kevin I. Perry, MD Department of Orthopedic Surgery, Mayo Clinic, Rochester, MN, USA

Jeffrey Ryan Petrie, MD Joint Preservation and Reconstructive Surgery Fellow, Washington University School of Medicine, St. Louis, MO, USA

Nicolas Reina, MD Department of Orthopedic Surgery, Mayo Clinic, Rochester, MN, USA

Philipp von Roth, MD Department of Orthopedic Surgery, Charité Universitätsmedizin Berlin, Berlin, Germany

Thomas P. Sculco, MD Department of Orthopedic Surgery, Hospital for Special Surgery, New York, NY, USA

Peter K. Sculco, MD Department of Orthopedic Surgery, Mayo Clinic, Rochester, MN, USA

Sherif M. Sherif, MD Department of Orthopaedic Surgery, Kaplan Joint Center, Newton Wellesley Hospital/MGH, Newton, MA, USA

Rafael J. Sierra, MD Department of Orthopedic Surgery, Mayo Clinic, Rochester, MN, USA

Edwin P. Su, MD Department of Adult Reconstruction and Joint Replacement, Hospital for Special Surgery, New York, NY, USA

Michael J. Taunton, MD Department of Orthopedic Surgery, Mayo Clinic, Rochester, MN, USA

Nicholas T. Ting, MD Department of Orthopaedic Surgery, Northwestern Medicine Central DuPage Hospital, RUSH University Medical Center, Winfield, IL, USA
Division of Adult Reconstruction, Rush University Medical Center, Chicago, IL, USA

Myra Trivellas, BS Department of Orthopedic Surgery, Hospital for Special Surgery, New York, NY, USA

Robert T. Trousdale, MD Department of Orthopedic Surgery, Mayo Clinic, Rochester, MN, USA

William Lindsay Walter, MBBS (Syd), FRACS (Orth), PhD Department of Orthopaedics, Specialist Orthopaedic Group, Mater Clinic, Sydney, NSW, Australia

Glenn D. Wera, MD Department of Orthopaedic Surgery, MetroHealth Medical Center, Cleveland, OH, USA

译者名单（按姓氏拼音排序）

何健东　何钧儒　霍力为　侯之启　李保林

梁　笃　彭　浩　阙敏强　万　磊　庾伟中

张　弛　曾湘骏　周阳升

前言

　　全髋关节置换术是一种可以显著改善晚期退行性关节炎患者生活质量的手术。然而，随着全髋关节置换手术量的增加，其并发症数量也随之增加。因此，如何发现、诊断并迅速处理此类并发症至关重要。这是一本关于全髋关节置换术中及术后并发症的著作，汇集了一群国际著名专家，基于案例对每种并发症提出了相关的处理方法。每章都包含一种临床常见的相关并发症的讨论，针对其流行病学、危险因素、预防措施、诊断、治疗，以及简要的文献回顾。在每章的结尾，作者会提出解决问题的方法。我们衷心希望本书对您的临床工作能有所裨益！

美国明尼苏达州罗切斯特　　马修·阿卜杜勒
美国伊利诺伊州芝加哥　　克雷格·德拉·瓦莱

目录

第一部分 急性术后并发症

第一章　周围神经损伤

Matthew C. Morrey, Robert Girling, Mark E. Morrey

病例

患者 57 岁，左髋持续疼痛（**图 1.1**），曾接受改变活动方式、多种抗炎镇痛药物、关节腔注射等保守治疗，疗效欠佳。患者 BMI（体重指数）达 41.5 kg/m²，在与其针对手术风险与潜在并发症进行详谈后，患者仍然选择行人工全髋关节置换术。

术后疼痛明显缓解（**图 1.2**），不幸的是患肢出现了垂足，在腓深神经支配的区域轻触觉存在，但与健侧相比稍有减弱。手术采用的是改良外侧入路，因此考虑可能由拉钩引起。术后 4 个月，患者足背伸功能有轻微改善。患者坚持进行循序渐进的物理治疗，如进行可以让其足部维持在功能位的足踝矫形治疗。患者被告知神经损伤的自然病程和预后，也理解要缓解神经麻痹，可能需要花上一整年的时间。

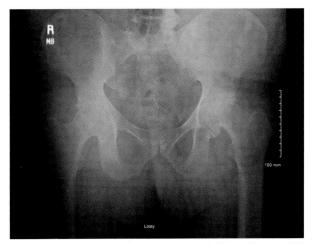

图 1.1　57 岁男性肥胖患者，术前 X 线片提示髋关节严重退行性关节炎

概述

尽管 THA（人工全髋关节置换术）所致周围神经损伤的发生率仅为 1%~3%[1]，但却是灾难性的并发症。因此，最重要的不仅是要辨识哪些患者存在神经损伤的风险，同时还要懂得在神经损伤早期如何诊断并给予合理的干预。

这一章节主要内容如下：

- 神经损伤的分类。
- 术前预判哪些操作更易损伤神经。
- 髋周神经血管的解剖及神经损伤的风险。
- THA 后神经损伤的鉴别诊断。

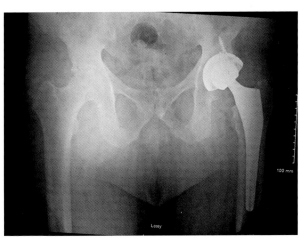

图 1.2　全髋关节置换术后 X 线片

- 神经损伤的预后。
- 减少神经损伤后遗症的处理策略。

神经损伤类型

根据神经损伤的机理和程度，将神经损伤分为 3 类：

· 神经失用：轻微损伤所致的神经传导功能丧失，尚能完全恢复[2]。

· 轴索中断：受到较严重创伤时，轴突受损，但周围结缔组织完好，能不同程度地恢复。通过华勒（Wallerian）变性，神经以 1 mm/d 的速度进行修复，同时伴随功能恢复[2]。

· 神经断裂：神经的完全分离，若不进行手术修复，则功能无法恢复[2]。

THA 中神经损伤的机理可以是单一的，亦可以是多因素的，主要包括：直接损伤，过度牵拉，压迫，缺血和（或）直接的刺伤。对这些损伤因素的敏感度，与神经外膜组织的数量、神经的可移动性、刺激的持续时间以及对邻近组织操作相关。

术前预判

尽管神经损伤的发生概率非常低，但是已报道的患者自身因素主要有以下几个，包括 DDH（发育性髋关节脱位）（尤其是已存在下肢长度差异或者是高脱位的患者）、创伤后关节病、女性、肥胖，以及既往已存在坐骨神经损伤（如：坐骨神经痛、神经病变病史）等[3-5]。

熟知这些已经存在的状况，外科医生可以向患者宣教，告知在术中神经可能存在损伤的风险。

更重要的是提高外科医生在手术中神经损伤风险的防范意识，这有助于指导手术入路的选择及拉钩的放置。

易受损神经：髋周神经血管的解剖

髋周神经血管解剖非常复杂，基于其解剖位置的不同，在 THA 中通常有几条神经存在损伤的风险，在所有初次置换和翻修手术中，均应引起重视。本节将讨论这些主要的神经及其在术中容易损伤的情况。

坐骨神经（由 L4~S3 神经根发出）通常自盆腔经过梨状肌深面穿出，行经臀大肌深面，在髋关节水平移行至外旋肌表面。当然，坐骨神经还存在多种解剖变异（图 1.3）。在 THA 中，坐骨神经损伤最为常见[6, 7]。其在髋关节后方的显露与缝合中易被损伤。任何髋关节入路，因其有后方的拉钩和（或）向后牵拉导致可能的压迫，均应考虑有损伤坐骨神经的可能。其他引起坐骨神经麻痹的原因包括术后血肿所致的压迫[8]、肢体延长（神经过度紧张）。坐骨神经的腓神经分支较胫神经分支更为脆弱，相比较而言，其解剖位置更接近术野，同时在微观结构上其较胫神经更不能耐受牵拉伤[7]。神经延长超过 3 cm 将会导致坐骨神经（尤其是腓神经分支）损伤，延长超过 3.8 cm 则胫神经、腓神经分支均会受损[7]。单纯的腓神经分支损伤，将会引起足下垂及足背的麻木。坐骨神经完全损伤将附加足跖屈受限和足底的麻木。单纯的胫神经分支损伤极为罕见。

股神经（由 L2~L4 神经根发出），经髂腰肌之间，穿过腹股沟韧带深面，移行至大腿。在直接前方入路（DAA）和前外侧入路时，前方的拉钩可能造成其损伤（图 1.4）。髋关节过伸体位或术后血肿形成亦可导致股神经麻痹。股神经失用可引起伸膝肌力减弱，大腿前内侧麻木。其损伤概率仅次于坐骨神经损伤，位居第二。

臀上神经，由 L4~S1 神经根发出，穿过坐骨大孔，经过梨状肌上方，支配臀中肌、臀小肌以及阔筋膜张肌。该神经损伤，其临床症状不明显，相较后方入路而言，在各种外侧入路中更为常见。其亦可在前外侧臀中肌与阔筋膜张肌之间分离时造成损伤。于股骨大转子尖端往上分离超过 5cm，将有较大的损伤该神经的风险。臀上神经损伤将导致臀中肌步态和外展肌无力，并继发脱位风险。

闭孔神经，由 L2~L4 神经根发出，下行经过腰大肌后方纤维，经过髂总动脉后方，沿着髂内动脉的外侧和闭孔血管前方到达闭孔。和髂外动静脉一样，闭孔神经在植入髋臼假体螺钉时最容易损伤。髋臼前下象限是该神经损伤的危险区域，闭孔神经损伤将导致内收肌无力，腹股沟疼痛，大腿痛，甚至牵涉膝部疼痛[9]。

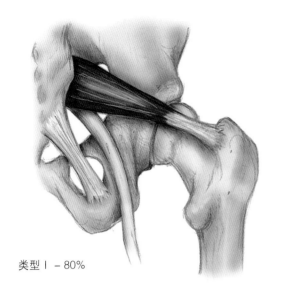

类型Ⅰ–80%

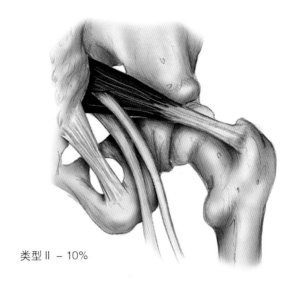

类型Ⅱ–10%

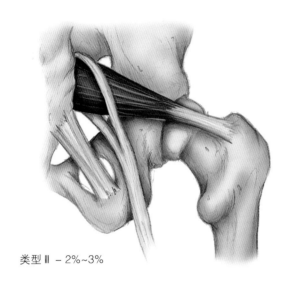

类型Ⅲ–2%~3%

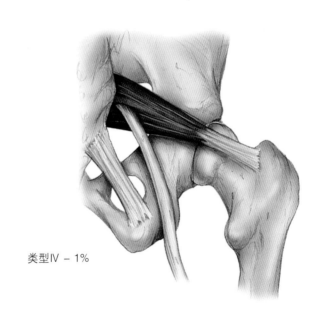

类型Ⅳ–1%

图 1.3　坐骨神经最常见变异的图示

THA 后神经损伤的鉴别诊断

　　THA 后神经损伤的诊断充满挑战，它取决于多种因素，主要包括：手术入路，术前畸形程度，术中因素（如拉钩等），初始的临床症状。

　　要获得准确的诊断，对患者进行详细的体格检查是必不可少的。在采用多模式麻醉（周围神经阻滞、髋周注射和 / 或椎管麻醉）的手术中这是一个挑战，因为它会出现神经暂时性中断体征。因此，需

要密切地监测可疑的神经损伤，早期干预。

　　通常，特定的神经损伤通过术后即刻体格检查就可以明确诊断。如患者出现足背伸无力、第一趾蹼间感觉减退，则要考虑坐骨神经腓深神经分支损伤[10]。如前文所述，这可由术中拉钩、肢体延长或血肿压迫引起。若怀疑由血肿压迫所致，进一步的影像检查（通常 MRI）有助于明确引起压迫的来源，以便尽早手术干预解除血肿压迫，止血，放置引流，重新关闭切口[8]。单纯的坐骨神经胫神经分支损伤非常少见，其

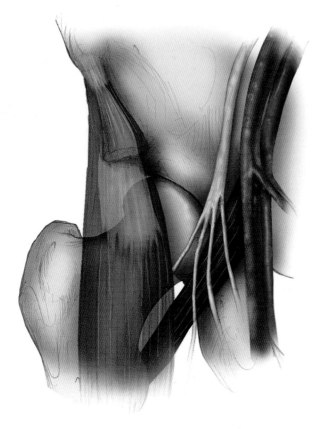

图 1.4 股神经与髋关节的位置关系。注意其靠近髋臼前缘

临床表现为屈膝肌力减弱，这些屈肌不包括由腓神经分支支配的股二头肌短头[11]。

若出现外展肌无力，尤其是出现在经髋关节外侧或前外侧入路术后，则应考虑由臀上神经损伤引起。Picado 等[12] 报道即使在没有神经损伤症状的 THA 病例中，肌电图（EMG）检查仍提示有不同程度的臀上神经损伤。当然，损伤是暂时的，经过 24 周随访，患者未出现任何外展肌功能障碍。

经 DAA 入路行 THA 的患者，术后出现大腿前方麻木和（或）感觉异常，应考虑股外侧皮神经损伤可能。切口位置，解剖间隙，拉钩，手法牵引或牵引床牵引所致软组织紧张均可成为引起该神经损伤的原因。

在某种程度上说，神经损伤的诊断方法有限。尽管 EMG 被广泛应用，但何时进行该项检查，仍存在争议。通常而言，该检查应在怀疑神经损伤后的 4~6 周进行，因为即使是严重的神经损伤，在早期进行该检查也会表现为正常[13]。但也有学者认为在可疑

损伤后立即行 EMG，也能获得与神经损伤相关的有效信息。他们强调在神经损伤初期，神经远端仍能继续传导，又因为神经的传递不能跨越实际损伤的部位，如此则能对损伤的位置进行精准定位。但大约 1 周后，当损伤部位以远的神经失去潜在传导功能，则将失去对损伤部位定位的机会[13]。因此，尽早进行 EMG 检查，有助于 THA 中可疑神经损伤的定位。

因为神经损伤部位存在继发的影像学信号伪影，使得进一步的影像检查方法受限。但 MRI 在 THA 后神经损伤的诊断有一定可靠性。Wolf 等[14] 报道应用 MRN（磁共振神经成像）能真切看到坐骨神经分束支，因此该神经损伤能被更精准定位。这对决定早期手术干预是有益的。

THA 神经损伤的预后

神经损伤的预后取决于诸多因素，包括何种神经损伤，神经损伤的类型，年龄，性别，坐骨神经痛病史，糖尿病，神经病变，吸烟史[15]。

Buchholz 等[16] 报道 2%~3% 有短暂神经症状的患者中，最后随访仅 0.5% 的患者会遗留永久的神经损害。这与 Schmalzried 等[10] 的报道一致。怀疑术中存在神经损伤，但在出院之前部分运动功能有恢复的患者通常预后良好。大部分患者完全恢复需要 7~12 个月。然而，感觉迟钝的患者则不能获得满意的恢复，他们将遗留神经损伤后遗症。

Park 等[17] 报道，THA 后腓神经损伤出现运动乏力和继发功能减退的患者，仅 50% 能完全恢复，其中部分神经麻痹的患者，平均需要 1 年时间，而完全神经瘫痪的患者，则需要 1~1.5 年时间。肥胖对功能恢复有不利影响。

对于经 DAA 入路行 THA 的患者，股外侧皮神经损伤（占 15%~20%）能大概率在 6~12 个月的时间内完全恢复，不伴有功能受限[18, 19]。

神经损伤的处理策略

神经损伤的治疗取决于损伤的机制和时间长短。

某些神经损伤很难早期察觉，直到损伤症状出现才为临床所发现。即便如此，术后医生必须通过临床检查发现可能的神经损伤。首先需要去除所有的加压敷料。如果肢体有延长，则可疑的坐骨神经损伤将伴有足下垂，可以将术侧肢体置于病床边缘，保持髋关节后伸，屈膝体位（图 1.5）。如此则可减少神经紧张，使其处于一个更加放松的位置。如果患者术后出现严重进行性的坐骨神经麻痹临床表现，则可考虑有血肿形成可能，其形成的压迫需要急诊手术干预[8]。

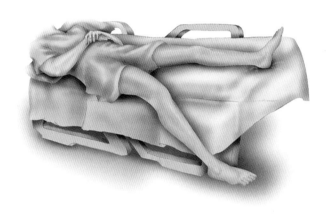

图 1.5　图示患者下肢靠在床沿，大腿伸直，膝关节屈曲，以松弛缓解坐骨神经紧张

THA 后坐骨神经瘫痪的后期处理可能需要行神经松解术。Regev A 等[20]近期报道保守治疗超过 6 个月无效的患者行神经束间松解术能改善运动、感觉功能，减少疼痛。其结论为：神经松解术有效，治疗时机不能超过 12 个月。

软组织的手术同样可以考虑用来改善继发于坐骨神经和 / 或常见的腓神经瘫痪的功能障碍。可以选择的有肌腱 - 骨转位或肌腱转移术[21]。尽管报道了很多不同的术式，但大部分手术是为了恢复足的部分屈伸活动能力，避免足趾屈曲畸形。这对功能恢复有一定意义[22]。

Picado 等[12]报道臀上神经损伤 24 周以内最常见的处理措施是密切观察，期望完全恢复。如果神经损伤更为严重（如横断伤），则严重的外展功能失调，慢性不稳（跛行）的风险会增加。这些患者将表现为继发于外展功能失调的慢性 Trendelenburg 步

态。为解决这一问题，已报道的手术干预方法有很多。Lavigne 等[23]报道应用跟腱移植加强外展肌力能增加髋关节稳定性。在报道的 10 个病例中，术后 3 年随访，有 6 例患者髋关节不稳没有复发。较近的报道，Van Warmerdam 等[24]描述了应用跟腱束来改善髋关节稳定性，在报道的 8 个病例中，术后 5 年随访，有 7 例没有复发不稳定。

THA 后股神经损伤的诊断和治疗较为困难。可以考虑应用类似于处理坐骨神经损伤的策略。术后密切观察和评估是明确神经损伤诊断的关键。尽管保守的方式仍然是治疗的基础[25]，当有手术指征，尤其是怀疑术后血肿形成导致压迫时，早期手术减压不容忽视。如果选择保守治疗，应该在术后 6 周和 3 个月时行 EMG 检查，若 3 个月后仍有异常，则应考虑 MRI 检查[25]。THA 后股神经损伤的恢复潜能与损伤的严重程度及位置有关。处理这类损伤最好进行多学科间的会诊，包括骨科、神经科、康复科。神经损伤后的恢复能至少持续 1 年，但若超过 2 年，则基本定形[26, 27]。

闭孔神经病变的治疗取决于病因。如果神经失用是因为筋膜疝或血肿的直接压迫，手术减压是有益的。神经损伤的预后与其损伤的性质和慢性程度有关[28]。

治疗股外侧皮神经损伤通常采用保守治疗的方法，绝大部分神经损伤能在 6~12 个月恢复。然而，对于 1 年后仍有症状的患者，多模镇痛是有益的，尤其是在疼痛专家的指导下进行时。

结论

THA 神经损伤发生率低，但却是灾难性的、能改变命运的并发症。因此，于医生而言，不仅仅要深入理解髋关节的解剖结构，同时基于手术入路、解剖变异和患者的各种因素，还要提高神经损伤的风险防范意识。

若怀疑神经损伤，合理的临床检查和记录很关键，这可指导进一步治疗的方案（保守或手术）。术前向患者开诚布公地告知神经损伤风险亦是非常有必要的。

参考文献

[1] Oldenburg M, Müller RT. The frequency, prognosis and significance of nerve injuries in total hip arthroplasty. Int Orthop. 1997;21(1):1–3.

[2] Burnett M, Zager E. Pathophysiology of peripheral nerve injury: a brief review. Neurosurg Focus. 2004;16(5):E1.

[3] Farrell CM, Springer B, Haidukewych GJ, Morrey BF. Motor nerve palsy following primary total hip arthroplasty. J Bone Joint Surg Am. 2005;87(12):2619–2625.

[4] Edwards B, Tullos H, Noble P. Contributory factors and etiology of sciatic nerve palsy in total hip arthroplasty. Clin Orthop Relat Res. 1987;218:136–141.

[5] Fox A, Bedi A, Wanivenhaus F, Sculco T, Fox J. Femoral neuropathy following total hip arthroplasty; review and management guidelines. Acta Orthop Belg. 2012;78:145–151.

[6] Weber ER, Daube JR, Coventry M. Peripheral neuropathies associated with total hip arthroplasty. J Bone Joint Surg Am. 1976;58(1):66–69.

[7] Hasegawa Y, Iwase T, Kanoh T, Seki T, Matsuoka A. Total hip arthroplasty for Crowe type 4 developmental dysplasia. J Arthroplast. 2012;27:1629–1635.

[8] Butt AJ, McCarthy T, Kelly IP, Glynn T, McCoy G. Sciatic nerve palsy secondary to postoperative haematoma in primary total hip replacement. J Bone Joint Surg (Br). 2005;87(11):1465–1467.

[9] Siliski JM, Scott RD. Obturator-nerve palsy resulting from intrapelvic extrusion of cement during total hip replacement. Report of four cases. J Bone Joint Surg Am. 1985;67(8):1225–1228.

[10] Schmalzried TP, Amstutz F, Dorey FJ. Nerve palsy associated with total hip replacement. Risk factors and prognosis. J Bone Joint Surg Am. 1991;73(7):1074–1080.

[11] Nercessian OA, Macaulay W, Stinchfield FE. Peripheral neuropathies following total hip arthroplasty. J Arthroplast. 1994;9(6):645–651.

[12] Picado CH, Garcia FL, Marques Jr W. Damage to the superior gluteal nerve after direct lateral approach to the hip. Clin Orthop Relat Res. 2007;455:209–211.

[13] Cambell W. Evaluation and management of peripheral nerve injury. Clin Neurophysiol. 2008;119:1951–1965.

[14] Wolf M, Baumer P, Pedro P, Dombert T, Staub F, Heiland S. Sciatic nerve injury related to hip replacement surgery: imaging detection by MR Neurography despite susceptibility artifacts. PLoS One. 2014;9(2):e89154. doi:10.1371/journal.pone.0089154.

[15] DeHart MM, Riley LH. Nerve injuries in total hip arthroplasty. J Am Acad Orthop Surg. 1999;7:101–111.

[16] Buchholz HW, Noack G. Results of the total hip prosthesis design "St. George". Clin Orthop. 1973;95:201–210.

[17] Park JH, Hozack B, Kim P, Mandel S, Restrepo C, Parvizi J. Common peroneal nerve palsy following total hip arthroplasty: prognostic factors for recovery. J Bone Joint Surg Am. 2013;95(9):e551–555.

[18] Bhargava T, Goytia RN, Jones LC, Hungerford MW. Lateral femoral cutaneous nerve impairment after direct anterior approach for total hip arthroplasty. Orthopedics. 2010;33(7):472.

[19] 19. Homma Y, Baba T, Sano K, Ochi H, Matsumoto M, Kobayashi H, Yuasa T, Maruyama Y, Kaneko K. Lateral femoral cutaneous nerve injury with the direct anterior approach for total hip arthroplasty. Int Orthop. 2016;40(8):1587–1593.

[20] Regev GJ, Drexler M, Sever R, Dweyer T. Neurolysis for the treatment of sciatic nerve palsy associated with total hip arthroplasty. Bone Joint J. 2015;97-B(10):1345–1349.

[21] Goh JC, Lee PY, Lee EH, Bose K. Biomechanical study on tibialis posterior tendon transfers. Clin Orthop Relat Res. 1995;319:297–302.

[22] Ozkan T, Tunçer S, Oztürk K, Aydin A, Ozkan S. Surgical restoration of drop foot deformity with tibialis posterior tendon transfer. Acta Orthop Traumatol. 2007;41(4):259–265.

[23] Lavigne MJ, Sanchez AA, Coutts RD. Recurrent dislocation after total hip arthroplasty: treatment with an Achilles tendon allograft. J Arthroplast. 2001;16:13–18.

[24] Van Warmerdam JM, McGann WA, Donnelly JR, Kim J, Welch RB. Achilles allograft reconstruction for recurrent dislocation in total hip arthroplasty. J Arthroplast. 2011;26:941–948.

[25] Solheim LF, Hagen R. Femoral and sciatic neuropathies after total hip arthroplasty. Acta Orthop Scand. 1980;51:531–534.

[26] Kuntzer T, van Melle G, Regli F. Clinical and prognostic features in unilateral femoral neuropathies. Muscle Nerve. 1997;20:205–211.

[27] Wooten SL, McLaughlin RE. Iliacus hematoma and subsequent femoral nerve palsy after penetration of the medical acetabular wall during total hip arthroplasty. Report of a case. Clin Orthop Relat Res. 1984;191:221–223.

[28] Tipton JS. Obturator neuropathy. Curr Rev Musculoskelet Med. 2008;1(3–4):234–237.

第二章 血管损伤

Philipp von Roth, Carsten Perka

病例

女性患者，85 岁，行左侧全髋关节置换术，仰卧位后取 Watson–Jones 入路（前外侧入路），做一个 10 cm 的切口，显露关节，股骨颈截骨后，在前上方放置拉钩后（图 2.1），大量出血，可以确定是因前上方过度牵拉致髂动脉损伤。在确定出血来源后，告知麻醉医生，加压包扎好伤口。由于出血得到控制，因此不需要立即输血。与此同时，告知血管外科医生，并要求进一步援助。

概述

血管损伤是 THA 罕见但灾难性的并发症[3, 4]。Alshameeri 等最近发表的 Meta 分析[5] 里纳入近 22 年 61 篇文章，包括 124 位患者 138 例血管损伤。因此，为了避免肢体或潜在的危及生命的并发症，矫形外科医生应该熟悉解剖、流行病学、危险因素、损伤原因和相应的治疗方案[3]。

流行病学与危险因素

初次 THA 中血管损伤的发生率相当低。Abularrange 等[6] 报道超过 13 000 例 THA，血管损伤的发生率为 0.04%[5]。其他学者报告的发病率为 0.09%~0.3%[7-9]。矫形外科医师每 14 年可能会遇到一次血管损伤。危险因素包括患者因素、手术过程和特殊假体。

患者因素包括临床相关的血管疾病，搭桥手术，或血管重建[7, 10-12]。严重钙化的动脉粥样硬化性股动脉在全髋关节置换术中有自然闭塞的风险[7]。血管损伤在女性个体中更常见[5]。由于主动脉解剖上邻近左髋关节，因此左髋手术发生血管损伤的风险更高[10-12]。接受主动脉 – 双股动脉搭桥术的患者血管损伤的风险很高[13, 14]。如果有搭桥史，Cameron 等[13] 建议行股骨粗隆截骨术，以避免下肢极度活动。在相关病例中，术前应由血管外科医生评估患者。

术中血管损伤可由间接或直接创伤引起[15]。最常见的损伤是刺伤或撕裂伤[5]。间接创伤可能是在暴露以及关节脱位和复位时牵拉或压迫引起的。血管壁热损伤与水泥溢出和过度使用电灼相关[16]。

拉钩、手术刀、电钻或髋臼挫也可能造成直接损伤[17]。Darmanis 等[17] 报道，使用螺旋髋臼会增加血管损伤的风险。此外，水泥、钢缆或钢丝以及螺钉的不正确放置都会损伤血管[18]。在钻孔和螺钉植入过程中，髋臼侧面象限图（图 2.1）有助于手术医生确认可能造成血管损伤风险的区域[1]。最安全的区域是后上象限（图 2.1 B 区），在这个象限里，通常可使用 35mm 的螺钉。其次是后下象限（图 2.1 D 区），螺钉通常不超过 25 mm。前上、前下象限是螺钉放置高风险区。如有必要，应只使用单皮质螺钉。

解剖和位置风险

初次 THA 易损伤的血管包括髂总、髂外、臀

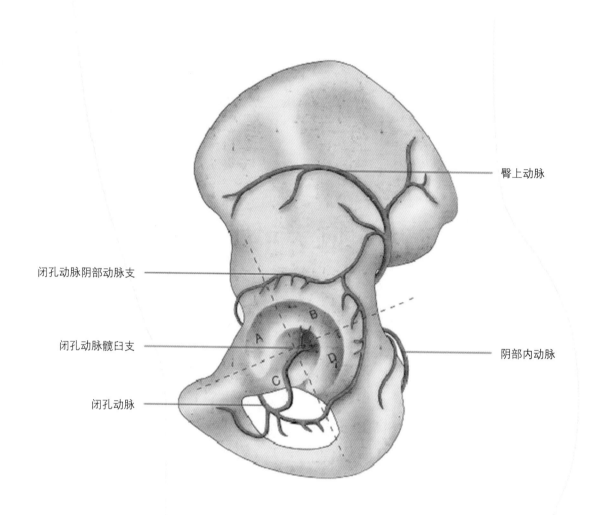

臀上动脉

闭孔动脉阴部动脉支

闭孔动脉髋臼支

阴部内动脉

闭孔动脉

图 2.1 髋臼侧方图显示全髋关节置换术中可能发生损伤的动脉。虚线定义了螺钉放置的安全区。根据 Wasielewski（前上：A 区；后上：B 区；前下：C 区；后下：D 区）[1, 2]

上、臀下、股深、股动脉和闭孔血管（图 2.1~图 2.3）[12, 19]。其中，髂外动脉和股动脉最易受累[3]。髂外血管沿腰大肌内侧缘走行。如果拉钩放置在髋臼前柱过于偏内，术中操作就会对血管束造成损伤（图 2.2）。腰大肌是唯一将血管复合物与髋关节囊隔开的组织结构。因此在这个区域中的拉钩应该被小心地放置在髋臼前柱外侧。由于腰肌肌腹大部分位于近端，拉钩要尽可能近端放置。此外，当髋臼壁穿透时，髂血管也会受到损伤[11, 20]。在髋臼发育不良的情况下，有学者主张将髋臼假体尽可能内移，以获得足够的覆盖[21]。然而，这有损伤髂血管的风

险。如果术前计划需要髋臼内移，则可能造成内侧穿透。作者建议做一次术前血管造影，以显示骨和血管之间的解剖关系。

髂外血管经过髂腹股沟韧带后，在髋关节前内侧移行为股动脉（图 2.3）。因拉钩，过度清除前骨赘以及暴力脱位或复位继发血管损伤的情况已被报道过[11, 16]。某些入路如前外侧入路和直接前入路有较高的股动脉损伤风险[1]。旋股动脉的内、外侧支起源于股深动脉，当拉钩在前下方放置过于内侧，以及切除股骨头时，对其有高损伤风险（图 2.3）。

当将拉钩放置过于靠后或将螺钉穿出坐骨切迹

时，可能会损伤髂内动脉的分支臀上血管（**图 2.1**）。复杂的初次 THA（例如肿瘤或创伤后），偶尔需要广泛暴露髋臼和髂骨，这也有损伤臀上血管的风险。将螺钉植入后下方时常常损伤臀下血管（髂内动脉的一个分支）。

症状与诊断

最常见的表现是出血和血压突然下降[5]。如果怀疑主要血管受到损伤，且无法直视（例如，螺钉植入后的血压下降），应立即行腹内和/或腹膜后超声或血管造影检查。约 50% 的血管损伤可通过隐性或显性出血确定，包括在术中或术后的 24 h 内休克[5]。然而，其他 50% 直到关节置换术后 4 d 才表现出来，

大部分是硬膜外麻醉患者。根据 Calligaro 等的报道[8]，硬膜外麻醉可以掩盖缺血性的静息疼痛。血管损伤也可以表现为明显的不受控制的出血、血栓形成、室间隔综合征或假性动脉瘤。由于症状可能不同，且不明确，假性动脉瘤往往是在晚期发现的。Shoenfeld 等[11] 报道术后诊断动脉瘤的平均时间为 29 个月。它们通常难以被发现，除非患者抱怨异常肿胀和由于神经血管结构压迫引起的感觉异常[8]。如果怀疑假性动脉瘤，应立即移除敷料，行血管造影或 CT 血管造影检查，同时立即请血管科医生会诊。

治疗

如果发生血管损伤，血管内支架植入、开腹探查

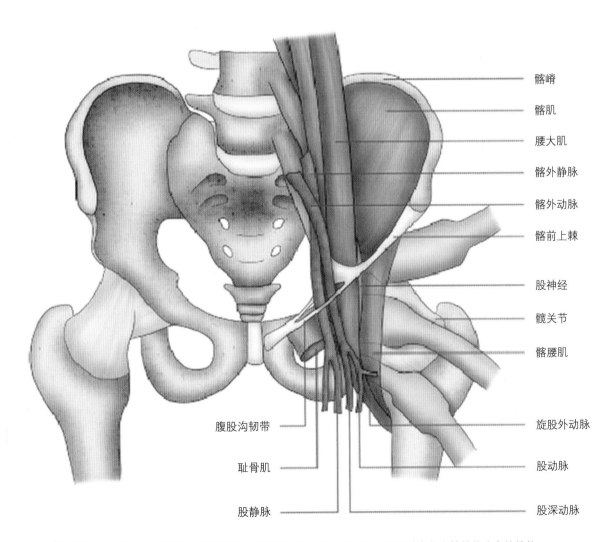

右侧标签（从上到下）：髂嵴、髂肌、腰大肌、髂外静脉、髂外动脉、髂前上棘、股神经、髋关节、髂腰肌、旋股外动脉、股动脉、股深动脉

左侧/下方标签：腹股沟韧带、耻骨肌、股静脉

图 2.2 髋关节的前视图显示髂外血管和股血管接近术中放置的拉钩。腰大肌是唯一将关节囊与血管结构分离的结构

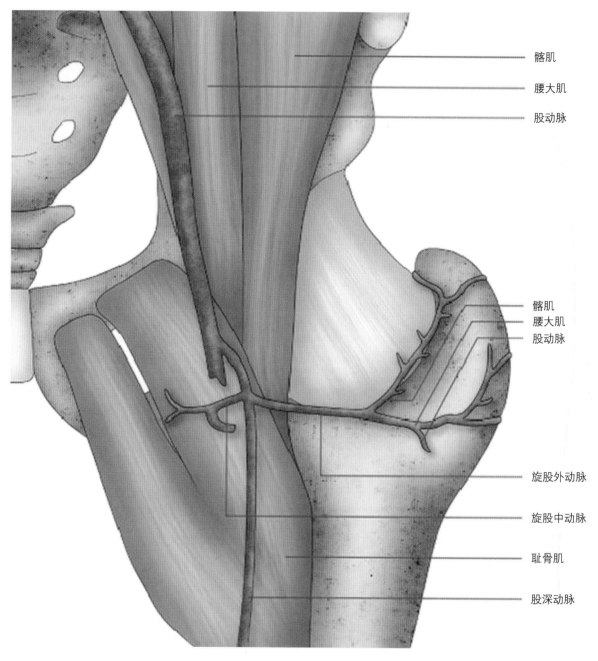

髂肌
腰大肌
股动脉

髂肌
腰大肌
股动脉

旋股外动脉

旋股中动脉

耻骨肌

股深动脉

图2.3 髋关节前部图显示股骨头切割和拉钩放置时有损伤动脉的风险

和结扎是最常见的干预措施[5]。

1. 术前

如果有危险因素存在，必须仔细评估血管状况。如有问题，术前邀请血管外科医生会诊决定是否需要进行非侵入性或侵入性手术（如血管成形术、支架植入或搭桥手术）。

2. 术中

如果需要在前上方放置拉钩以获得更好的术野，

应该在髋关节弯曲时放置，以松弛股神经血管束。在磨锉髋臼前，应仔细检查骨质量，以防止意外穿透内壁。医生应该清楚安全象限图以避免在钻孔和螺钉放置过程中造成血管损伤（**图2.1**）[1]。小心钻孔，注意观察钻透对侧皮质，并精确测量螺钉长度。如果有疑问，在钻孔和放置螺钉之前，应通过术中X线检查确认正确的长度。

如果发现术中出血，或者低容性休克相关的血流动力学变化（即无法解释的低血压和心动过速），则术者和麻醉师应充分沟通。如有必要，麻醉团队应该做好输大量红细胞、成分血和氨甲环酸的准备[22]。

　　术中出血时，应确认出血源。如果无法确定是否为单部位出血源，则首先尝试压迫止血是合理的。臀上动脉在损伤时会迅速回缩，因此，建议积极探查血管以止血。如仍有疑问，或者不能确认出血源并充分止血，必须立即请介入放射科医生和 / 或血管外科医生会诊。如果患者侧卧位时发生股动脉或髂外血管损伤，建议将患者转为仰卧位。对于动脉损伤，经皮血管内介入治疗的只有 30% 有效[5]。如果血管外科医生不能通过术口止血，那么应填塞伤口，准备剖腹手术。确认和处理完血管损伤后，可对患者进行重新摆体位，完成 THA。

　　3. 术后

　　对于怀疑术后出血的病例，必须采取血管内或开放辅助治疗。这通常由介入放射科医生和血管外科医生协同决定。热缺血时间不得超过 6 h[14]。如果超过此时间，则可能需要行筋膜切开术。Parvizi 等[23]报道了 5 例 THA 后血管损伤患者中有 3 例因室间隔综合征而行筋膜切开。此外，还要注意血栓栓塞并发症。在他们的病例中，Shoenfeld 等[11]报道血管损伤中有 46%（68 例中 31 例）出现血栓栓塞事件。

预后

　　血管损伤与严重并发症相关，如持续缺血或神经功能缺失、截肢和死亡[5]。据报道，总的死亡率为 7.8%[5]。基本原则是早发现，早治疗。

病例治疗

　　4h 后，患者诉患肢疼痛和麻木加重。随后诊断在左髂外动脉和腘动脉存在有两处栓子，并伴有室间隔综合征。立即行血管内介入及筋膜切开术，髂动脉血管再通（图 2.4 和图 2.5），但腘动脉依然闭塞（图 2.6）。最后患者膝以下截肢。

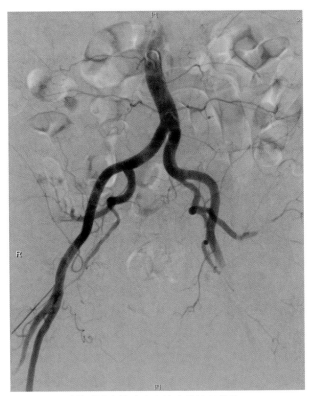

图 2.4　左髂外动脉血管内介入治疗前的 X 线片

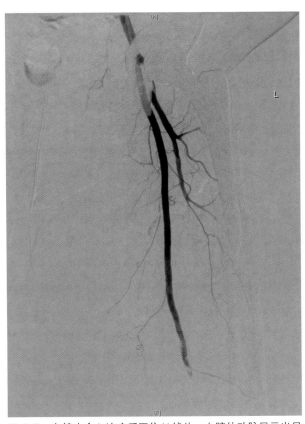

图 2.5　血管内介入治疗后正位 X 线片，左髂外动脉显示出足够的血流

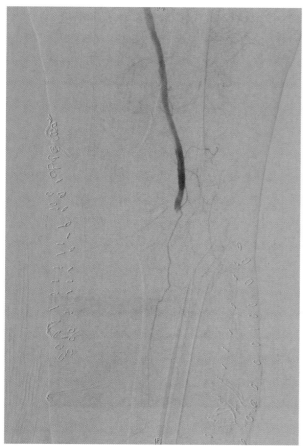

图2.6 左腘动脉正位X线片。血管内介入远至腘窝后无血流可检出。筋膜切开术的皮肤钉可以确认在小腿的内侧和外侧。患者最终接受了膝以下截肢手术

参考文献

[1] Wasielewski RC, Cooperstein LA, Kruger MP, Rubash HE. Acetabular anatomy and the transacetabular fixation of screws in total hip arthroplasty. J Bone Joint Surg Am. 1990;72(4):501–508.

[2] Klein RG, Sporer SM, Michael AM. In: Berry DJ, Lieberman JR, editors. Neurovascular injuries. Philadelphia, USA: Elsevier; 2013.

[3] Kawasaki Y, Egawa H, Hamada D, Takao S, Nakano S, Yasui N. Location of intrapelvic vessels around the acetabulum assessed by three-dimensional computed tomographic angiography: prevention of vascularrelated complications.J Orthop Sci. 2012;17(4):397–406.

[4] Fukunishi S, Okahisa S, Fukui T, Nishio S, Fujihara Y, Takeda Y, et al. Significance of preoperative 3D-CT angiography for localization of the femoral artery in complicated THA. J Orthop Sci. 2014;19(3):457–464.

[5] Alshameeri Z, Bajekal R, Varty K, Khanduja V. Iatrogenic vascular injuries during arthroplasty of the hip. Bone Joint J. 2015;97B(11):1447–1455.

[6] Abularrage CJ, Weiswasser JM, Dezee KJ, Slidell MB, Henderson WG, Sidawy AN. Predictors of lower extremity arterial injury after total knee or total hip arthroplasty. J Vasc Surg. 2008;47(4):803–807. discussion 7–8

[7] Kakwani R, Duggan J, Muller S. Femoral artery rupture during total hip arthroplasty. BMJ Case Rep. 2013; doi:10.1136/bcr-2013-009922.

[8] Calligaro KD, Dougherty MJ, Ryan S, Booth RE. Acute arterial complications associated with total hip and knee arthroplasty. J Vasc Surg. 2003;38(6):1170–1177.

[9] Troutman DA, Dougherty MJ, Spivack AI, Calligaro KD. Updated strategies to treat acute arterial complications associated with total knee and hip arthroplasty. J Vasc Surg. 2013;58(4):1037–1042.

[10] Stiehl JB. Acetabular prosthetic protrusion and sepsis: case report and review of the literature. J Arthroplast. 2007;22(2):283–288.

[11] Shoenfeld NA, Stuchin SA, Pearl R, Haveson S. The management of vascular injuries associated with total hip arthroplasty. J Vasc Surg. 1990;11(4):549–555.

[12] Lewallen DG. Neurovascular injury associated with hip arthroplasty. Instr Course Lect. 1998;47:275–283.

[13] Cameron HU. Hip surgery in aortofemoral bypass patients. Orthop Rev. 1988;17(2):195–197.

[14] Graves M, Cole PA. Diagnosis of peripheral vascular injury in extremity trauma. Orthopedics. 2006;29(1):35–37.

[15] Riouallon G, Zilber S, Allain J. Common femoral artery intimal injury following total hip replacement. A case report and literature review. Orthop Traumatol Surg Res. 2009;95(2):154–158.

[16] Nachbur B, Meyer RP, Verkkala K, Zurcher R. The mechanisms of severe arterial injury in surgery of the hip joint. Clin Orthop Relat Res. 1979;141:122–133.

[17] Darmanis S, Pavlakis D, Papanikolaou A, Apergis E. Neurovascular injury during primary total hip arthroplasty caused by a threaded acetabulum cup. J Arthroplast. 2004;19(4):520–524.

[18] Ippolito E, Peretti G, Bellocci M, Farsetti P, Tudisco C, Caterini R, et al. Histology and ultrastructure of arteries, veins, and peripheral nerves during limb lengthening. Clin Orthop Relat Res. 1994;308:54–62.

[19] Hall C, Khan WS, Ahmed SI, Sochart DH. A rare case of arterial avulsion presenting with occult blood loss following total hip arthroplasty: a case report. J Med Case Rep. 2009;3:9320.

[20] Mallory TH. Rupture of the common iliac vein from reaming the acetabulum during total hip replacement. A case report. J Bone Joint Surg Am. 1972;54(2):276–277.

[21] Kohn D, Weiss A. Vascular injuries in acetabular implantation and acetabular replacement surgery— case report, literature review and anatomical study. Z Orthop Ihre Grenzgeb. 1993;131(2):139–142.

[22] Melvin JS, Stryker LS, Sierra RJ. Tranexamic acid in hip and knee arthroplasty. J Am Acad Orthop Surg. 2015;23(12):732–740.

[23] Parvizi J, Pulido L, Slenker N, Macgibeny M, Purtill JJ, Rothman RH. Vascular injuries after total joint arthroplasty. J Arthroplast. 2008;23(8):1115–1121.

第三章　术中假体周围骨折（IPF）

Sulaiman Alazzawi, Fares S. Haddad

病例

女性，82 岁，因髋关节炎晚期，对其后侧入路行左侧全髋关节置换术。术中逐步磨锉髋臼，植入 50 mm 的生物型臼杯（施乐辉，Reflection 臼杯），并于后上方拧入两枚螺钉加固。内衬为 32 mm 带 20°高边的高交联聚乙烯内衬。股骨侧开锉后，打入生物型股骨柄。假体植入完毕，并确保关节稳定性后，逐层关闭术口。

术后常规 X 线检查显示股骨近端可疑无移位骨折（**图 3.1** 和**图 3.2**）。CT 扫描证实了骨折的存在，且已对假体柄的稳定性造成了影响（**图 3.3**）。

流行病学

相对于初次置换，术中假体周围骨折（IPFs）在髋关节翻修术中发生率较高。文献报道使用骨水泥柄的初次 THA 的 IPF 发生率为 0.23%，而使用生物型柄的话，其发生率则上升至 3%（数据源自 Mayo Clinic，2016）[1]。THA 翻修手术中使用骨水泥假体 IPF 发生率为 6%，生物型柄为 19%[2]。

危险因素 [3-6]

1. 患者相关因素

- 女性。
- 老年，尤其是 70 岁以上患者。
- 股骨颈骨折。
- 既往手术导致的大块骨缺损或进行性骨溶解。
- 骨质疏松症（原发性或继发于类固醇或其他

药物）。

- 维生素 D 缺乏。
- 骨量减少（继发于类风湿性关节炎、骨软化症，Paget 病、骨质疏松症、成骨不全症或地中海贫血症）。
- 既往髋部手术史（内固定螺钉孔或钢板末端导

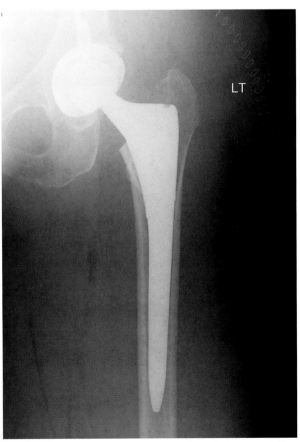

图 3.1　初次全髋关节置换术后左髋正位 X 线片，显示股骨近端一处可疑无移位骨折

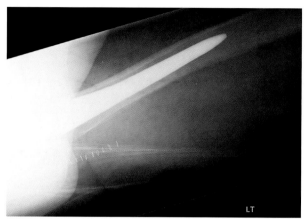

图 3.2 初次全髋关节置换术后左髋侧位 X 线片，显示股骨近端一处可疑无移位骨折

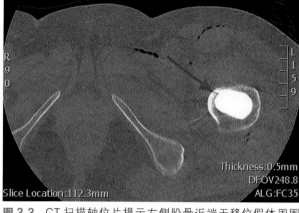

图 3.3 CT 扫描轴位片提示左侧股骨近端无移位假体周围骨折

致的骨皮质应力集中）（图 3.1）。

• 复杂解剖类型 [股骨髓腔窄，发育性髋关节脱位（DDH），幼年型类风湿性关节炎（JRA），股骨骨量不足]。

2. 手术技术因素

• 选择生物型假体。

• 翻修手术。

取出固定良好的假体或打入新假体时均可发生 IPF。在很多翻修病例中，磨损颗粒引起的骨溶解使得骨量减少，很容易发生骨折，尤其是在使用生物型假体的病例中。另外，一些翻修型假体柄采用加长柄设计，其形状与股骨弓无法很好地契合。

IPF 的预防

预防 IPF 的关键在于制订详细的术前计划，风险因素评估，以及对手术难度的预测[4]。具体包括详细询问病史，充分的临床检查，以及遵循必要的辅助检查。术前影像学检查应包括骨盆正位片以及患侧髋侧位片，必要时还需加拍髂骨斜位及 / 或 CT 扫描片，以进一步评估骨量丢失情况[7]。术前模板测量假体大小亦是必不可少的步骤[7]。

初次 THA 手术中，术者需确保术口位置安全，大小合适，软组织松解恰当。而在翻修手术时，应预备额外的计划方案以应对可能出现的变数。取出假体时尽量减少可能造成的骨缺损。若股骨假体柄很稳

固，就要考虑使用大转子延长截骨（ETO）[7]。一些术者会在截骨远端预捆扎钢丝或钢缆，以防止骨折线进一步向远端延伸[7]。

在髓腔侧准备时，应注意股骨干轴线和铰刀、锉及假体植入的方向。避免错误的扩髓，注意保护骨缺损部位。术中透视有助于确保假体在髓腔内中置位[7]。

诊断与分型

及时发现是处理术中股骨侧假体周围骨折的关键。通过吸引、生理盐水冲洗以及擦拭的方式以获得清晰的术野。在股骨侧处理或植入股骨柄时，术者应注意股骨纵轴以及器械（例如髓腔锉或铰刀）的方向。如果植入时突然遇到阻力，则强烈提示有股骨骨折的发生。另外，植入假体柄若与术前测量的大小型号不一时，也要怀疑是否出现了假体周围骨折。总之，如果假体位置与锉及试模的位置有较大偏差时，应高度怀疑是否出现术中骨折并行 X 线检查。

当怀疑出现 IPF 时，应行术中 X 线透视以进一步确定[7]。但通过术中 X 线片并不能完全排除骨折，尤其是一些无移位的骨折，又或是患者肥胖，或者 X 线片图像清晰度欠佳。因此，应结合临床表现和 X 线片综合判断。可在术后行 X 线检查或加做 CT 扫描以进一步评估（图 3.2）。

分型

术中股骨假体周围骨折可使用 Vancouver 分型。这种分型基于以下 3 个要素：骨折部位、骨折类型及假体稳定性。Vancouver 分型主要分为 3 型（A 型、B 型及 C 型）。A 型为不涉及股骨干的股骨近端骨折；B 型为假体柄周围的股骨干骨折；C 型为假体柄远端的骨折[7]。每个类型又个分为 3 个亚型：①皮质穿孔；②无移位劈裂骨折；③移位不稳定骨折。

2014 年，Duncan 和 Haddad 将 Vancouver 分型改良为统一分型系统（UCS）（表 3.1）[8, 9]。这种新分型有 6 个类型（A、B、C、D、E 和 F）。与 Vancouver 分型类似，B 型可细分为 3 个亚型：①假体固定良好；②假体松动，但股骨骨量良好；③假体松动，且骨量丢失严重[8]。下面以表格形式列出分型，有助于记忆和理解（表 3.1）[8, 9]。

表 3.1 2014 年 Duncan 和 Haddad 提出的统一分型系统（UCS）

分型	描述
A	骨突部位
B	假体骨床或周围
C	不涉及假体
D	两假体之间发生骨折
E	支撑同一假体的两处骨质骨折
F	面向假体或与假体形成关节

将 UCS 分型应用到股骨上，其 6 型分别为：

A 型（骨突部位）：股骨大转子或小转子骨折。

B 型（假体骨床）：股骨假体环周骨折。可分为以下亚型：

B1 型：假体稳定。

B2 型：假体松动，但骨量充足。

B3 型：假体松动，且骨量差。

C 型（不涉及假体）：假体以远的股骨骨折。

D 型（两假体之间发生骨折）：髋关节假体与膝关节假体之间发生骨折。

E 型（支撑同一假体的两处骨质骨折）：股骨与髋臼均有骨折。

F 型（面向假体或与假体形成关节）：不适用于股骨[8]。

治疗

1. 当术中发现假体周围骨折时

首先是评估骨折的类型和严重程度。治疗的目的是：①获得稳定的重建；②防止骨折进一步加重；③保证假体的位置良好[7]。

根据改良 Vancouver 分型，术中假体周围骨折的处理策略包括：

• A1（近端骨皮质穿孔）：最常见于髋关节翻修术中，一般不需要特殊处理，跨过穿孔处即可。

• A2（近端无移位骨折）：如果假体稳定，大部分此类骨折可通过钢丝捆扎来处理。否则就要使用远端固定型柄进行翻修（与 A3 型骨折的治疗类似）[7]。无移位的大转子骨折可以通过限制负重以及髋外展支具来治疗。

• A3（股骨近端移位骨折）：此类骨折常常涉及股骨近端的内侧区域，造成近端不稳定。治疗上应更换远端稳定型假体[7]，也可使用全涂层的钴铬钼合金柄[10, 11]或是组配式的凹槽锥形钛合金柄[12]。如果术者选择使用骨水泥柄，那么一定要注意在注入骨水泥之前必须把松质骨清理干净，确保骨水泥与光滑的内侧骨皮质黏合。另外，切勿让骨水泥渗入骨折端。移位的大转子骨折需要行切开复位内固定。

• B1（股骨干皮质穿孔）：假体柄远端长度需至少超过破孔 2 cm[7, 13]。

• B2（无移位股骨干骨折）：大部分此类骨折在术后 X 线片上才被发现。因此患者常常被要求限制负重。但若是出现柄末端附近的短斜型或横断骨折这类不稳定骨折，最好是按 B3 型骨折那样来处理[7]。如果在术中就发现骨折，通常可使用钢丝或钢缆进行环扎固定。

• B3（移位或不稳定股骨干骨折）：这类骨折一般有两种处理方案。一是复位骨折并固定，然后插入加长假体柄；二是股骨干远端植入加长型组配柄以达到轴向及旋转稳定，再通过调整近端组配部件以恢复理想的颈长和前倾角。近端的骨折块可通过钢缆、钢丝捆扎或缝线捆绑来固定[14]。

如果患者骨质量差，或是柄无法跨越骨折端，使用异体皮质骨板是个很好的选择，一般用一块或两块异体骨板就可完成[7]。

• C1（假体远端穿孔）：C 型骨折是指较最长的翻修柄更远端的骨折。对于 C1 型骨折，常常需使用骨移植来保护穿孔部位[7]。对缺损部位进行骨移植可避免该部位应力集中，以预防可能出现的继发性骨折。

• C2（无移位假体柄远端骨折）：钢丝捆扎是标准的处理方案。必要情况下可再加上异体皮质骨板[7]。

• C3（移位或不稳定假体柄远端骨折）：对此类骨折应行切开复位内固定（假体周围骨折锁定钢板及螺钉，根据需要加钢丝捆扎）[7]。

2. 术中发现骨折的治疗方案

如前文所述，很多假体周围骨折在术后 X 线片中才被发现，其分型及处理策略在之前的针对术后假体周围骨折的 Vancouver 分型里已有叙述。如果漏诊，术后假体周围骨折可能导致假体移位，以及置换关节的早期失败，往往需要行翻修手术治疗[4]。

文献回顾

总的来说，术中假体周围骨折并不常见，尤其是在初次 THA 中[15]。因此，关于此类患者预后的临床报道很少[15-18]。**表 3.2** 总结了术中假体周围骨折的发生率及治疗结果。IPF 在使用生物型柄及翻修手术中相对多见，并且在翻修术后 6 个月内发生的风险较大[16-18]。

病例治疗

经过讨论后，我们决定对这名患者行左全髋关节翻修术。术前计划中我们拟使用远端固定型柄跨过骨折端，以达到良好的固定效果。

手术使用原切口，并稍向远端延长，以更好地显露近端股骨干。通过后侧入路显露髋关节并脱位，取下股骨头假体，然后仔细分离股外侧肌。在股骨近端发现一处轻微的无移位骨折。取出生物型柄后，使用两股钢丝捆扎复位骨折处。接下来处理股骨，为植入 Echelon 柄（Smith and Nephew）做准备。用

表 3.2 初次全髋关节置换术中骨折患者的临床结果

初次全髋关节置换术中股骨骨折						
文献	总数	生物型柄	骨水泥柄	骨折例数	注释	结果
Cameron 等 [16]	3316（初次和翻修）	1316	2000	116	• 31：骨水泥初次	• 2 例不愈合
					• 47：生物型初次	• 2 例假体下沉
					• 38：翻修	–
Meek 等 [17]	211（翻修）	211	–	64	• 仅 39/64 有至少 2 年的随访	• 32 例有骨长入
						• 1 例稳定型纤维长入
Thillemann 等 [18]	39478（初次和翻修）	–	–	529	• 282 例（0.7%）行保守治疗	• 累积失败率为 0.9%（无术中骨折）和 3.4%（术中股骨骨折）
					• 237 例（0.6%）行内固定手术治疗	• 术中骨折会增加术后 6 个月内假体翻修率

铰刀依次从小号扩髓至 17 号。植入 17 号 Echelon 生物型柄后，检查股骨远端固定良好。复位后检查髋关节稳定性良好，下肢长度及偏心距得到充分恢复。

术后，患者可在完全负重下活动。术后 X 线片显示效果满意（**图 3.4 和图 3.5**），患者持续恢复良好。3 个月随访中，患者完全无不适症状。

总结

总的来说，通过详细的术前计划，合适的假体

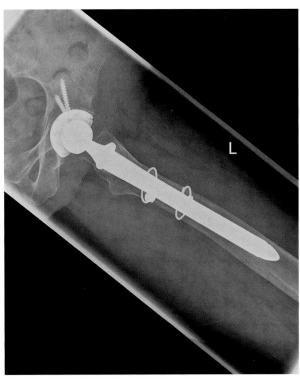

图 3.5　左髋翻修术后侧位 X 线片，使用远端固定型柄跨过骨折端，达到良好的远端固定效果 2

选择，以及谨慎的手术操作，假体周围骨折可最大限度地避免。一旦发生假体周围骨折，术中应及时发现并予固定，以避免术后的始料不及和昂贵的翻修手术。有高风险骨折的患者，在签署手术同意书时应被告知有此并发症。

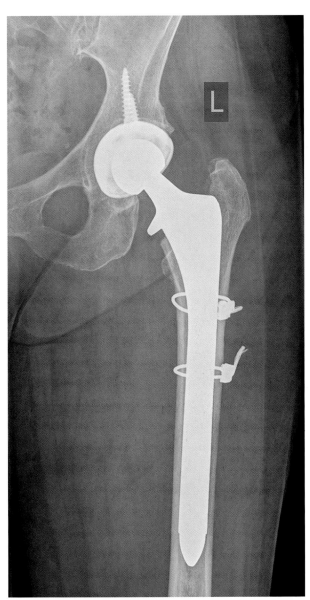

图 3.4　左髋翻修术后正位 X 线片，使用远端固定型柄跨过骨折端，达到良好的远端固定效果 1

参考文献

[1] Abdel MP, Watts CD, Houdek MT, Lewallen DG, Berry DJ. Epidemiology of periprosthetic fracture of the femur in 32 644 primary total hip arthroplasties: a 40-year experience. Bone Joint J. 2016;98-B(4):461–467.

[2] Abdel MP, Houdek MT, Watts CD, Lewallen DG, Berry DJ. Epidemiology of periprosthetic femoral fractures in 5417 revision total hip arthroplasties: a 40-year experience. Bone Joint J. 2016;98-B(4):468–474.

[3] Franklin J, Malchau H. Risk factors for periprosthetic femoral fracture. Injury. 2007;38(6):655–660.

[4] Chitre A, Wynn Jones H, Shah N, Clayson A. Complications of total hip arthroplasty: periprosthetic fractures of the acetabulum. Curr Rev Musculoskelet Med. 2013;6(4):357–363.

[5] Tsiridis E, Pavlou G, Venkatesh R, Bobak P, Gie G. Periprosthetic femoral fractures around hip arthroplasty: current concepts in their management. Hip Int. 2009;19(2):75–86.

[6] Moroni A, Faldini C, Piras F, Giannini S. Risk factors

for intraoperative femoral fractures during total hip replacement. Ann Chir Gynaecol. 2000;89(2):113–118.

[7] Davidson D, Pike J, Garbuz D, Duncan CP, Masri BA. Intraoperative periprosthetic fractures during total hip arthroplasty. Evaluation and management. J Bone Joint Surg Am. 2008;90(9):2000–2012.

[8] Vioreanu MH, Parry MC, Haddad FS, Duncan CP. Field testing the unified classification system for periprosthetic fractures of the pelvis and femur around a total hip replacement: an international collaboration. Bone Joint J. 2014;96-B(11):1472–1477.

[9] Duncan CP, Haddad FS. The unified classification system (UCS): improving our understanding of periprosthetic fractures. Bone Joint J. 2014;96-B(6): 713–716.

[10] Canbora K, Kose O, Polat A, Aykanat F, Gorgec M. Management of Vancouver type B2 and B3 femoral periprosthetic fractures using an uncemented extensively porous-coated long femoral stem prosthesis. Eur J Orthop Surg Traumatol. 2013;23(5):545–552.

[11] O'Shea K, Quinlan JF, Kutty S, Mulcahy D, Brady OH. The use of uncemented extensively porouscoated femoral components in the management of Vancouver B2 and B3 periprosthetic femoral fractures. J Bone Joint Surg (Br). 2005;87(12):1617–1621.

[12] Fink B, Grossmann A, Singer J. Hip revision arthroplasty in periprosthetic fractures of Vancouver type B2 and B3. J Orthop Trauma. 2012;26(4):206–211.

[13] Yasen AT, Haddad FS. The management of type B1 periprosthetic femoral fractures: when to fix and when to revise. Int Orthop. 2015;39(9):1873–1879.

[14] Abdel MP, Lewallen DG, Berry DJ. Periprosthetic femur fractures treated with modular fluted, tapered stems. Clin Orthop Relat Res. 2014;472(2):599–603.

[15] Haidukewych GJ, Jacofsky DJ, Hanssen AD, Lewallen DG. Intraoperative fractures of the acetabulum during primary total hip arthroplasty. J Bone Joint Surg Am. 2006;88(9):1952–1956.

[16] Cameron HU. Intraoperative hip fractures: ruining your day. J Arthroplast. 2004;19(4 Suppl 1):99–103.

[17] Meek RM, Garbuz DS, Masri BA, Greidanus NV, Duncan CP. Intraoperative fracture of the femur in revision total hip arthroplasty with a diaphyseal fitting stem. J Bone Joint Surg Am. 2004;86-A(3):480–485.

[18] Thillemann TM, Pedersen AB, Johnsen SP, Soballe K. Inferior outcome after intraoperative femoral fracture in total hip arthroplasty: outcome in 519 patients from the Danish hip arthroplasty Orthop. 2008;79(3):327–334.

第四章　伤口并发症

Tae-Young Kim, Javad Parvizi

病例

女性患者，65 岁，因左侧髋关节骨性关节炎接受全髋关节置换术，其伤口术后 4 d 持续渗出（图4.1）。

概述

尽管目前有许多的预防及应对措施，人工关节置换术（TJA）后伤口的相关并发症仍然是一个值得关注的问题。伤口相关的并发症同日益增加的发病率相关，会显著增加治疗期间的花费。Carroll 等[1]报道全髋关节置换术浅表伤口并发症的发生率为9%，其中30%的患者需要再入院治疗。全髋关节置换术后伤口的并发症包括伤口的持续渗出，血肿形成，水疱，伤口的裂开，以及皮肤的坏死。其中，伤口的持续渗出是一个常见的并发症，但通常是自限的，

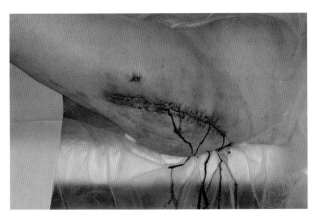

图 4.1　全髋关节置换术后 4 d 持续伤口渗出

会在术后几天内停止。如果术后伤口持续渗出超过48 h，特别是大量的、持续性的渗出，则通常需要进行干预。全髋关节置换术后超过 48 h 的血性渗出的发生率为 1.3%~3%[2, 3]。

伤口并发症的后果

伤口并发症需要得到积极的重视。否则有可能会引起假体周围感染（PJI）或者感染风险增高。浅表的伤口并发症，例如术口的感染，伤口持续渗出，已经表明其处于往假体周围感染的方向发展，可能会增加高达 35 倍的继发深部感染风险[4, 5]。大多数感染都发生在术后的一年内，可能同术中或者术后早期的感染相关[6]。伤口每天的持续渗出会使全髋关节置换术的感染风险增加 42%[7]。此外，浅表的伤口并发症（没有深部感染）同患者深部感染的发病率以及医疗系统的花费，包括延长住院时间，再入院，正在进行的治疗，以及降低的患者满意度相关[4, 5, 8, 9]。

伤口并发症的危险因素

导致伤口并发症的危险因素的确定和修改能够降低继发的严重并发症，例如深层次的假体周围感染的发生率。这同之前提到的，长时间的伤口渗出与全髋关节置换术的高感染率是相关的[4, 7]。导致长时间伤口渗出的危险因素包括营养不良[2]，肥胖[6, 7, 10, 11]，积极的预防性抗凝药物例如低分子肝素或者延长凝血酶原时间的华法林[7]，以及使用

外科引流 [7]。

也有一些文献报道术前的一些备皮措施会使患者皮肤易于出现水疱和其他一些伤口相关的问题。其中一个已被提及的因素就是使用含 0.5% 氯己定的 70% 酒精 [1]。

伤口并发症的类型

1. 皮肤水疱

长时间使用伤口敷料后，皮肤与皮下组织产生分离，就会引起水疱。敷料的类型，敷料技术的应用，以及皮肤肿胀的程度或者对于黏附材料的过敏反应，会影响水疱的发生率 [12, 13]。

DelphiPanel [14] 提到理想的伤口敷料应该是能减少水疱的形成，很好地贴附于伤口，易于使用及去除，且允许软组织有一定程度的肿胀。

水疱破裂后的渗出液是无菌的，但是在上皮再生前是可以迅速被皮肤表面的菌群迅速污染的。水疱会导致皮肤的屏障破坏，进而导致感染。

最佳的处理水疱方法是抽出水疱液。在上皮形成过程中水疱壁作为一个屏障应该保持完整。没有证据支持髋关节置换术后皮肤水疱应使用抗生素。

2. 伤口持续性渗出

伤口持续性渗出的定义尚未统一。假体周围感染国际会议（ICM）定义其为 TJA 后超过 72 h 的纱块上面积 > 2 cm × 2 cm 的渗液（图 4.1）。ICM 建议需要积极地处理关节置换术后伤口的持续渗出。一线治疗包括使用敷料加压包扎以及使用负压敷料。如果伤口持续渗出超过 5~7 d，特别是大量的，通常推荐手术干预 [15]。

不推荐使用抗生素治疗伤口持续渗出，因为它会掩盖潜在的感染。

无须行伤口引流物的拭子培养实施，因为它提供不了除皮肤的寄生菌外的任何信息 [16]。

3. 皮肤坏死

因为髋关节周围较好的软组织覆盖，THA 后的皮肤坏死没有全膝关节置换术那么严重。在软组织覆盖良好的情况下，髋关节周围的皮肤坏死需要彻底清创和闭合伤口。短于 3 cm 的浅表坏死也可以采用局部护理或延迟闭合的方法。然而，长于 3 cm 的皮肤坏死通常需要使用全厚皮片移植（Split-Thickness Skin Grafts, STSGs）或筋膜皮瓣来覆盖。全层皮肤坏死导致假体外露，进而引起假体细菌种植，因此必须取出假体，后期重建包括使用软组织瓣。

4. 血肿

术口周围的血肿会增加局部张力和减少组织灌注，进而影响软组织的愈合。灌注减少可能会导致软组织缺血或者坏死。血肿可以作为病原菌良好的培养基，阻挡抗生素进入，进而导致感染 [4, 17]。

THA 后的血肿形成有很多原因。

Mortazavi 等 [18] 报道，大量失血，既往使用新鲜冰冻血浆（Fresh Frozen Plasma, FFP）或者维生素 K，围手术期使用抗凝药物，以及激素疗法等都是血肿形成的独立危险因素。

血肿形成同继发的 PJI 是相关的 [19]。

使用一些非强效、可预防深静脉血栓形成的抗凝药，例如阿司匹林，可减少血肿的形成，继而减少 PJI 的发生概率 [20]。

5. 蜂窝织炎

蜂窝织炎是发生在皮肤的表浅感染，临床表现为术区的红肿热痛。蜂窝织炎通常不是严重的问题，但需要合理治疗。

然而，术区附近的红肿、压痛也可能是深部 PJI 的表现，因此需要进一步检查，也就是使用关节穿刺来进一步明确深部 PJI 的诊断 [21]。

大多数蜂窝织炎病例治疗采用抬高患肢，使用抗生素，轻度压迫以及标记密切观察的区域。

Rodriguez 等 [22] 报道 16 例初次 THA 后手术切口出现红斑疹病例，随访时间为 8 年。所有患者初始症状类似，均为始于后侧皮肤并且呈放射状蔓延的爆发样的表现。所有患者均使用抗生素治疗，在 1~6 d 内皮肤状况得到治愈。没有发生假体周围感染或者其他的后遗症。

蜂窝织炎的病因不明。Mainetti 等 [23] 报道动力髋螺钉植入术后的蜂窝织炎可能同皮瓣周围血运及淋巴循环的破坏相关。

6. 伤口裂开

裂开包括手术切口的裂开和敞开。伤口裂开的原因可能包括：感染，愈合不良，及由于切口内的血液或者液体导致的压力及张力。浅表的伤口裂开通常不严重，但是需要密切观察。伤口内肉芽组织修复通常需要数周。有时浅表的伤口裂开需要加压包扎或者采用负压装置处理直至其愈合。

浅表及深在伤口并发症的鉴别诊断

浅表及深在伤口感染的鉴别诊断也许是非常困难的。3 周内愈合的伤口缝线附近的局部炎症反应可能是表浅的感染。另一方面，伤口出现红斑，质硬伴随着大量的持续的渗出强烈提示深部感染。

浅表和深在感染的鉴别通常是困难的，在发生伤口相关问题的时候推荐使用关节腔穿刺。穿刺时应该避开蜂窝织炎的区域。

伤口管理

伤口管理是关节置换术后一个经常被忽视的问题，因为普遍认为水疱、渗出以及 SSI 等并发症是罕见的。

近年来，经济因素方面强调降低再入院率及再手术率，减少伤口并发症的有效策略引起大家越来越多的关注。

伤口愈合受患者和手术以及术后的伤口护理多种相关因素影响。伤口管理将被分成整体及局部管理两个方面进行讨论。

整体管理

1. 营养不良

术前的营养不良与伤口延迟愈合、延长的住院时间以及继发的高感染率相关[24]。营养不良的定义是多样的，但是一般都是根据测量血清转铁蛋白、淋巴细胞总数、总白蛋白和前白蛋白定义的。Gherini 等[25] 报道术前的血清转铁蛋白水平同伤口的延迟愈合密切相关。

2. 抗凝药

对于那些因为伤口问题经历再次手术的患者，评估抗凝剂对伤口并发症和血肿形成的影响的研究是缺乏的。Parvizi 等[26] 报道 INR（国际标准化比值）

> 1.5 的患者更容易出现术后伤口并发症以及继发的假体周围感染。另一项回顾性的研究发现，因为 VTE（静脉血栓栓塞症）预防性使用低分子肝素的患者相对于那些接受阿司匹林和足气压治疗或者华法林的患者，其术后伤口出现持续渗出和伤口清洁的时间更长[7]。

3. 贫血

TJA 前的贫血同住院时间延长、90 d 的高再入院率以及高异体输血率相关[27, 28]。因此，必须采取所有可能的措施提高 TJA 前的血红蛋白水平。术前的贫血和接受异体输血同较高的假体周围感染率相关[27]。因此，制定血液储备方案是为了减少贫血患者术后的输血需求。应该对患者进行评估，以明确贫血的原因（例如肠癌或者其他原因导致的胃肠道出血），便于术前处理。

氨甲环酸是一种抗纤溶性的赖氨酸合成衍生物。Sukeik 等[21] 的 Meta 分析表明 THA 中使用氨甲环酸能够显著减少失血量以及降低异体输血率。然而，它并没有增加血栓事件、感染，以及其他并发症发生的风险。

一个系统的提高术前血红蛋白水平的方法是采取口服以及静脉补铁，添加叶酸，使用促红细胞生成素，以及通过使用氨甲环酸，血液回输和已被证明能减少异体输血需求的方法来减少术中控制性低血压失血[28]。

4. 糖尿病

糖尿病被认为能引起 TJA 后的早期伤口并发症的高发生率[29] 及假体周围感染[30]，如果糖尿病患者血糖没有得到控制，风险则会增加 1 倍[31]。未控制的糖尿病确切定义尚未明确。疾控中心正在进行的手术部位感染预防建议选择空腹血糖水平 > 200 mg/dL 作为未控制糖尿病的指示，需要在关节置换前进行优化。未受控制的糖尿病的糖化血红蛋白的阈值仍然是未知的[32]，其在预测 TJA 后继发感染的发生率的价值也是未知的。Jamsen 等[31] 报道糖尿病患者进行手术时，血糖水平 > 6.9 mmol/L（124 mg/dL）比血糖水平 < 6.9 mmol/L 会有更高的感染发生率。最近的研究[24] 表明，术后血糖 > 200 mg/dL 或者术前糖化血红蛋白水平 > 6.7% 会增加伤口并发症发生的风险。

5. 吸烟

美国大约有 20% 的成年人吸烟[33]。吸烟是一个可改变的患者因素，先前已被证实会增加术后的并发症。尼古丁导致的血管收缩被认为是导致这些效应的主要病因[34-36]。尼古丁会导致血液流动减慢，局部组织缺氧，减少胶原生成，增加血小板的聚集，最终影响伤口和骨折的愈合[37-40]。

Duchman 等[41] 报道吸烟者伤口并发症的风险增高，吸烟者和既往吸烟史的全髋或者全膝关节置换术的并发症的风险也会增高。

一些研究已经提到，在择期关节置换术前 4 周实施戒烟[42-46]，可能使并发症风险明显降低。Moller 等[46] 进行的一项随机临床实验证实术前戒烟 6~8 周能明显减少术后并发症，特别是创伤相关的问题。

局部管理

1. 伤口缝合

伤口缝合的目标是尽可能增加血运，减少细菌污染和切口附近无效腔。

我们相信在接受 THA 的患者关闭伤口时使用尼龙线缝合可能能减少组织缺血，能提供更好的防水性，从而避免细菌进入深层组织，进而减少伤口愈合相关的问题[15]。

之前的 Meta 分析已经显示当使用订书针而不是缝线闭合伤口时，伤口感染的风险会增加 4 倍[9, 47]。然而，订书针和缝线的使用在炎症反应、伤口渗出、伤口裂开、皮肤坏死以及过敏反应方面没有显著性差异。

2. 敷料

伤口敷料可能是局部伤口护理中最重要的因素。理想的伤口敷料具有以下特性：

渗透性：保持伤口环境适当湿润，同时可以防止皮肤被浸泡以及水疱形成[48]。

屏障：防止微生物进入深部组织。此外，它是阻止水进入切口的屏障，从而允许患者淋浴[49]。

闭合性：形成一个密封的缺氧环境，加速血管生成、细胞有丝分裂和白细胞活动，这些对于伤口愈合都是至关重要的。每次换药都会破坏伤口周围的成纤维细胞活动，这些活动需要 3~4 h 后才重新开始。

换药：频繁地换药使伤口暴露于外源性细菌，增加 SSI 的风险，特别是在污染环境中，例如医院，康复设施和频繁使用的护理设施，具有大量的病原体。减少敷料更换次数不仅能尽可能降低更换敷料相关的成本和疼痛，同时也能降低水疱和皮肤损伤的风险[12]。

最新的封闭性敷料的引入可使敷料更换次数最小化。第一次换药可以发生在第 7 天，伤口愈合的关键部分已经发生。

当渗出浸透敷料时，患者需要更加频繁地换药。

一些研究已经表明，TJA 后伤口使用藻酸盐水纤维和银离子的封闭敷料可以降低并发症的发生率，包括 PJI[13, 48, 50-52]。然而，银离子在减少伤口感染和 PJI 中的作用仍然未明[53-55]。

3. 外科引流

外科引流的合理应用是为了减少血肿形成和术后水肿，从而降低感染的可能性[56]。大量随机化的前瞻性研究都未能证实外科引流的预期益处[57-59]。这些研究没有显示使用外科引流时，在伤口相关问题、血肿形成、术后输血需求、活动范围、住院时间方面的差异。此外，单独的 Cochrane Meta 分析显示使用外科引流管，手术切口周围血肿的发生率较低，但没有其他益处[56]。一些医生主张不使用外科引流管对接受 THA 的患者益处更多，因为通过允许填塞可减少失血[60]。多项荟萃分析也表明择期 THA 常规闭合式引流的应用可能弊大于利[56, 60]。

伤口并发症的治疗（图 4.2）

1. 非手术治疗

大多数患者术后 2~4 d 伤口渗出停止[2]。TJA 后持续 72 h 以上的伤口渗出应通过伤口护理来管理[15]。

持续伤口渗出的治疗最初包括局部伤口护理（无菌敷料）和伤口清洁，以减少细菌污染和使用加压包扎。

一般外科手术患者使用伤口负压治疗（Negative-Pressure Wound Therapy, NPWT）已被证明能使组织应力正常化[61]，减少血肿[62, 63]，并有助于高风险患者外科伤口的愈合，负压装置使用的是 75~100 mmHg

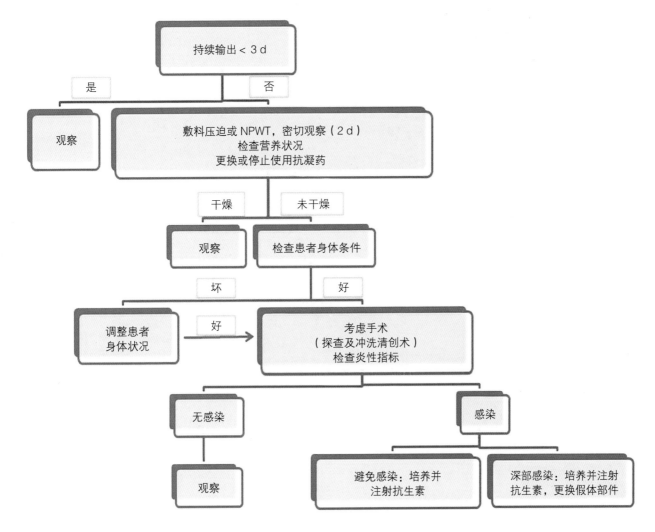

图 4.2　伤口渗出超过 72 h，应该采取伤口处理，例如加压包扎和伤口负压处理。患者的情况例如营养不良，抗凝药物的停用或者改变，贫血，吸烟，糖尿病，对于伤口并发症的管理是非常重要的。当伤口渗出超过 5 d，尽管采取了合理的非手术治疗，外科处理例如清创以及组件的更换应该予以考虑

（1mmHg=0.13kPa）压力连续 48 h。Pachowsky 等[64] 在 THA 的前瞻性研究中报道，负压装置能够减少术后血肿的形成，改善伤口愈合。在术后高渗出的高风险的患者，包括肥胖、大切口和翻修手术中，这种效应似乎是最大的。

2. 手术治疗

如果采取了合理的非手术治疗[2, 3, 29, 65] 后未能改善，伤口渗出超过 5 d，则应该进行外科干预。外科治疗包括浅表软组织冲洗清创术（Irrigation and Debridement, I&D），如果与假体周围血肿有沟通，则进行创面探查及深层关节周围组织冲洗清创术 [2]。

在获得培养物之前，应停止抗生素治疗。然而，对于术前关节穿刺阳性的患者，术前给予抗生素并不比停止使用抗生素时更影响术中感染菌的分离[66-68]。

如果同深层组织相通的话，则应该更换假体组件（THA 的股骨球头和髋臼内衬）。

因为伤口持续性渗出进行冲洗清创时，应该进行术中细菌培养（至少 3 份）。病例预计可出现 25% 的阳性率。如果细菌培养阳性，对静脉抗生素的治疗应该咨询感染专家。清创时脓性液体的存在预示着预后不良[2, 29]。

结论

全髋关节置换术良好的效果可以给患者带来更好的生活质量，但有时由于伤口并发症可引起深部感染进而导致灾难性后果。围手术期处理是预防伤口并发症的首要任务。应通过详细的围手术期检查和营养不良、停止或改变抗凝药、贫血、吸烟和糖尿病等情况的管理来预防伤口并发症的发生。应常规使用单丝缝线闭合切口，无须放置引流管。

持续伤口渗出时应该仔细观察，定期更换敷料。如果伤口渗出超过 72 h，应予以处理，例如加压包扎，负压治疗装置以及区分浅表感染及深部感染并发症的差异。当伤口渗出超过 5 d，尽管采取了合理的非手术治疗，也应该考虑采取外科治疗例如冲洗清创以及更换模块组件。

病例总结

患者在 THA 之前由于心脏病史而进行了抗凝治疗。由于持续渗出，患者需返回手术室进行冲洗和清创。在手术过程中，应注意到位于阔筋膜张肌上的血肿并予以清除。冲洗伤口并使用负压吸引装置（图 4.3）。密切注意更换敷料。最近随访，患者伤口整洁。

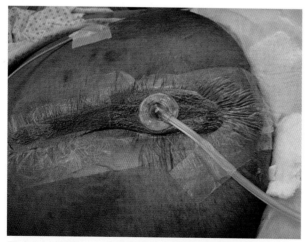

图 4.3 冲洗伤口，使用负压吸引装置加压包扎

参考文献

[1] Carroll K, Dowsey M, Choong P, Peel T. Risk factors for uperficial wound complications in hip and knee arthroplasty. Clin Microbiol Infect. 2014;20(2):130-135.

[2] Jaberi FM, Parvizi J, Haytmanek CT, Joshi A, Purtill J. Procrastination of wound drainage and malnutrition affect the outcome of joint arthroplasty. Clin Orthop Relat Res. 2008;466(6):1368-1371.

[3] Weiss AP, Krackow KA. Persistent wound drainage after primary total knee arthroplasty. J Arthroplast. 1993;8(3):285-289.

[4] Saleh K, Olson M, Resig S, Bershadsky B, Kuskowski M, Gioe T, et al. Predictors of wound infection in hip and knee joint replacement: results from a 20 year surveillance program. J Orthop Res. 2002;20(3):506-515.

[5] Berbari EF, Hanssen AD, Duffy MC, Steckelberg JM, Ilstrup DM, Harmsen WS, et al. Risk factors for prosthetic joint infection: case-control study. Clin Infect Dis. 1998;27(5):1247-1254.

[6] Pulido L, Ghanem E, Joshi A, Purtill JJ, Parvizi J. Periprosthetic joint infection: the incidence, timing, and predisposing factors. Clin Orthop Relat Res. 2008;466(7):1710-1715.

[7] Patel VP, Walsh M, Sehgal B, Preston C, DeWal H, Di Cesare PE. Factors associated with prolonged wound drainage after primary total hip and knee arthroplasty. J Bone Joint Surg Am. 2007;89(1):33-38.

[8] Surin VV, Sundholm K, Backman L. Infection after total hip replacement. With special reference to a discharge from the wound. J Bone Joint Surg. 1983;65(4):412-418.

[9] Smith TO, Sexton D, Mann C, Donell S. Sutures versus staples for skin closure in orthopaedic surgery: meta-analysis. BMJ. 2010;340:c1199.

[10] Cordero-Ampuero J, de Dios M. What are the risk factors for infection in hemiarthroplasties and total hip arthroplasties? Clin Orthop Relat Res. 2010;468(12):3268-3277.

[11] Watts CD, Houdek MT, Wagner ER, Sculco PK, Chalmers BP, Taunton MJ. High risk of wound complications following direct anterior total hip arthroplasty in obese patients. J Arthroplast. 2015;30(12):2296-2298.

[12] Tustanowski J. Effect of dressing choice on outcomes after hip and knee arthroplasty: a literature review. J Wound Care. 2009;18(11):449-450. 452, 454, passim.

[13] Ravenscroft MJ, Harker J, Buch KA. A prospective, randomised, controlled trial comparing wound dressings used in hip and knee surgery: Aquacel and Tegaderm versus Cutiplast. Ann R Coll Surg Engl. 2006;88(1):18-22.

[14] Ousey K, Gillibrand W, Stephenson J. Achieving international consensus for the prevention of orthopaedic wound blistering: results of a Delphi survey. Int Wound J. 2013;10(2):177-184.

[15] Parvizi J, Gehrke T, Chen AF. Proceedings of the international consensus on periprosthetic joint infection. Bone Joint J. 2013;95-B(11):1450-1452.

[16] Aggarwal VK, Higuera C, Deirmengian G, Parvizi J, Austin MS. Swab cultures are not as effective as tissue cultures for diagnosis of periprosthetic joint infection. Clin Orthop Relat Res.2013;471(10):3196-3203.

[17] Minnema B, Vearncombe M, Augustin A, Gollish J, Simor AE. Risk factors for surgical-site infection

following primary total knee arthroplasty. Infect Control Hosp Epidemiol. 2004;25(6):477-480.

[18] Mortazavi SM, Hansen P, Zmistowski B, Kane PW, Restrepo C, Parvizi J. Hematoma following primary total hip arthroplasty: a grave complication. J Arthroplast. 2013;28(3):498-503.

[19] McDougall CJ, Gray HS, Simpson PM, Whitehouse SL, Crawford RW, Donnelly WJ. Complications related to therapeutic anticoagulation in total hip arthroplasty. J Arthroplast. 2013;28(1):187-192.

[20] Huang R, Buckley PS, Scott B, Parvizi J, Purtill JJ. Administration of Aspirin as a prophylaxis agent against venous thromboembolism results in lower incidence of periprosthetic joint infection. J Arthroplast. 2015;30(9 Suppl):39-41.

[21] Sukeik M, Alshryda S, Haddad FS, Mason JM. Systematic review and meta-analysis of the use of tranexamic acid in total hip replacement. J Bone Joint Surg. 2011;93(1):39-46.

[22] Rodriguez JA, Ranawat CS, Maniar RN, Umlas ME. Incisional cellulitis after total hip replacement. J Bone Joint Surg. 1998;80(5):876-878.

[23] Mainetti C, Bernard P, Saurat JH. Hip surgery skin cellulitis. Eur J Med. 1992;1(1):52-54.

[24] Stryker LS, Abdel MP, Morrey ME, Morrow MM, Kor DJ, Morrey BF. Elevated postoperative blood glucose and preoperative hemoglobin A1C are associated with increased wound complications following total joint arthroplasty. J Bone Joint Surg Am. 2013;95(9):808-814. S1-2.

[25] Gherini S, Vaughn BK, Lombardi Jr AV, Mallory TH. Delayed wound healing and nutritional deficiencies after total hip arthroplasty. Clin Orthop Relat Res. 1993 Aug;293:188-195.

[26] Parvizi J, Ghanem E, Joshi A, Sharkey PF, Hozack WJ, Rothman RH. Does "excessive" anticoagulation predispose to periprosthetic infection? J Arthroplast. 2007;22(6 Suppl 2):24-28.

[27] Greenky M, Gandhi K, Pulido L, Restrepo C, Parvizi J. Preoperative anemia in total joint arthroplasty: is it associated with periprosthetic joint infection? Clin Orthop Relat Res. 2012;470(10):2695-2701.

[28] Kotze A, Carter LA, Scally AJ. Effect of a patient blood management programme on preoperative anaemia, transfusion rate, and outcome after primary hip or knee arthroplasty: a quality improvement cycle. Br J Anaesth. 2012;108(6):943-952.

[29] Galat DD, McGovern SC, Larson DR, Harrington JR, Hanssen AD, Clarke HD. Surgical treatment of early wound complications following primary total knee arthroplasty. J Bone Joint Surg Am. 2009;91(1):48-54.

[30] Pedersen AB, Mehnert F, Johnsen SP, Sorensen HT. Risk of revision of a total hip replacement in patients with diabetes mellitus: a population-based follow up study. J Bone Joint Surg. 2010;92(7):929-934.

[31] Jamsen E, Nevalainen P, Eskelinen A, Huotari K, Kalliovalkama J, Moilanen T. Obesity, diabetes, and preoperative hyperglycemia as predictors of periprosthetic joint infection: a single-center analysis of 7181 primary hip and knee replacements for osteoarthritis. J Bone Joint Surg Am. 2012;94(14):e101.

[32] Golden SH, Peart-Vigilance C, Kao WH, Brancati FL. Perioperative glycemic control and the risk of infectious complications in a cohort of adults with diabetes. Diabetes Care. 1999;22(9):1408-1414.

[33] Agaku IT, King BA, Dube SR. Centers for disease C, prevention. Current cigarette smoking among adults—United States, 2005-2012. MMWR Morb Mortal Wkly Rep. 2014;63(2):29-34.

[34] Richardson D. Effects of tobacco smoke inhalation on capillary blood flow in human skin. Arch Environ Health. 1987;42(1):19-25.

[35] Monfrecola G, Riccio G, Savarese C, Posteraro G, Procaccini EM. The acute effect of smoking on cutaneous microcirculation blood flow in habitual smokers and nonsmokers. Dermatology. 1998;197(2):115-118.

[36] Black CE, Huang N, Neligan PC, Levine RH, Lipa JE, Lintlop S, et al. Effect of nicotine on vasoconstrictor and vasodilator responses in human skin vasculature. Am J Physiol Regul Integr Comp Physiol. 2001;281(4):R1097-1104.

[37] Argintar E, Triantafillou K, Delahay J, Wiesel B. The musculoskeletal effects of perioperative smoking. J Am Acad Orthop Surg. 2012;20(6):359-363.

[38] Sorensen LT, Karlsmark T, Gottrup F. Abstinence from smoking reduces incisional wound infection: a randomized controlled trial. Ann Surg. 2003;238(1):1-5.

[39] Schmitz MA, Finnegan M, Natarajan R, Champine J. Effect of smoking on tibial shaft fracture healing. Clin Orthop Relat Res. 1999;365:184-200.

[40] Castillo RC, Bosse MJ, MacKenzie EJ, Patterson BM, Group LS. Impact of smoking on fracture healing and risk of complications in limb-threatening open tibia fractures. J Orthop Trauma. 2005;19(3):151-157.

[41] Duchman KR, Gao Y, Pugely AJ, Martin CT, Noiseux NO, Callaghan JJ. The effect of smoking on short- term complications following total hip and knee arthroplasty. J Bone Joint Surg Am. 2015;97(13):1049-1058.

[42] Lindstrom D, Sadr Azodi O, Wladis A, Tonnesen H, Linder S, Nasell H, et al. Effects of a perioperative smoking cessation intervention on postoperative complications: a randomized trial. Ann Surg. 2008;248(5):739-745.

[43] Sharma A, Deeb AP, Iannuzzi JC, Rickles AS, Monson JR, Fleming FJ. Tobacco smoking and postoperative outcomes after colorectal surgery. Ann Surg. 2013;258(2):296-300.

[44] Hawn MT, Houston TK, Campagna EJ, Graham LA, Singh J, Bishop M, et al. The attributable risk of smoking on surgical complications. Ann Surg. 2011;254(6):914-920.

[45] Thomsen T, Villebro N, Moller AM. Interventions for preoperative smoking cessation. Cochrane Database Syst Rev. 2014;3:CD002294.

[46] Moller AM, Villebro N, Pedersen T, Tonnesen H. Effect of preoperative smoking intervention on postoperative complications: a randomised clinical trial. Lancet. 2002;359(9301):114-117.

[47] Syed KA, Gandhi R, Davey JR, Mahomed NN. Risk of wound infection is greater after skin closure with staples than with sutures in orthopaedic surgery. J Bone Joint Surg Am. 2010;92(16):2732.

[48] Clarke JV, Deakin AH, Dillon JM, Emmerson S, Kinninmonth AW. A prospective clinical audit of a new dressing design for lower limb arthroplasty wounds. J Wound Care. 2009;18(1):5-8. 10-11.

[49] Cosker T, Elsayed S, Gupta S, Mendonca AD, Tayton KJ. Choice of dressing has a major impact on blis-tering and healing outcomes in orthopaedic patients. J Wound

Care. 2005;14(1):27-29.

[50] Abuzakuk TM, Coward P, Shenava Y, Kumar VS, Skinner JA. The management of wounds following primary lower limb arthroplasty: a prospective, randomised study comparing hydrofibre and central pad dressings. Int Wound J. 2006;3(2):133-137. AH.

[51] Hopper GP, Deakin Crane EO, Clarke JV. Enhancing patient recovery following lower limb arthroplasty with a modern wound dressing: a prospective, comparative audit. J Wound Care.2012;21(4):200-203.

[52] Burke NG, Green C, McHugh G, McGolderick N, Kilcoyne C, Kenny P. A prospective randomised study comparing the jubilee dressing method to a standard adhesive dressing for total hip and knee replacements. J Tissue Viability. 2012;21(3):84-87.

[53] Jurczak F, Dugre T, Johnstone A, Offori T, Vujovic Z, Hollander D, et al. Randomised clinical trial of hydrofiber dressing with silver versus povidone-iodine gauze in the management of open surgical and traumatic wounds. Int Wound J. 2007;4(1):66-76.

[54] Jude EB, Apelqvist J, Spraul M, Martini J. Silver dressing study G. Prospective randomized controlled study of hydrofiber dressing containing ionic silver or calcium alginate dressings in non-ischaemic diabetic foot ulcers. Diabet Med. 2007;24(3):280-288.

[55] Trial C, Darbas H, Lavigne JP, Sotto A, Simoneau G, Tillet Y, et al. Assessment of the antimicrobial effectiveness of a new silver alginate wound dressing: a RCT. J Wound Care. 2010;19(1):20-26.

[56] Parker MJ, Livingstone V, Clifton R, McKee A. Closed suction surgical wound drainage after orthopaedic surgery. Cochrane Database Syst Rev. 2007;3:CD001825.

[57] Niskanen RO, Korkala OL, Haapala J, Kuokkanen HO, Kaukonen JP, Salo SA. Drainage is of no use in primary uncomplicated cemented hip and knee arthroplasty for osteoarthritis: a prospective randomized study. J Arthroplast. 2000;15(5):567-569.

[58] Walmsley PJ, Kelly MB, Hill RM, Brenkel I. A prospective, randomised, controlled trial of the use of drains in total hip arthroplasty. J Bone Joint Surg. 2005;87(10):1397-1401.

[59] Johansson T, Engquist M, Pettersson LG, Lisander B. Blood loss after total hip replacement: a prospective randomized study between wound compression and drainage. J Arthroplast. 2005;20(8):967-971.

[60] Zhou XD, Li J, Xiong Y, Jiang LF, Li WJ, Wu LD. Do we really need closed-suction drainage in total hip arthroplasty? A meta-analysis. Int Orthop. 2013;37(11):2109-2118.

[61] Wilkes RP, Kilpad DV, Zhao Y, Kazala R, McNulty A. Closed incision management with negative pressure wound therapy (CIM): biomechanics. Surg Innov. 2012;19(1):67-75.

[62] Kilpadi DV, Cunningham MR. Evaluation of closed incision management with negative pressure wound therapy (CIM): hematoma/seroma and involvement of the lymphatic system. Wound Repair Regen. 2011;19(5):588-596.

[63] Stannard JP, Atkins BZ, O'Malley D, Singh H, Bernstein B, Fahey M, et al. Use of negative pressure therapy on closed surgical incisions: a case series. Ostomy Wound Manage. 2009;55(8):58-66.

[64] Pachowsky M, Gusinde J, Klein A, Lehrl S, SchulzDrost S, Schlechtweg P, et al. Negative pressure wound therapy to prevent seromas and treat surgical incisions after total hip arthroplasty. Int Orthop. 2012;36(4):719-722.

[65] Vince K, Chivas D, Droll KP. Wound complications after total knee arthroplasty. J Arthroplast. 2007;22(4 Suppl 1):39-44.

[66] Tetreault MW, Wetters NG, Aggarwal V, Mont M, Parvizi J, Della Valle CJ. The Chitranjan Ranawat award: should prophylactic antibiotics be withheld before revision surgery to obtain appropriate cultures? Clin Orthop Relat Res. 2014;472(1):52-56.

[67] Burnett RS, Aggarwal A, Givens SA, McClure JT, Morgan PM, Barrack RL. Prophylactic antibiotics do not affect cultures in the treatment of an infected TKA: a prospective trial. Clin Orthop Relat Res. 2010;468(1):127-134.

[68] Ghanem E, Parvizi J, Clohisy J, Burnett S, Sharkey PF, Barrack R. Perioperative antibiotics should not be withheld in proven cases of periprosthetic infection. Clin Orthop Relat Res. 2007;461:44-47.

第五章　术后关节急性假体周围感染

Sherif M. Sherif, Hany S. Bedair

病例

男性患者，66岁，骨关节炎晚期，行左侧人工全髋关节置换术（THA）（**图 5.1**）。术后发热 38.89℃，疲劳，伤口发红，大约 2 周持续渗出。继续引流 1 周后，伤口持续渗出，症状没有任何改善，c-反应蛋白（CRP）4.1（正常值 < 0.8 mg/dL），红细胞沉降率（ESR）40 mm/h（正常值 1~15 mm/h）。鉴于持续渗出和手术切口现状，我们决定实施左髋关节穿刺。穿刺显示有核细胞 71 500 μL，分叶核细胞百分率 93%。细菌培养出革兰染色阳性的金黄色葡萄球菌。因此，确诊为左侧人工全髋关节置换术后急性假体周围感染。

流行病学

本章重点讨论手术后 6 周内早期全髋置换术后假体周围感染。Yi 等[1]回顾了 6033 例连续的初次人工全髋关节置换术病例，并确定了 73 例（1.2%）术后 6 周内因各种原因再手术的患者。根据修订的肌肉骨骼感染学会标准，这些患者中有 36 例（0.59%）被确定为感染。与慢性 PJI 的研究达成共识不同，术后早期 PJI 还没有达成共识。

全髋关节置换术（THA）被认为是现代医学中最成功的手术之一，并对许多患者的生活产生积极影响，使各种髋关节疾病患者改善活动功能和缓解疼痛。关节假体周围感染（PJI）是 THA 成功的最大威胁，它可以将本来能使患者高度获益的手术转变

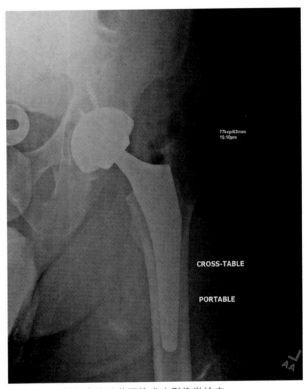

图 5.1　左侧初次髋关节置换术中影像学检查

成失败甚至使患者致残。据报道，50 多年前，PJI 发生率高达 7%[2]。随着手术技术、手术室环境、层流系统以及围手术期治疗（包括皮肤准备、抗生素预防和切口处理）的改进，大幅降低了 PJI 的风险。目前，急性 PJI 的发生率为 1%~2%，然而这个比例在近几十年内并没有实质性改变[3]，并且每年有着数千例病例。这类病例的治疗费用远高于 THA 其他并发症的治疗费用，每例病例高达 5 万美元，因此给已经陷入困境的医疗系统带来巨大压力[4]。

国际上，英国、法国、德国和澳大利亚都有类似的全髋关节置换术并发PJI的相关报道[5]。在英国，12%~15%的髋关节翻修的原因是PJI[5]。来自法国的一项深入研究统计因髋关节假体周围感染进行翻修而产生的直接成本，并且计算出这些成本为每例32 000欧元（1欧元≈7.85元人民币）以上，相当于初次THA手术费用的3.6倍和因其他并发症翻修费用的2.6倍[6]。澳大利亚的一项小宗病例研究对接受髋、膝关节置换手术后发生感染的患者进行几项长期的生存质量评估，发现手术并发感染对患者在活动功能、自理能力和心理健康方面产生重大危害[7]。在美国，在医疗保险人群中初次THA患者前两年内出现PJI统计达1.63%。梅奥诊所报道，在过去28年的时间里（1969—1996），初次THA感染率为1.7%[8]。

了解致病菌的出现概率是选择预防性抗生素的关键。最常被分离出来的致病菌按频率排序是耐甲氧西林金黄色葡萄球菌（MRSA）（19%）、甲氧西林敏感金黄色葡萄球菌（19%）、耐甲氧西林表皮葡萄球菌（11%）和甲氧西林敏感的表皮葡萄球菌（8%）。53%的葡萄球菌对甲基西林有耐药性。革兰阴性菌检出率为11%，其中大肠埃希菌和肺炎克雷伯菌是最常见的。4例患者发生多重感染（5%）[9]。

风险因素

尽管现代手术技术和抗生素预防措施显著降低了PJI的发病率，但并未彻底消除。因此，识别和降低术前危险因素有助于减少PJI的发生。这些风险因素可以分为患者相关因素和医院相关因素。患者因素分为患者的全身状况及局部软组织条件。全身状况的风险因素各有不同，但都有共同效应就是降低或改变患者免疫力。肥胖患者体重指数每增加$1 kg/m^2$会使感染风险增加3~4.2倍，在另一项研究中，肥胖和病态肥胖症患者PJI风险分别增加2.6倍和9.1倍，同时围手术期血糖控制不良感染率增加11%[10-12]。该研究提示围手术期严格控制血糖可降低THA后PJI风险。代谢综合征包括腰围增加、高血压、糖尿病、血脂障碍。在美国60岁以上的

人群中，有40%的人患有代谢综合征，在关节置换人群中的发病率可能更高。代谢综合征与全身急性时相反应（Acute-Phase Response，APR）细胞因子（Cytokine，CK）和皮质醇水平增加有关，表明免疫应答失调，机体不能有效地提高免疫功能来对抗感染。有趣的是，代谢综合征患者术后并发症的风险大于综合征中各个要素的风险总和，这表明其要素具有协同作用。营养不良也会增加患慢性和急性PJI的风险[13]，并通过改变体液免疫和细胞介导的免疫反应而影响先天免疫和正常免疫反应。营养不良可以通过人血白蛋白、前白蛋白、转铁蛋白和/或淋巴细胞总数进行筛查。矛盾性营养不良在肥胖和正常体重患者中很常见。如果术前确认营养不良，纠正营养不良是必要的，即使这意味着推迟手术。

高龄是另一个独立的、不可改变的危险因素，它降低了患者的免疫力，使患者面临更高的患PJI的风险[14]。一个大宗病例回顾性研究证明心房颤动与心肌梗死是PJI的独立危险因素，可能与过激的肝素抗凝和/或这些病人体弱多病有关[9, 15]。像类风湿关节炎这样的自身免疫性疾病患者与骨关节炎患者相比，其感染率增加了2.6倍[16]。银屑病是另一种与感染风险增加有关的自身免疫性疾病。器官衰竭，如慢性肾功能衰竭、透析患者和肝、心、肾移植患者，感染风险增加。恶性肿瘤患者和人体免疫缺陷病毒（HIV）患者，特别是CD4计数低于$240/mm^3$的患者，也面临更高的PJI风险[17-19]。关节置换术患者的MRSA（耐甲氧西林金黄色葡萄球菌）定植是一个越来越令人关注的问题，近期的医院筛查显示MRSA定植在社区的发病率是0.6%~6%[20]。术后尿路感染（UTI）的存在也与感染的风险增加有关[9]。然而，术前进行尿液筛查已被证明是不必要的[21, 22]。吸烟可增加伤口并发症和PJI的风险，丹麦的一个随机对照试验表明，停止或至少减少吸烟50%，全关节置换术患者伤口并发症发生率可从30%减少到5%（$P < 0.001$）[23]。所有关节置换患者术前都应考虑戒烟。

术后PJI风险增加的患者因素包括血肿形成和大量伤口渗出，比值比（Odds Ratio, OR）分别为11.8和1.32。浅表感染后深部感染的风险为10%，

在大多数情况下，从浅、深两个部位分离出相同的微生物[24]。

翻修手术的感染风险增加了 3 倍[25, 26]。Peel 等[27]研究认为曾经的 PJI 感染患者，同一部位感染的风险增加了 36 倍，而在随后的关节置换术中 PJI 的发生率为 15%[28]。即使在治疗 PJI 完全成功之后，在随后的全关节感染的相对风险为 21%，明显高于没有 PJI 病史的患者[29]。

医院相关风险已经作为 THA 的年度调查的一部分来研究。在一项对 5000 名医疗保险患者的回顾性分析研究中，与医院有关的深部感染和脱位率下降了 69%，每年有超过 100 名 THA 患者需要接受处理。与并发症发生率减少相关的因素包括私人医院、学术机构、专职骨科护理小组和手术室的层流。最重要的决定因素是外科医生的工作量增加，这反过来又会影响手术的持续时间，组织处理，失血量，术后输血需求，术中人员流动，无菌操作的关注度[30, 31]。

预防措施

术后早期 PJI（术后前 4~6 周）的预防重点在于识别并尽可能消除和 / 或改变上述主要的危险因素。减少术后伤口感染最重要的因素是抗生素预防。优化抗生素的覆盖范围可以保护局部组织在手术时免受细菌定植，并且需要最佳的抗生素使用时间和类型。在手术开始时，组织和血清中应保证有效的抗生素杀菌浓度。在静脉注射抗生素后 35~40 min，血清和骨组织抗生素杀菌浓度达到最高水平[32]。如果手术时间延长（> 2.5h）和 / 或失血量增加（> 1000 cm³），第二次静脉注射抗生素可以降低感染的风险[33]。术后抗生素的持续使用时间一直存在争议，但多中心研究显示，24 h、3 d 和 7 d 之间没有差异[34, 35]。更短的抗生素疗程将是更经济有效的，更能减少抗生素副作用和避免可能因为频繁用药而引起的耐药性。由于（抗生素的抗菌谱）很难覆盖所有引起感染的微生物，因此建议使用一种对最常见的革兰阳性菌（例如葡萄球菌和链球菌）有极好保护作用的药剂。选择的抗生素也必须副作用少，患者能很好地耐受，

不容易产生耐药性，并有合适的半衰期。因此，第一代头孢菌素（如头孢唑啉）是最理想的，仍然是大多数患者的首选抗生素。在一项随机对照研究中，与安慰剂相比，术前和术后使用头孢唑啉的 PJI 发生率从 3.3% 降至 0.9%[36]。对于青霉素过敏患者，万古霉素或克林霉素可作为替代物。在感染 MRSA 的患者中，可以使用万古霉素联合革兰阴性菌敏感的抗生素（如庆大霉素）。在术前筛查 MRSA 阳性的患者中，使用莫匹罗星对鼻腔内耐甲氧西林金黄色葡萄球菌的去定植可使 PJI 发生率降低 50%[37]。从手术的角度来看，反复用脉冲冲洗伤口是有帮助的[38]。需要考虑的其他因素包括使用稀释必妥碘冲洗、频繁更换手套及吸引接头（这已经证明可以降低感染的风险[39]）。通过垂直层流、自体排气套件和太空服控制手术环境，减少了由手术成员造成的细菌传播。限制手术室人员流动也可以减少感染的风险[40-42]。

诊断

急性 PJI 诊断具有挑战性，其症状很容易与手术后的正常炎症反应相混淆。

临床评估

对有可能出现 PJI 的患者的评估应包括全面的病史和体查。病史上应该获得的项目包括假体的类型，植入日期，既往该关节的手术史，假体植入后伤口愈合问题，远离手术区的感染，目前的临床症状，药物过敏和不良反应，并发症，从穿刺和术中取出的既往和现在的微生物学培养结果，以及 PJI 的抗菌药物治疗包括局部抗菌药物使用史。虽然发热传统上与感染有关，但重要的是要区分感染引起的发热与正常的术后发热[43, 44]。最近对 100 例 THA 和 100 例 TKA（全膝关节置换术）患者的研究表明，正常的术后发热反应在术后第 1 天达到高峰，第 5 天恢复正常。19% 患者的最高体温为 39℃ ~39.8℃[45]。发热可能是其他具有高发病率和死亡率的并发症的信号，如肺不张、血肿、尿路感染、脂肪栓子或深静脉血栓形成[43]。

另一个相关研究是伤口渗出。浅表性创伤进展到深部 PJI 的发生率很难评估。Gaine 等[24]回顾530 例 THA 或 TKA 患者，发现伤口并发症发生率＞15%。6 例确认 PJI 患者需手术清创，2 例患者需取出假体。持续伤口渗出患者，术后 PJI 的发生率1.3%~50%。术后渗出与体重指数及抗凝治疗有关。持续渗出多渗出 1d，THA 病人最终伤口感染的风险增加了 42%[46]。PJI 已被证明与浅表性手术部位感染高度相关，但它们对术后 1 年以后的持续存在问题或假体周围的感染难以预测[47]。因此，在术后早期很难诊断出感染。通过伤口并发症本身并不能确认是否存在深部感染，因此需要进行额外的检查才能确定诊断。

虽然伤口渗出可能非常容易培养出细菌，但应该避免使用这种方式培养。Tetreault 等[44]对 55 例人工关节置换术后有伤口渗出的患者进行了拭子培养，发现只有 47% 的伤口拭子培养与深部培养结果相符。浅表培养通常培养出多种微生物，41.8% 的病例会引起抗生素方案改变。更重要的是，浅表培养发现微生物生长的病例 80% 被确认为无深部感染，这样可能引起过度治疗。因此，作者建议不要对伤口或窦道进行拭子培养诊断[48, 49]。

影像学评估

在术后早期的诊断中，平片的用处有限，要发现 X 线片的骨质改变还为时过早，如骨膜反应、骨质疏松、骨吸收、假体松动、快速进展的骨溶解等，这些对慢性 PJI 的诊断有意义。然而，平片检查对于排除其他可能导致患者症状的病因是必要的。

磁共振成像（MRI）在评估中不是广泛的应用。White 等描述了使用金属伪影还原序列（MARS）对传统磁共振成像的技术改进。虽然它还不能用于 PJI 诊断，但可以更好地显示假体界面和邻近的软组织[50, 51]。

Tc99m（99 MTc）同位素骨扫描可用于 THA 失败的评估。虽然它具有较高的敏感性，但对感染的低特异性限制了它的使用[52]。铟 -111 标记白细胞扫描对感染有较高的敏感性（77%），特异性为 86%，

阳性预测值为 54%，阴性预测值为 95%[13]。然而，这项测试昂贵且耗时，其在术后急性期的应用尚不清楚（明确）[53]。其他同位素已经被研究过，但没有一个显示出临床上有用的敏感性或特异性。放射性免疫球蛋白 -linG 的使用也已被描述，但尚未普及，因为其敏感性和特异性与标准实验室研究相似[54, 55]。

实验室评估

经过完整的病史收集、体格检查和影像学检查，下一步应该是测定血清炎症标志物，特别是 c - 反应蛋白（CRP）和红细胞沉降率（ESR）。不管失败的原因是什么，都强烈推荐每个疼痛和失败的 THA 病例均检查这些标志物，因为多种失败情况可以同时存在。

ESR 和 CRP 在术后早期正常升高[56, 57]。在术后早期，可以根据这些指标的动态曲线来解释这些指标的意义。简单的手术，ESR 峰值约在术后 5 d，并在之后几个月呈升高状态；CRP 在术后 2 d 左右达到峰值，并在 21 d 内恢复正常[57]。更重要的是，CRP 反应与麻醉类型、估计失血量、手术时间、输血、药物、年龄和性别无关。因此，任何后期逆转趋势都应引起对感染的怀疑和担忧。因此，CRP 水平对急性术后感染的评估更有帮助，尤其是在术后第 3 天持续升高的情况下。Yi 等[1]通过对经培养或术中切口部位脓液证实的急性术后 THA 感染研究，确定急性术后感染的 CRP 水平最佳切点值（Cutoff 值）。CRP 检测感染的最佳切点值为 93 mg/L [AUC（Area Under Curve）为 93%]。鉴于这些发现，对于怀疑感染的患者，获得血清 CRP 如果接近或超过 100mg/L，我们将对髋关节进行穿刺[1, 58]。

关节穿刺

当通过病史、体查和炎症指标均高度怀疑急性 PJI 时，表明应该进行关节穿刺。关节穿刺应在超声或透视引导下进行，以确定位置。此外，患者至少应停用抗生素 2 周，以避免假阴性培养结果。关节液

应进行 WBC 计数、分类和培养。Yi 等回顾了 6033 例初次 THA 患者，73 例（1.2%）在术后 6 周内基于不同原因再次手术。根据修订的肌肉骨骼感染学会标准，这些患者中有 36 例（0.59%）被确定为感染。早期诊断 PJI 最好的检测是全髋关节置换术后的滑膜液白细胞计数（AUC=98%；最佳临界值为 12 800 白细胞 /μL），和滑膜液中性粒细胞分类（AUC=91%；最佳 cutoff 值为 89% PMN）[59]。值得注意的是，这些阈值与用于诊断慢性 PJI 的 3000 白细胞 /μL 的推荐值完全不同。可根据 Ghanem 等[60] 提出的公式和关液细胞计数计算出关节液红细胞（RBC）、血清红细胞（RBC）和血清白细胞（WBC）计数。带金属碎屑的单核细胞可被自动配型血液检测仪器解读为中性粒细胞，从而导致细胞数量的假性升高。在这种情况下，应进行手工计数[61, 62]。

较新的滑膜液 PJI 测试已经出现，如白细胞酯酶试验和 α- 防御素（α-Defensin）。这些测试在术后急性感染诊断的效用尚不明确[63, 64]。明确微生物是抗菌治疗方案的关键。常规培养需 14d。将培养时间延长到 2 周将显著提高培养检出率，特别是对于可能低毒感染的患者[65, 66]。梅奥诊所 897 例 PJI 病例的临床研究中（1990—1999 年），60 例（7%）是细菌培养阴性（CN-PJI）。既往的研究已经证明了抗菌药物的使用会降低周围组织培养的敏感性[67]。

冰冻切片并组织学检查已被用作术中评估的一部分，据报道，感染的组织学诊断的标准值为每高倍视野 5~10 个中性粒细胞。每高倍镜视野 5 个中性粒细胞诊断敏感性为 100%，特异性为 96%。以每高倍镜视野 10 个中性粒细胞为 cutoff 标准，其敏感性没有改变，但特异性提高到 99%[68]。然而，上述检验在术后急性期阶段的效用尚未明确。

治疗

在绝大多数病例中，急性 PJI 必须采用外科治疗。

1. 保留部分假体更换配件的冲洗清创术（I&D）

虽然效果不是非常满意，但急性 PJI 最常见的治疗方法仍然是保留部分假体更换配件的清创术（I&D）。有越来越多的证据表明，作为急性人工关节感染的一种治疗手段，I&D 的复发率和成本都很高。许多中心都报道结果不佳[69]，大多数研究表明成功率只有 40%~50%[70]。也有成功的报道急性 PJI 患者成功率为 71%[71, 72]。从症状出现到治疗之间的时限性研究表明 48h 内开始治疗，成功率为 56%。2 d 后开始治疗，成功率仅为 13%[73]。

在急性 PJI 的灌洗清创术中，应该仔细切除所有坏死组织，所有关节假体部件都应该拆卸以尽可能多地暴露界面，建议用 9 L 无菌生理盐水灌洗。应检查假体植入物是否松动，如果发现假体松动，则应放弃保留假体。应与感染科专家协商，患者应接受延长疗程的敏感抗生素静脉治疗[71]。

2. 一期翻修

在合适的患者中直接使用骨水泥假体翻修是一种比较成功的治疗方法，但在欧洲比北美更流行。大多数一期翻修的文献是使用骨水泥假体以及晚期感染的环境中使用抗生素骨水泥。关于非骨水泥假体的使用很少报道[74]。在最近的一次回顾性研究中，27 例患者在 3 个关节置换中心接受了使用非骨水泥假体一期翻修术。Hansen 等对一期翻修治疗急性 PJI 病例进行最少 2 年的术后随访，报道成功率略高于 70%[75]。在术后早期非骨水泥假体仍没完全牢固的时候可以为人工关节提供一个直接使用翻修。

基于这个理由，Bedair 等最近的一个决策分析试图汇集所有治疗 THA 早期感染的相关数据，根据生活质量的累积评分推导使临床结果最优化的治疗方案。他们的结论显示清创术和部分保留假体的失败率大于 49%，而一期翻修术的成功率是 71% 或更大，证明了一期翻修治疗急性 PJI 可能是最优的。所以从这一分析来看，一旦决定对感染进行翻修，一期翻修可能是最有效的，因为手术时间和外科手术医师的技术要求没有增加[76]。

3. 二期翻修

二期翻修被认为是治疗慢性 PJI 以及培养出耐药菌急性 PJI 的金标准。感染处于急性期的好处包括：非骨水泥假体通常仍没有骨长入和骨长上，更容易移除假体且骨丢失更少。这个过程包括去除假体，保留骨水泥（如果使用），坏死软组织和骨的彻底清创，去除一切生物膜组织。植入关节型抗生素骨水泥占位器比非关节型抗生素骨水泥占位器能获得更好的术后功能[77]。在过渡期间抗生素占位器能改善患者的生活质量、疼痛和下肢的长度差异[78]。报告显示，使用抗生素骨水泥占位器比使用非抗生素骨水泥占位器的成功率更高[79]。联合使用抗生素似乎有协同作用，且可让抗生素释放更充分。万古霉素通常与氨基糖苷结合使用[80]。在使用抗生素骨水泥间隔器阶段使用口服利福平，被认为有助于破坏生物膜[81]。

大多数学者建议每 40 g 水泥至少混合 4 g 抗生素，不产生任何系统副作用，但骨水泥类型的选择会影响抗生素的释放效果。在计算往骨水泥占位器中添加抗生素剂量时，应考虑到这一点[81]。具体来说，高黏度的骨水泥能更有效地释放抗生素，从而减少抗生素剂量，或者相反，使用更高剂量的抗生素能达到更高的血浆浓度，但会增加抗生素毒性相关风险。

假体取出和再次假体植入的时间间隔仍存在争议。在一项研究中，22% 的接受第一阶段后 22 周以上再植入假体的患者再次感染，而在 6 周内接受治疗的患者只有 14%。一项对 50 项二期翻修的研究报告了 92% 的成功率，第二阶段在 3 周内完成；本章作者主张，如果在持续感染、伤口愈合并发症（愈合不良）或骨量不足的情况下，应推迟第二阶段翻修再植入假体[82]。

接受静脉抗生素治疗应至少 6 周，全身炎症标志物应该跟踪观察（动态观察），从感染诊断的初始阶段开始呈下降趋势，在抗生素治疗停止后这种下降趋势应继续。这些值的正常化没有必要[83]。在再植入假体过程中，进行髋关节穿刺，并进行组织学和微生物学评估。有任何持续感染的迹象，应停止假体再次植入并重复进行 I&D 和骨水泥占位器的更换。

病例治疗

根据穿刺液的白细胞计数和分类，确诊了 PJI。与患者讨论各种治疗方案，决定一期翻修更换假体；把患者送手术室，采用相同的入路；用 3 L 生理盐水充分冲洗阔筋膜浅层；继续按原入路进入深层；所有的假体植入物都被移除，非常小心地保留所有的骨性结构；进行深部组织培养；股骨髓

腔、髋臼及周围软组织用 6 L 含抗生素生理盐水冲洗；植入一套新的与原假体相同品牌、类型和大小的假体，确保其固定良好，然后常规闭合伤口（**图5.2**）。术前和术中培养均为金黄色葡萄球菌。在感染学专家的指导下，采用了 6 周的万古霉素和苯唑西林的静脉治疗。然后转入为期 1 年的口服第一代头孢菌素治疗。在术后 2 年随访（**图 5.3**）未见感染复发，ESR 和 CRP 分别为 3 和 < 5。

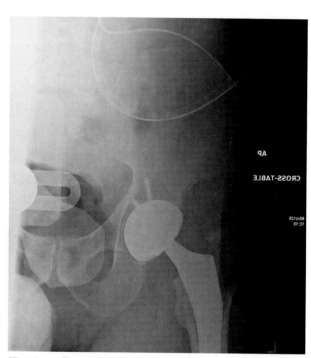

图 5.2 一期翻修术中拍片图像，假体所有部件均使用相同型号和尺寸的假体替换

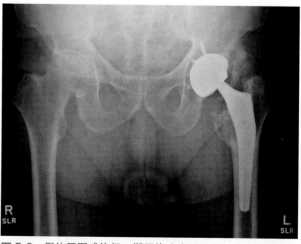

图 5.3 假体周围感染行一期置换治疗后 2 年，注意左髋关节周围的异位骨化

参考文献

[1] Yi PH, Cross MB, Moric M, et al. The 2013 frank Stincheld award: diagnosis of infection in the early postoperative period after total hip arthroplasty. Clin Orthop Relat Res. 2014;472:424-429.

[2] Charnley J, Eftekhar N. Postoperative infection in total prosthetic replacement arthroplasty of the hip- joint. With special reference to the bacterial content of the air of the operating room. Br J Surg. 1969;56(9):641-649.

[3] Warth LC, Callaghan JJ, Liu SS, Klaassen AL, Goetz DD, Johnston RC. Thirty-five-year results after Charnley total hip arthroplasty in patients less than fifty years old. A concise follow-up of previous reports. J Bone Joint Surg Am. 2014;96(21):1814-1819.

[4] Barrack RL. Economics of revision total hip arthroplasty. Clin Orthop Relat Res. 1995;319:209.

[5] Lamagni TH. Epidemiology and burden of prosthetic joint infections. J Antimicrob Chemother. 2014;69(suppl 1):i5-i10.

[6] Klouche S, Sariali E, Mamoudy P. Total hip arthroplasty revision due to infection: a cost analysis approach. Orthop Traumatol Surg Res. 2010;96:124-132.

[7] Cahill JL, Shadbolt B, Scarvell JM, et al. Quality of life after infection in total joint replacement. J Orthop Surg. 2008;16:58-65.

[8] Bozic KJ, Kurtz SM, Lau E, et al. The epidemiology of revision total hip arthroplasty in the United States. J Bone Joint Surg Am. 2009;91:128-133.

[9] Pulido L, Ghanem E, Parvizi J. Periprosthetic joint infection, the incidence, timing, and predisposing factors. Clin Orthop Relat Res. 2008;466:1710-1715.

[10] Berbari EF, Hanssen AD, Duffy MC, Steckelberg JM, Ilstrup DM, Harmsen WS, et al. Risk factors for prosthetic joint infection: case-control study. Clin Infect Dis. 1998;27(5):1247-1254.

[11] Zmistowski B, Parvizi J. Beware of Metabolic syndrome: predisposition to periprosthetic joint infection, orthopaedics today, July 2012, infection watch.

[12] Dowsey MM, Choong PFM. Obesity is a major risk factor for prosthetic infection after primay hip arthroplasty. Clin Orthop Relat Res. 2008;466(1):153-158.

[13] Gherini S, Vaughn BK, Lombardi Jr AV, Mallory TH. Delayed wound healing and nutritional deficiencies after total hip arthroplasty. Clin Orthop Relat Res. 1993;293:188-195.

[14] Gomez CR, Boehmer ED, Kovacs EJ. The aging innate immune system. Curr Opin Immunol. 2005;17:457-462.

[15] Parvizi J, Ghanem E, Joshi A, Sharkey PF, Hozack WJ, Rothman RH. Does "excessive" anticoagulation predispose to periprosthetic infection? J Arthroplast. 2007;22(suppl 2):24-28.

[16] Poss R, Thornhill TS, Ewald FC. Factors influencing the incidence and outcome of infection following total joint arthroplasty. Clin Orthop Relat Res. 1984;182:117.

[17] Sunday JM, Guille JT, Torg JS. Complications of joint arthro-plasty in patients with end-stage renal disease on hemodialysis. Clin Orthop Relat Res. 2002;397:350-355.

[18] Tannenbaum DA, Matthews LS, Grady-Benson JC. Infection around joint replacements in patients who have a renal or liver transplantation. J Bone Joint Surg Am. 1997;79:36-43.

[19] Parvizi J, Sullivan TA, Pagnano MW, et al. Total joint arthroplasty in human immunodeficiency viruspositive patients: an alarming rate of early failure. J Arthroplast. 2003;18:259-264.

[20] Price CS, Williams A, Morgan S. Staphylococcus aureus nasal colonization in peroperative orthopaedic outpatients. Clin Orthop Relat Res. 2008;466(11):2842-2847.

[21] Bouvet C, Lubbeke A, Bandi C, et al. Is there any benefit in preoperative urinary analysis before elective total joint replacement. Bone Joint J. 2014;96-B(3):390-394.

[22] Sousa R, Munoz-Mahmud E, Guyot A, et al. Is asymptomatic bacteriuria a risk factor for prosthetic joint infection? CID. 2014;59:41-47.

[23] Møller AM, Villebro N, Pedersen T, Tønnesen H. Effect of preoperative smoking intervention on post-operative complications: a randomised clinical trial. Lancet. 2002;359(9301):114-117.

[24] Gaine WJ, Ramamohan NA, Hussein NA, Hullin MG, McCreath SW. Wound infection in hip and knee arthroplasty. J Bone Joint Surg (Br). 2000;82(4):561-565.

[25] Peersman G, Laskin R, Davis J, Peterson M. Infection in total knee replacement: a retrospective review of 6489 total knee replacements. Clin Orthop Relat Res. 2001;392:15.

[26] Zhan C, Kaczmarek R, Loyo-Berrios N, Sangl J, Bright RA. Incidence and short-term outcomes of primary and revision hip replacement in the United States. J Bone Joint Surg Am. 2007;89(3):526-533.

[27] Peel TN, Dowsey MM, Daffy JR, Stanley PA, Choong PFM, Buising KL. Risk factors for prosthetic hip and knee infections according to arthroplasty site. J Hosp Infect. 2011;79(2):129-133.

[28] Murray RP, Bourne MH, Fitzgerald RH. Metachronous infections in patients who have had more than one total joint arthroplasty. J Bone Joint Surg. 1991;73(10):1469-1474.

[29] Bedair H, Goyal N, Dietz MJ, Urish K, Hansen V, Manrique J, et al. A history of treated periprosthetic joint infection increases the risk of subsequent different site infection. Clin Orthop Relat Res. 2015;473(7):2300-2304.

[30] Salvati EA, Della Valle AG, Masri BA. The infected total hip arthroplasty. Instr Course Lect. 2003;52:223-245.

[31] Katz JN, Losina E, Harris WH, Baron JA. Association between hospital and surgeon procedure volume and outcomes of total hip replacement in the United States Medicare population. J Bone Joint Surg Am. 2001;83-A(11):1622-1629.

[32] Classen DC, Evans RS, Pestotnik SL, et al. The timing of prophylactic administration of antibiotics and the risk of surgical-wound infection. N Engl J Med. 1992;326:281-286.

[33] Steinberg JP, Braun BI, Hellinger WC, et al. Timing of antimicrobial prophylaxis and the risk of surgical site infections: results from the trial to reduce antimicrobial prophylaxis errors. Ann Surg. 2009;250:10-16.

[34] Tang WM, Chiu KY, Ng TP, et al. Efficacy of a single dose of cefazolin as a prophylactic antibiotic in primary arthroplasty. J Arthroplast. 2003;18:714-718.

[35] Mauerhan DR, Nelson CL, Smith DL, et al. Prophylaxis against infection in total joint arthroplasty: one day of cefuroxime compared with three days of cefazolin. J Bone Joint Surg Am. 1994;76:39-45.

[36] Hill C, Flamant R, Mazas F, Evrard J. Prophylactic cefazolin versus placebo in total hip replacement: report

of a multicentre double-blind randomised trial. Lancet. 1981;1:795-796.

[37] Rao N, Cannella B, Crossett LS, et al. A preoperative decolonization protocol for staphylococcu aureus prevents orthopaedic infections. Clin Orthop Relat Res. 2008;466:1343-1348.

[38] Schwechter EM, Folk D, Hirsh DM, et al. Optimal irrigation and debridement of infected joint implants: an in vitro methicillin-resistant Staphylococcus aureus biofilm model. suppl):109-113.

[39] Brown NM, Cipriano CA, Moric M, et al. Dilute betadine lavage before closure for the prevention of acute postoperative deep periprosthetic joint infection. J Arthroplast. 2012;27:27-30.

[40] Charnley J, Eftekhar N. Postoperative infection in total prosthetic replacement arthroplasty of the hip- joint: with special reference to the bacterial content of the air of the operating room. Br J Surg. 1969;56:641-649.

[41] Nelson JP, Glassburn Jr AR, Talbott RD, McElhinney JP. Clean room operating rooms. Clin Orthop Relat Res. 1973;96:179-187.

[42] Marotte JH, Lord GA, Blanchard JP, et al. Infection rate in total hip arthroplasty as a function of air cleanliness and antibiotic prophylaxis: 10-year experience with 2, 384 cement-less Lord madreporic prostheses. J Arthroplast. 1987;2:77-82.

[43] Athanassious C, Samad A, Avery A, Cohen J, Chalnick D. Evaluation of fever in the immediate postoperative period in patients who underwent total joint arthroplasty. J Arthroplast. 2011;26(8):1404-1408.

[44] Bindelglass DF, Pellegrino J. The role of blood cultures in the acute evaluation of postoperative fever in arthroplasty patients. J Arthroplast. 2007;22(5):701-702.

[45] Shaw JA, Chung R. Febrile response after knee and hip arthroplasty. Clin Orthop Relat Res. 1999;367:181-189.

[46] Eveillard M, Mertl P, Canarelli B, Lavenne J, Fave MH, Eb F, et al. Risk of deep infection in firstintention total hip replacement. Evaluation concerning a continuous series of 790 cases. Presse Med. 2001;30(38):1868-1875.

[47] Patel VP, Walsh M, Sehgal B, Preston C, DeWal H, Di Cesare PE. Factors associated with prolonged wound drainage after primary total hip and knee arthroplasty. J Bone Joint Surg. 2007;89(1):33-38.

[48] Tetreault MW, Wetters NG, Aggarwal VK, Moric M, Segreti J, Huddleston III JI, et al. Should draining wounds and sinuses associated with hip and knee arthroplasties Be cultured? J Arthroplast. 2013;28(8):133-136.

[49] Cuñé J, Soriano A, Martínez JC, García S, Mensa J. A superficial swab culture is useful for microbiologic diagnosis in acute prosthetic joint infections. Clin Orthop Relat Res. 2009;467(2):531-535.

[50] White LM, Kim JK, Mehta M, et al. Complications of total hip arthroplasty: MR imaging-initial experience. Radiology. 2000;215:254-262.

[51] Potter HG, Nestor BJ, Sofka CM, et al. Magnetic resonance imaging after total hip arthroplasty: evaluation of periprosthetic soft tissue. J Bone Joint Surg Am. 2004;86-A:1947-1954.

[52] Reing CM, Richin PF, Kenmore PI. Differential bonescanning in the evaluation of a painful total joint replacement. J Bone Joint Surg Am. 1979;61-A:933-936.

[53] Scher DM, Pak K, Lonner JH, et al. The predictive value of indium-111 leukocyte scans in the diagnosis of infected total hip, knee, or resection arthroplasties. J

Arthroplast. 2000;15:295-300.

[54] Glithero P, Grigoris P, Harding LK, Hesslewood SR, DJ MM. White cell scans and infected joint replacements: failure to detect chronic infection. J Bone Joint Surg (Br). 1993;75-B:371-374.

[55] Larikka MJ, Ahonen AK, Junila JA, et al. Extended combined 99mTc-white blood cell and bone imaging improves the diagnostic accuracy in the detection of hip replacement infections. Eur J Nucl Med. 2001;28:288-293.

[56] 56. Bilgen O, Atici T, Durak K, et al. C-reactive protein values and erythrocyte sedimentation rates after total hip and total knee arthroplasty. J Int Med Res. 2001;29:7-12.

[57] Larsson S, Thelander U, Friberg S. C-reactive protein (CRP) levels after elective orthopedic surgery. Clin Orthop Relat Res. 1992;275:237-242.

[58] Bedair H, Ting N, Jacovides C, et al. The mark coventry award: diagnosis of early postoperative TKA infection using synovial fluid analysis. Clin Orthop Relat Res. 2011;469:34-40.

[59] Ghanem E, Houssock C, Pulido L, Han S, Jaberi FM, Parvizi J. Determining "true" leukocytosis in bloody joint aspira on. J Arthroplast. 2008;23(2):182-187.

[60] Zmistowski B, Della Valle C, Bauer TW, et al. Diagnosis of periprosthetic joint infection. J Arthroplast. 2014;29(2 Suppl):77-83.

[61] Wyles CC, Larson DR, Houdek MT, Sierra RJ, Trousdale RT. Utility of synovial fluid aspirations in failed metal-on-metal total hip arthroplasty. J Arthroplast. 2013;28(5):818-823.

[62] Aggarwal VK, Tischler E, Ghanem E, Parvizi J. Leukocyte esterase from synovial fluid aspirate: a technical note. J Arthroplast. 2013;28(1):193-195.

[63] Deirmengian C, Kardos K, Kilmar NP, et al. The alpha-defensin test for periprosthetic joint infection outperforms the leukocyte esterase test strip. Clin Orthop Relat Res. 2015;473(1):198-203.

[64] Schäfer P, Fink B, Sandow D, Margull A, Berger I. From-melt L. Prolonged bacterial culture to identify late periprosthetic the c joint infection: a promising strategy. Clin Infect Dis. 2008;47(11):1403-1409.

[65] Larsen LH, Lange J, Xu Y, Schønheyder HC. Optimizing culture methods for diagnosis of prosthetic joint infections: a summary of modifications and improvements reported since 1995. J Med Microbiol. 2012;61(Pt 3):309-316.

[66] Berbari EF, Marculescu C, Hanssen AD, et al. Culture negative prosthetic joint infection. CID. 2007;45:1113-1119.

[67] Spangehl MJ, Masri BA, O'Connell JX, et al. Prospective analysis of preoperative and intraoperative investigations for the diagnosis of infection at the sites of two hundred and two revision total hip arthroplasties. J Bone Joint Surg Am. 1999;81:672-683.

[68] Tsukayama DT, Estrada R, Gustilo RB. Infection after total hip arthroplasty: a study of the treatment of one hundred and six infections. J Bone Joint Surg Am. 1996;78:512-523.

[69] Romano CL, Manzi G, Logoluso N, et al. Value of debridement and irrigation for the treatment of periprosthetic infection. A systematic review. Hip Int. 2012;22(suppl 8):S19.

[70] Gardner J, Gioe TJ, Tatman P. Can this prosthesis be saved?: implant salvage attempts in infected primary TKA. Clin Orthop Relat Res. 2011;469(4):970.

[71] Crockarell JR, Hanssen AD, Osmon DR, Morrey BF. Treatment of infection with debridement and retention of the components following hip arthroplasty. J Bone Joint Surg Am. 1998;80:1306-1313.

[72] Brandt CM, Sistrunk WW, Duffy MC, et al. Staphylococcus aureus prosthetic joint infection treated with debridement and prosthesis retention. Clin Infect Dis. 1997;24:914-919.

[73] Callaghan JJ, Katz RP, Johnston RC. One-stage revision surgery of the infected hip. A minimum of 10 years followup study. Clin Orthop Relat Res. 1999;369:139-143.

[74] Hansen E, Tetreault BS, Haddad FS, et al. Outcome of one-stage cementless exchange for acute postoperative periprosthetic hip infection. Clin Orthop Relat Res. 2013;471(10):3214-3222.

[75] Bedair H, Ting N, Bozic KJ, et al. Treatment of early postoperative infections after THA: a decision analysis. Clin Orthop Relat Res. 2011;469:3477-3485.

[76] Springer BD, Lee GC, Osmon D, et al. Systemic safety of high-dose antibiotic-loaded cement spacers after resection of an infected total knee arthroplasty. Clin Orthop Relat Res. 2004;427:47-51. 77. Cui Q, Mihalko W, Saleh K, et al.

[77] Antibioticimpregnated cement spacers for the treatment of infection associated with total hip or knee arthroplasty. J Bone Joint Surg Am. 2007;89:871-882.

[78] Hanssen AD, Spangehl MJ. Practical application of antibiotic-loaded bone cement for treatment of infected joint replacement. Clin Orthop Relat Res. 2004;427:79-85.

[79] Parvizi J, Saleh KJ, Mont MA. Efficacy of antibioticimpregnated cement in total hip replacement. Acta Orthop. 2008;79(3):335-341.

[80] Penner MJ, Masri BA, Duncan CP. Elution characteristics of vancomycin and tobramycin combined in acrylic bone-cement. J Arthroplast. 1996;11:939-944.

[81] Haddad FS, Muirhead-Allwood SK, Manktelow ARJ, et al. Two-stage uncemented revision hip arthroplasty for infection. J Bone Joint Surg (Br). 2000;82:689-694.

[82] Hanssen AD, Rand JA. Evaluation and treatment of infection at the site of a total hip or knee arthroplasty. Instr Course Lect. 1999;48:111-122.

[83] Shukla SK, Ward JP, Jacofsky MC, et al. Perioperative testing for persistent sepsis following resection arthroplasty of the hip for periprosthetic infection. J Arthroplast. 2010;25(suppl):87-91.

第六章　静脉血栓栓塞（VTE）

Jay R. Lieberman, Ram K. Alluri

病例

男性患者，75 岁，右侧髋关节骨性关节炎，因疼痛须行全髋关节置换。5 年前该患者行左侧全髋关节置换术，术后 4 d 发生肺栓塞。行抗凝治疗 3 个月，肺栓塞成功治愈，此后患者未出现相关症状。目前患者计划行右侧全髋关节置换术，如何制订术后抗凝治疗方案?

流行病学

静脉血栓栓塞（VTE）是指深静脉血栓形成（DVT）合并或不合并肺栓塞（PE），在导致死亡的各类心血管疾病中排第三位，每年约 60 万美国人罹患该病[1-3]。全髋关节置换术（THA）是最易并发术后 VTE 的术式，因此围手术期预防 VTE 已成为广泛共识[4-7]。常规的预防疗法已使 THA 后 VTE 的发生率降至 1% 以下[8, 9]。尽管我们在血栓的预防及危险因素的研究方面已取得显著进步，但 VTE 仍是 THA 后急诊再入院或死亡的常见病因[10-14]。

THA 后患者住院时间的减少，可能是导致出院后 VTE 占比升高的原因之一。目前，在所有 VTE 事件中，出院后发生的占比超过 50%[8]。诊断出 THA 后 VTE 并发症的平均时间是术后 17~22 d，而术后发生血栓的高风险期可达 6 周之久[15-17]。

并发血栓的危险因素

VTE 的病理进程始于围手术期，即源于魏特氏三联征（Wirchow's triad）：静脉瘀滞、血管内皮损伤、高凝状态。此三联征是 THA 术前、术中、术后发生 VTE 的危险因素产生的病理基础。

术前危险因素

所有拟行 THA 的患者都应在术前进行 VTE 并发症的风险评估。最常见的血栓风险级别评估方式是对患者既往病史的充分研究，有时辅以正规的血栓风险评估工具[18]。然而，目前血栓风险评估工具的有效性尚不明了，高达 50% 的 THA 后 VTE 的患者术前并未检出临床危险因素或凝血异常（**表 6.1**）[19-24]。

许多研究尝试找出导致 THA 后 VTE 的具体临床危险因素，然而，由于 VTE 的诊断及定义标准的差异（症状性 VTE 还是无症状的 VTE），导致这些找到的临床危险因素可重复性不高。获得人们高度认同的临床危险因素是体重指数（BMI）以及既往发生过 VTE 的病史。年龄 > 75 岁、癌症、心血管疾病、糖尿病、激素替代疗法、周围血管疾病、静脉曲张以及血小板功能异常都是 VTE 并发症的潜在危险因素[8, 18, 19, 25-29]。

术中危险因素

THA 的术中事件会对魏特氏三联征产生显著影响从而增加术后 VTE 并发症的风险。在 THA 过程中，静脉容积及血流会减少，导致静脉瘀滞，为更

表 6.1 引起全髋关节置换术后发生静脉栓塞并发症的术前高危因素

临床危险因素	血液系统异常
早前的静脉血栓栓塞病史	抗凝血酶 III 缺乏
高龄	纤溶酶原功能异常
肥胖	蛋白 C 或蛋白 S 缺乏
创伤（骨盆、髋部、股骨、胫骨骨折）	骨髓增殖异常
长期制动	肝素诱导的血小板缺乏
冠心病	V 因子莱顿突变
充血性心力衰竭	抗磷脂抗体综合征及狼疮抗凝物
心肌梗死或休克	
高血压	
恶性肿瘤	
ASA 评分 ≥ 3	
口服避孕药或激素替代治疗	
静脉曲张	

Anderson FA Jr., Spencer FA. Risk factors for venous thromboembolism. Circulation. 2003;107:19–16.
Beksac B, Gonzalez Della Valle A, Salvati EA. Thromboembolic disease after total hip arthroplasty: who is at risk? Clin Orthop Relat Res. 2006;453:211–224

好地暴露术野而扭曲的下肢体位又进一步加重这种静脉瘀滞[30-32]。血管内皮可能在髋关节脱位及假体植入的过程中受损，也可能因骨水泥的发热反应而出现热损伤[33, 34]。最后，在软组织切开及股骨髓腔准备、股骨假体植入的过程中会释放数种促凝因子，从而显著增加高凝状态[35]。

一些研究旨在鉴定导致术后静脉血栓栓塞的术中可变更的危险因素，麻醉的种类和持续时间受到了重点关注。神经阻滞麻醉相比全麻具有更低的术后 VTE 风险，因为交感神经的阻滞会引起血管扩张，从而增加下肢血流，理论上可减轻静脉瘀滞的状态。然而，VTE 并发症是否真的因选择神经阻滞麻醉而减少还未最终定论，近期的系统性回顾显示其并未因此获益[26, 36-39]。麻醉持续时间也可能对术后 VTE 有所影响[40, 41]。

术后危险因素

目前，THA 后早期活动和减少住院时间被证实可有效减少术后 VTE 的风险[13, 42]。

预防

由专业组织制定的 THA 后 VTE 预防建议及临床操作指南已公布超过 25 年。外科护理提升计划（SCIP）以及医疗卫生组织关节评审委员会（JCAHO）规定 THA 后患者必须进行预防血栓的治疗，但并未建议特定的血栓预防方案。美国胸科医师学会（ACCP）和美国骨科医师协会（AAOS）公布的预防指南被广泛参照[18]。

ACCP 最早的 VTE 预防指南制定于 1986 年，之后历经多次更新，最新的版本制定于 2012 年[43]。曾有一段时间，骨科医生群体十分关注这些指南，因为当时医生们热衷于研究血栓预防方案的效能而甚少关注其安全性[44]。2012 年发布的最新一版指南显示 ACCP 已经收到了骨科医生群体的反馈。ACCP 推荐进行不同的预防方式，包括口服阿司匹林以及气压治疗，这些方法尽管不完善但相比完全不预防要好得多。ACCP 的指南中没有对 THA 和全膝关节置换的抗凝方案加以区分。

作为对 ACCP 所制定指南的回应，AAOS 在 2007 年发布了该学会的第一版 VTE 预防指南，并在 2011 年发布了第二版[26]。在该指南中，AAOS 的专家组没有推荐特定的预防药物及维持时间。

目前，有较多的药物或非药物的 THA 后 VTE 预防方案可供骨科医师选择，选择何种方案应在效率与安全之间衡量兼顾。理想的方案应是高度个体化的，能考虑到不同个体的 VTE 发生风险、术后出血以及由抗凝引起的并发症。抗凝的风险、获益以及常用的 VTE 预防方式的循证学依据（表 6.2）将在接下来的章节中阐述。

药物预防

对生理性凝血级联反应的深入学习有助于理解

表 6.2　THA 术后依诺肝素与其他新型抗凝药物的临床对照试验结果汇总

研究	用量	深静脉血栓[a]	肺栓塞	大出血并发症
Colwell 等[45]				
依诺肝素	30 mgBID	3.2%	1.0%	1.2[b]%
华法林	INR2-3	3.1%	0.8%	0.5[b]%
RecordI[46]				
依诺肝素	40 mg/d	3.4%[b]	<0.1%	<0.1%
利伐沙班	10 mg/d	0.8%[b]	0.3%	0.3%
RecordII[47]				
依诺肝素	40 mg/d	8.2%[b]	0.5%	<0.1%
利伐沙班	10 mg/d	1.6%[b]	0.1%	<0.1%
AdvanceIII[48]				
依诺肝素	40 mg/d	3.6%[b]	0.2%	0.7%
阿哌沙班	2.5 mgBID	1.1%[b]	0.1%	0.8%
Re-novate[49]				
依诺肝素	40 mg/d	6.3%	0.3%	1.6%
达比加群	220 mg/d	4.6%	0.4%	2.0%
达比加群	150 mg/d	7.2%	<0.1%	1.3%
Re-novateII[50]				
依诺肝素	40 mg/d	8.6%	0.2%	0.9%
达比加群	220 mg/d	7.6%	<0.1%	1.4%
Ephesus[51]				
依诺肝素	40 mg/d	9.0%[b]	0.2%	2.6%
磺达肝癸钠	2.5 mg/d	4.0%[b]	0.2%	4.1%
Pentathlon[52]				
依诺肝素	30 mgBID	8.2%[b]	0.1%	1.0%
磺达肝癸钠	2.5 mg/d	5.6%[b]	0.4%	1.8%

a. 包括症状性及无症状的 DVT
b. 具有显著性差异
[获得作者允许并加以修改：LiebermanJR,PensakMJ.Preventionofvenousthromboembolicdiseaseaftertotalhipandkneearthroplasty.JBoneJointSurg.2013;95(19):1801－1811]

下列 6 种 VTE 预防药物如何发挥其抗血栓的作用，它们是：维生素 K 拮抗剂，低分子肝素（LMWH），Xa 因子抑制剂，抗血小板药物，戊多糖以及直接凝血酶抑制剂（图 6.1）。

1. 维生素 K 拮抗剂

基于其长期的应用历史，华法林至今仍是我们预防术后 VTE 的常用药物之一[53]。它的作用机制是阻止凝血因子 Ⅱ、Ⅷ、Ⅸ、Ⅹ 以及辅酶因子 C 和辅酶因子 S 的谷氨酸发生羧化。可通过调整口服剂量使患者的凝血功能国际标准化比值（INR）达到目标值。ACCP 推荐 INR 控制在 2~3，AAOS 则是 2 或稍小于 2[26, 43]。有一些随机试验对华法林和 LMWH 进行对比，发现使用华法林的患者发生 VTE 的概率更

高。然而，症状性 VTE 的发生占比二者相当，华法林组患者的出血并发症占比较低[45, 54, 55]。华法林的主要优势在于其可通过口服给药，且抗凝力度能够调节，然而，必须频繁检测 INR 以及该药物易与其他药物甚至食物发生相互作用这两点制约了它的使用。

2. 低分子肝素

LMWH 通过与抗凝血酶Ⅲ（AT Ⅲ）结合，从而加速凝血酶及 Xa 因子的失活。LMWH 通过皮下注射给药，且不需监测。目前，在全球范围内 LMWH 是最广泛使用的抗凝药物[53]。其抗凝效力被大量随机试验所证实，包括前文提及的与华法林的对照实验。另有一些研究对 LMWH 和其他新型抗凝药物进行比

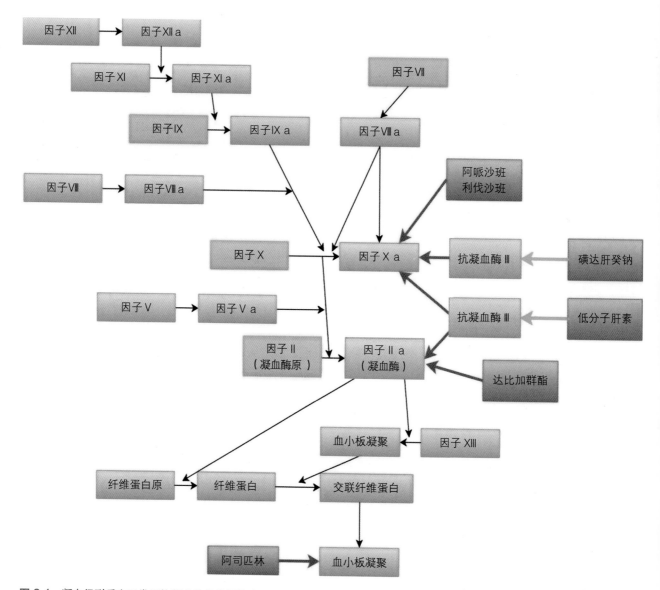

图 6.1 凝血级联反应及常用抗凝药物的作用位点。红色箭头 = 失活，绿色箭头 = 激活，橙色方块 = 维生素 K 依赖性的因子，对华法林敏感

[获得作者允许加以修改：LeungKH,ChiuKY,FanCH,NgFY,ChanPK.Reviewarticle:venousthromboembolismaftertotaljointreplacement.JOrthopSurg.2013;21(3):351 - 360]

较，我们将在该章节的后半部分加以探讨。LMWH 的常用剂量为 40 mg，1 次 /d（欧洲方案）或 30 mg，2 次 /d（北美方案）。LMWH 的缺陷包括：皮下注射的给药方式令出院后患者的依从性较差；对比华法林或阿司匹林其费用较高；外科医生担心其增加术后出血的风险。

3. 直接 Xa 因子抑制剂

Xa 因子可催化凝血酶原向凝血酶的转化，而 Xa 因子抑制剂直接并可逆性地抑制 Xa 因子。美国目

前有 2 种 Xa 因子抑制剂可用于预防 THA 术后 VTE：阿哌沙班和利伐沙班。伊度沙班作为第 3 种 Xa 因子抑制剂目前在日本批准上市并被大部分日本骨科医生用于 VTE 的预防，然而其在美国的应用尚需等待Ⅲ期试验的结果。ACCP 推荐骨科大手术后的患者使用阿哌沙班 / 利伐沙班（循证等级 1B）。

阿哌沙班口服给药 2.5 mg，2 次 /d，利伐沙班口服给药 10 mg，1 次 /d。在预防 THA 后 VTE 方面，二者与 LMWH 对照的随机试验显示其具有更优的抗

凝效力且未增加术后出血的风险[46-48]。使用该类Xa因子抑制剂的主要问题是术后出血的风险，一些骨科医生自行将其首次使用时间改为术后18~24 h（说明书建议术后12 h），以期降低出血风险。

4. 抗血小板药物

阿司匹林能够不可逆地阻止血小板中血栓素A2的环氧酶的形成，从而抑制血小板的功能。近10年来，对阿司匹林在术后VTE的预防中发挥的作用的研究越来越受到关注，表现在ACCP的指南中阿司匹林的地位显著改变[34, 44]。在第八版的ACCP指南中，反对阿司匹林作为血栓预防药物的循证等级是1A[56]。而最近的第九版指南中，对比不使用抗凝药物，多数骨科医生推荐阿司匹林作为VTE的预防药物，且循证等级达到1B[43]。SCIP指南因此更新，将阿司匹林列为THA后可接受的VTE预防药物。

上述指南的更改很大程度上源于肺栓塞预防学会（PEP）的试验结果，该试验观察了髋部骨折的患者以及因髋部骨折行关节置换的患者的VTE发生率，结果显示阿司匹林与安慰剂的疗效存在显著差异，且未增加出血并发症[57]。遗憾的是，对于择期THA的患者使用阿司匹林抗凝的疗效，无法从该试验的结果中得到可信的评估。在减少THA术后患者VTE并发症的疗效方面，阿司匹林是否与其他抗凝药具备相同的疗效仍存在争议，PEP的非随机试验结果提示存在差异[7]。Jameson等根据英格兰－威尔士髋关节置换登记系统所统计的报告[58]指出：LMWH与阿司匹林的总体疗效相当，出血并发症的发生率也相当。选择何种抗凝药物应在效率与安全之间衡量兼顾。阿司匹林抗凝功效似乎不及其他种类的化学性抗凝药物，但其主要优势在于：口服给药，较高的患者依从率，以及被认为具有较低的出血风险[57, 59-61]。阿司匹林用于预防VTE的最佳给药剂量尚未有定论，最常用的方案是325 mg，2次/d，持续6周。

5. 戊多糖

磺达肝癸钠是一种人工合成的戊多糖，可改变AT Ⅲ的构象，增加其与Xa因子的结合，从而令Xa因子失活。磺达肝癸钠通过皮下注射给药，其总体疗效与LMWH相当[51, 52]。体重 > 50kg肾功能正常的患者用量为2.5 mg/d。对比LMWH，磺达肝癸钠具有潜在的优势，缘于其较少引起肝素诱导性血小板减少症（HIT），并可用于已诊断HIT的患者[62]。然而，制约磺达肝癸钠使用的最大问题仍是术后出血并发症[63]。

6. 直接凝血酶抑制剂

达比加群酯可口服吸收，直接与凝血酶的活性催化部位相结合形成可逆性的抑制。达比加群酯早前仅被批准用于预防中风或房颤，2014年美国食品药品监督管理局（FDA）批准其用于DVT和PE的辅助预防。ACCP推荐其用于骨科大手术的患者（循证等级1B）。达比加群酯的常用剂量是每日150 mg或220 mg，这两种剂量在预防THA后VTE并发症方面与低分子肝素疗效相当且不会增加术后出血并发症的发生概率[49, 64]。

非药物预防

1. 物理预防

近来，使用气压装置预防THA后VTE受到更多的关注，移动式气压装置的发展改良使得患者出院后仍可使用该装置[44]。气压装置的使用基于以下的生理学原理：挤压下肢的静脉系统可以减少静脉瘀滞、增加局部血流以及增进局部而非全身的纤维蛋白溶解[50, 65]。这些装置预防VTE的疗效自20世纪80年代就开始受到评估，然而当时研究的质量令结论的可信度受限。早前的研究显示气压装置对预防THA后静脉血栓形成的疗效不如华法林[66-68]。更多近期的研究对比LMWH与足部气压泵或移动式气压装置提示二者疗效相当，然而这些研究也存在不足[69, 70]。

上述不足导致ACCP推荐（循证等级1C）当医生将移动式气压装置作为单独的预防THA后VTE的措施时，每日的使用时间至少要达到18 h[43, 71]。这一类机械气压装置优点明显，不会增加术后出血的风险，然而一旦患者出院，则难以持续使用，考虑到目前住院天数减少的趋势，该方法可能导致预防力度不足。便携式机械气压装置的改良有望解决这一问题，最近公布的一项研究给出了令人乐观的结果[71]。不过，这类装置的费用以及出院后患者继续使用的依从性问题仍制约了它们的使用。

术后下地行走同样可以减少静脉瘀滞，增加局部血流。一些研究证实术后早期下地行走可显著减少术后 VTE 并发症[13]。考虑到术后早期下地行走的有效性、花费少以及低风险，AAOS 给予其一致的推荐[26]。

2. 下腔静脉（IVC）滤网

接受 THA 的患者存在 PE 和大出血的双层风险，对于存在化学抗凝禁忌的患者或尽管使用了化学抗凝仍反复发生肺栓塞（PE）的患者应考虑植入下腔静脉（IVC）滤网[72]。滤网一旦植入，可阻挡下肢静脉系统的栓子流经下腔静脉进入肺循环。然而，没有随机试验对 IVC 滤网作为主要预防措施的效能进行评估。因此，针对同时存在肺栓塞及出血风险的患者，即使不采取任何血栓预防措施，ACCP 也不推荐（循证等级 2C）IVC 滤网作为主要预防措施[43]。对于这类患者是否应用 IVC 滤网，AAOS 给出了一个不确定的答复[26]。主要的顾虑是 IVC 滤网可能不会减少有症状的 PE 的发生率，而且如果 IVC 滤网长期放置，可能会诱发其他慢性疾病[73, 74]。

血栓预防的维持时间

关于 THA 后 VTE 预防的具体维持时间尚无定论，但存在共识的是预防措施应在术后当天开始并维持至少 10~14 d[16]。但是，延长 VTE 预防的维持时间至 35d 可能显著减少 VTE 并发症[75-79]。目前，ACCP 给予预防 10~14d 的是循证等级 1B 级的推荐，预防 35d 的是循证等级 2B 级的推荐，而 AAOS 并未给出明确的持续时间的建议[26, 43]。理想的术后 VTE 预防维持时间应该是高度个体化的，大多数外科医生会根据围手术期 VTE 发生的危险因素来决定预防措施的维持时间[18, 34]。

VTE 预防的小结

针对 THA 患者的围手术期管理，选择一个理想的术后 VTE 预防方案至关重要。随着 THA 的手术例数逐年增加，尤其是具有 VTE 高风险的患者也在增加，我们必须制订出理想的患者个体化的 VTE 预防方案，既能减少 VTE 的发生，又不会增加术后出血的风险。我们应深入研究风险等级分层的方法，以期能够明确指导抗凝的合适强度及持续时间，又不会增加化学预防的并发症。一个理想的预防方案应该既能满足预防症状性 VTE 的要求，又能减少出血或其他伤口并发症的发生。

诊断

DVT 和 PE 的临床诊断十分困难，因为每个个体的表现和症状都不那么特异和敏感，因此临床上 THA 后 VTE 并发症的疑似表现很多[4, 80]。下肢肿胀（85%）、局部的肢体疼痛（78%）、Homan 征阳性（56%）、表皮红肿（24%）以及发热（5%）都可能是 DVT 的表现[81-83]。遗憾的是，这些临床表现的特异性很低，只有不足 1/3 的 DVT 确诊患者表现出一个或多个这些体征的组合[4]。

对于 PE 的临床诊断同样充满挑战，因为体征缺乏特异性，且往往患者的症状也不典型。理论上，PE 的患者会出现呼吸困难（60%）和胸肋膜疼痛（80%），然而，只有 40% 的 PE 确诊患者表现出一个或多个这些症状的组合[14, 84]。PE 的其他临床表现包括发热（50%）、心动过速（43%）、颈静脉扩张（30%）、缺氧（18%）以及低血压（10%）[84, 85]。大面积 PE 可表现为晕厥甚至猝死。因为缺少特异性判断 PE 的临床指标，人们设立了几个实验室检查和预测模型。D- 二聚体水平也许是一个有用的预测参数，对于那些没有 PE 临床症状的患者尤其如此，然而术后短期内患者的 D- 二聚体水平都会显著升高，使得 THA 后短期内该检查的可信度大大降低[86]。Wells 评分作为一种常用的预测模型，用于骨科患者的术前预测[87]。

由于 DVT 和 PE 都缺乏特异性的临床表现，二者的诊断有赖于高度的临床疑似表现及进一步的影像学证据。静脉造影一直被认为是诊断 DVT 的"金标准"，但其费用较高，是有创检查还必须注射造影剂[14]。目前，超声检查已经很大程度上替代了静脉造影，它能够以无创的方式接近 100% 地检测出有症状的近心端 DVT[88]。然而，超声检查毕竟依赖于检查者的技术水平，且该检查的标准难以在各个医疗机构之间统一。目前，AAOS 和 ACCP 的指南都强烈不建议术后用超声常规筛查[26, 43]。

PE 的诊断同样有赖于进一步的影像学检查。医生应该对所有疑似 PE 的患者进行心电图（EKG）、胸片检查，最好加上动脉血气分析。尽管这些初步检查不足以确诊 PE，但它们可以对具有相似症状的其他心肺疾病加以鉴别，从而指导正确的治疗方向[14]。肺血管造影长久以来作为 PE 的确诊手段，但它是有创的，而且价格不菲。因此，人们开发出了肺通气灌注（VQ）扫描以及计算机体层扫描肺血管造影（CTPA）[59]。CTPA 以一种快捷的方式既提供了血栓的直接影像，同时又可显示其他潜在的肺部疾患，但其费用高昂，且一次检查患者承受的射线暴露相当于照 100~400 次 X 线片[59]。VQ 扫描射线暴露较少且价格较低，但对于中度或轻度的栓塞，不同检查者的诊断一致性低于 70%[89]。对比这两种检查方法，CTPA 比 VQ 扫描具有更高的诊断价值，在排除 PE 方面，二者的准确程度相当[90]。

CTPA 已经逐渐变为检测 PE 的主要影像学方法，其高度的诊断敏感性使得更多的 PE 得以确诊，而相应的病死率却没有升高[91]。增加的确诊案例基本都是由脂肪栓子或者股骨髓腔准备时发生的小段或亚段肺动脉的栓塞致病的[91]。有人认为这些微小的栓塞没有临床意义，这些患者可能因此接受了不必要的抗凝治疗。

临床上必须根据 THA 后患者的围手术期危险因素对 VTE 并发症做出个体化的判断，这样的判断能够引导我们合理地安排诊查顺序以确诊或排除 DVT 或 PE。

治疗

治疗 THA 后下肢 DVT 的目的是防止血栓增加，预防 PE，恢复静脉流通以及降低血栓后遗症（PTS）的风险。PTS 可表现为疼痛和一系列功能障碍，包括下肢肿胀、皮炎 / 蜂窝织炎，4%~29% 严重的 DVT 患者还会出现局部溃疡[92, 93]。

下肢 DVT 和 PE 之间的因果关系仍存在争议，至今未能明确。一些医生认为 DVT 和 PE 是两个独立的临床进程，当研究已确诊下肢 DVT 的患者时，一些学者发现它与 PE 的发生存在明显相关性，有学者又证实二者又没有明显相关[94-98]。目前，AAOS 的指南声明，缺乏证据证实 THA 患者发生 DVT 和 PE 之间有明显关联，而 ACCP 的指南主张二者存在相关性[26, 43]。下肢 DVT 和 PE 形成之间的因果关系不明朗，使得小腿静脉血栓的治疗也存在争议。

PE 的治疗重在减少发病和防止死亡。未经治疗的急慢性 PE 会并发以下症状：肺血管阻力增高，气道阻力增高，慢性栓塞性肺动脉高压以及死亡[94, 99]。尽管长期以来人们将未经治疗的 PE 和死亡联系在一起，但更为敏感的检查方法出现后，PE 的确诊较前高出 1 倍以上，而相应的死亡率并未增加[91, 100, 101]。这使人们相信，PE 是分层级的，从巨大的中央型栓塞到细小的亚段栓塞[94]。迄今为止，这些细小的无症状的栓塞的临床意义仍不明了，THA 患者有可能接受了过度的治疗[59, 91]。

当 THA 后患者被确诊为 PE 或 DVT 后，治疗方案必须是高度个体化的，且应该考虑 DVT 的发生位置，PE 引起的通气障碍的程度，以及出现复发性 VTE 的风险。一旦发生 THA 后 VTE 并发症，许多医疗机构会遵从 ACCP 推荐的抗栓治疗。目前，ACCP 强烈推荐（循证等级 1B）对初次发生近心端 DVT 或 THA 后的 PE 患者进行 3 个月的抗凝治疗[102]。对于 THA 后单发的远心端 DVT 患者，ACCP 不那么强烈地推荐（循证等级 2C）进行 3 个月的抗凝治疗[102]。对于有反复发生 DVT 的高危因素的患者或曾经发生过 PE 或 DVT 此次再发的患者，有必要考虑延长抗凝时间甚至终身抗凝治疗。有一些化学抗凝药物可用于抗凝治疗，ACCP 指南推荐术后早期抗凝采用 LMWH、磺达肝癸钠或者利伐沙班抗凝治疗，长期抗凝则使用华法林[102]，尽管还有其他药物（例如：达比加群、利伐沙班、阿哌沙班）正在用于长期抗凝。如果需要长期抗凝，本章节的作者推荐患者找他的内科主治医生选择合适的抗凝药物。

即使采用注射抗凝，ACCP 仍推荐至少连续使用

5 d 华法林，直到 INR 达到 2~3 超过 24 h。如果发生了 VTE，LMWH 的用量为 1 mg/kg，2 次 /d 或 1.5 mg/kg，1 次 /d。磺达肝癸钠根据体重用量不同：体重 < 50 kg 的患者，5 mg，1 次 /d；体重 50~100 kg 的患者，7.5 mg，1 次 /d；体重 > 100 kg 的患者，10 mg，1 次 /d。利伐沙班术后早期 15 mg，2 次 /d，或 20 mg 每日 1 次连用 21 d。考虑到出血的情况，本章作者会尽量避免采用给术后早期的患者用大剂量注射肝素的方案。

首次抗凝应尽早进行。外科医生必须将不抗凝引起的风险和抗凝本身的风险考虑进去，尤其是出血可能引起的伤口并发症和感染率增高[59]。治疗 PE 或血流动力学不稳定的患者时，医生还须考虑选择动脉溶栓还是手术切开取栓。动脉溶栓采用机械的方式使血栓破碎，往往联合药物溶栓一起进行。手术切开取栓往往适合于右心房血栓引起大面积 PE 的患者或需要同时行卵圆孔未闭修补术的 PE 患者。最后，对于那些已使用抗凝治疗仍发生 VTE 并发症的患者或存在抗凝禁忌证的患者，有必要考虑植入 IVC 滤网。

THA 术后 VTE 并发症的治疗仍然存在广泛争议。不治疗 VTE 可能引起死亡率增高，而对 VTE 并发症进行不必要的治疗也可能增加死亡率以及引起术后出血等并发症。所以我们需要深入研究，尤其是对 DVT 和 PE 之间的关系以及微小的无症状的 PE 是否存在临床价值的问题。

病例治疗

由于患者有早前 THA 后发生 PE 的病史，我们认为这次手术他发生 PE 的风险很高。尽管针对这个问题的处理没有循证学的数据指导，本章作者在术前给他制订了如下的预防方案：首先，这类患者会送去做整体心肺功能的评估，包括心脏负荷试验。其次，预约彩超检查，因为这类患者之前发生 PE 的时候有可能已经存在下肢血栓，这容易导致静脉系统的异常。一旦患者术后出现下肢肿胀，往往会进行彩超检查，这时候根据术前彩超就可以鉴别静脉系统的异常是陈旧还是新发的。有 PE 病史的患者再次诊断出血栓的话，很可能需要终身的强效抗凝，

这也可能会导致并发症甚至死亡。

具体到抗凝，本章作者推荐这类有 PE 病史的患者采用 6 周的华法林治疗，早期使用 LMWH 过渡。是否需要用 LMWH 过渡，应在与患者的内科主治医生或心血管科医生讨论后决定。患者应在手术当晚口服 10 mg 华法林，且在术后 24 h 接受首剂 30 mg 的 LMWH 注射。机械气压治疗也要进行。注射 LMWH 2 次 /d，每次 30 mg，直至 INR 达到并维持在 2.0 超过 2 d。服用华法林应达到的 INR 目标值也是 2.0。首剂华法林给药后，第 2 天的给药量应该由 INR 数值决定。因为同时使用两种抗凝药，必须考虑出血的风险，因此华法林的量要逐渐增加。

如果患者既往有 DVT 的病史，但没有肺栓塞，本章作者不会用 LMWH 过渡。但这种情况下华法林仍应连续使用 6 周，且 INR 目标值还是 2.0。

早期下地行走对这类患者至关重要，可能的话，应在术后当天下地走路。另外，最好让这类患者穿着长筒弹力袜以减少静脉瘀滞。

总结

骨科医生很关注 VTE 的预防，因为它可以导致患者死亡。预防的目标是防止症状性 DVT 和 PE 的发生。风险等级分层是解决过度抗凝导致出血和抗凝不足导致 VTE 的关键所在。合理地评估各种抗凝方法的效力，需要对症状性 PE 和 DVT 的各参数精确界定并进行高质量的多中心随机试验。THA 后患者体内引起血栓形成的关键的凝血因子，还需要进一步的研究。

参考文献

[1] Rathbun S. Cardiology patient pages. The surgeon General's call to action to prevent deep vein thrombosis and pulmonary embolism. Circulation. 2009;119(15):e480–482.

[2] Castellucci LA, Cameron C, Le Gal G, et al. Clinical and safety outcomes associated with treatment of acute venous thromboembolism: a systematic review and meta-analysis. JAMA. 2014;312(11):1122–1135.

[3] Kozak LJ, Hall MJ, Owings ME. National hospital discharge survey: 2000 annual summary with detailed diagnosis and procedure data. Vital Health Stat.

2002;153:1–194.

[4] Haake DA, Berkman SA. Venous thromboembolic disease after hip surgery: risk factors, prophylaxis, and diagnosis. Clin Orthop Relat Res. 1989;242:212–231.

[5] Coventry MB, Nolan DR, Beckenbaugh RD. "Delayed" prophylactic anticoagulation: a study of results and complications in 2,012 total hip arthroplasties. J Bone Joint Surg Am. 1973;55(7):1487–1492.

[6] Fender D, Harper WM, Thompson JR, Gregg PJ. Mortality and fatal pulmonary embolism after primary total hip replacement. Results from a regional hip register. J Bone Joint Surg (Br). 1997;79(6):896–899.

[7] Freedman KB, Brookenthal KR, Fitzgerald Jr RH, Williams S, Lonner JH. A meta-analysis of thromboembolic prophylaxis following elective total hip arthroplasty. J Bone Joint Surg Am. 2000;82(7):929–938.

[8] Kester BS, Merkow RP, Ju MH, et al. Effect of postdischarge venous thromboembolism on hospital quality comparisons following hip and knee arthroplasty. J Bone Joint Surg Am. 2014;96(17):1476–1484.

[9] Januel JM, Chen G, Ruffieux C, et al. Symptomatic in-hospital deep vein thrombosis and pulmonary embolism following hip and knee arthroplasty among patients. JAMA. 2012;307(3):294–303.

[10] Fisher WD. Impact of venous thromboembolism on clinical management and therapy after hip and knee arthroplasty. Can J Surg. 2011;54(5):344–351.

[11] Heit JA. The epidemiology of venous thromboembolism in the community. Arterioscler Thromb Vasc Biol. 2008;28(3):370–372.

[12] Xing KH, Morrison G, Lim W, Douketis J, Odueyungbo A, Crowther M. Has the incidence of deep vein thrombosis in patients undergoing total hip/knee arthroplasty changed over time? A systematic review of randomized controlled trials. Thromb Res. 2008;123(1):24–34.

[13] Samama CM, Ravaud P, Parent F, Barré J, Mertl P, Mismetti P. Epidemiology of venous thromboembolism after lower limb arthroplasty: the FOTO study. J Thromb Haemost. 2007;5(12):2360–2367.

[14] Della Valle CJ, Steiger DJ, Di Cesare PE. Thromboembolism after hip and knee arthroplasty: diagnosis and treatment. J Am Acad Orthop Surg. 1998;6(6):327–336.

[15] Warwick D, Rosencher N. The "critical thrombosis period" in major orthopedic surgery: when to start and when to stop prophylaxis. Clin Appl Thromb Hemost. 2010;16(4):394–405.

[16] Friedman RJ. Optimal duration of prophylaxis for venous thromboembolism following total hip arthroplasty and total knee arthroplasty. J Am Acad Orthop Surg. 2007;15(3):148–155.

[17] Warwick Friedman RJ, Agnelli G, et al. Insufficient duration of venous thromboembolism prophylaxis after total hip or knee replacement when compared with the time course of thromboembolic events: findings from the global orthopaedic registry. J Bone Joint Surg (Br). 2007;89(6):799–807.

[18] Anderson Jr FA, Huang W, Friedman RJ, Kwong LM, Lieberman JR, Pellegrini Jr VD. Prevention of venous thromboembolism after hip or knee arthroplasty: findings from a 2008 survey of US orthopedic surgeons. J Arthroplast. 2012;27(5):659–666.

[19] Beksac B, Gonzalez Della Valle A, Salvati EA. Thromboembolic disease after total hip arthroplasty: who is at risk? Clin Orthop Relat Res. 2006;453:211–224.

[20] Comp PC, Spiro TE, Friedman RJ, et al. Prolonged enoxaparin therapy to prevent venous thromboembolism after primary hip or knee replacement. Enoxaparin clinical trial group. J Bone Joint Surg Am. 2001;83(3):336–345.

[21] Mantilla CB, Horlocker TT, Schroeder DR, Berry DJ, Brown DL. Frequency of myocardial infarction, pulmonary embolism, deep venous thrombosis, and death following primary hip or knee arthroplasty. Anesthesiology. 2002;96(5):1140–1146.

[22] Mantilla CB, Horlocker TT, Schroeder DR, Berry DJ, Brown DL. Risk factors for clinically relevant pulmonary embolism and deep venous thrombosis in patients undergoing primary hip or knee arthroplasty. Anesthesiology. 2003;99(3):552–560.

[23] Fujita Y, Nakatsuka H, Namba Y, et al. The incidence of pulmonary embolism and deep vein thrombosis and their predictive risk factors after lower extremity arthroplasty: a retrospective analysis based on diagnosis using multidetector CT. J Anesth. 2015;29(2):235–241.

[24] Migita K, Bito S, Nakamura M, et al. Venous thromboembolism after total joint arthroplasty: results from a Japanese multicenter cohort study. Arthritis Res Ther. 2014;16(4):R154.

[25] White R, Sharmeen G, Newman JM, Trauner KB, Romano PS. Predictors of rehospitalization for symptomatic venous thromboembolism after total hip arthroplasty. N Engl J Med. 2000;343(24):1758–1764.

[26] AAOS Guidelines: Preventing venous thromboembolic disease in patients undergoing elective hip and knee arthroplasty. 2011. http://www.aaos.org/ research/guidelines/VTE/VTE_guideline.asp.

[27] Pedersen AB, Sorensen HT, Mehnert F, Overgaard S, Johnsen SP. Risk factors for venous thromboembolism in patients undergoing total hip replacement and receiving routine thromboprophylaxis. J Bone Joint Surg Am. 2010;92(12):2156–2164.

[28] major lower limb orthopedic surgery: analysis of a nationwide claim registry. Yonsei Med J. 2015;56(1):139–145.

[29] Markovic-Denic L, Zivkovic K, Lesic A, Bumbasirevic V, Dubljanin-Raspopovic E, Bumbasirevic M. Risk factors and distribution of symptomatic venous thromboembolism in total hip and knee replacements: prospective study. Int Orthop. 2012;36(6):1299–1305.

[30] Wahlander K, Larson G, Lindahl TL, et al. Factor V Leiden (G1691A) and prothrombin gene G20210A mutations as potential risk factors for venous thromboembolism after total hip or total knee replacement surgery. Thromb Haemost. 2008;87(4):580–585.

[31] Lowe GD, Haverkate F, Thompson SG, et al. Prediction of deep vein thrombosis after elective hip replacement surgery by preoperative clinical and haemostatic variables: the ECAT DVT study. European concerted action on thrombosis. Thromb Haemost. 1999;81(6):879–886.

[32] Binns M, Pho R. Femoral vein occlusion during hip arthroplasty. Clin Orthop Relat Res. 1990;255:168–172.

[33] Planès A, Vochelle N, Fagola M. Total hip replacement and deep vein thrombosis. A venographic and necropsy study. J Bone Joint Surg (Br). 1990;72(1):9–13.

[34] Lieberman JR, Hsu WK. Prevention of venous thromboembolic disease after total hip and knee

arthroplasty. J Bone Joint Surg Am. 2005;87(9):2097–2112.

[35] Sharrock NE, Go G, Harpel PC, Ranawat CS, Sculco TP, Salvati EA. The John Charnley Award: thrombogenesis during total hip arthroplasty. Clin Orthop Relat Res. 1995;319:16–27.

[36] Prins MH, Hirsh J. A comparison of general anesthesia and regional anesthesia as a risk factor for deep vein thrombosis following hip surgery: a critical review. Thromb Haemost. 1990;64(4):497–500.

[37] Davis FM, Laurenson VG, Gillespie WJ, Wells JE, Foate J, Newman E. Deep vein thrombosis after total hip replacement. A comparison between spinal and general anaesthesia. J Bone Joint Surg (Br). 1989;71(2):181–185.

[38] Mauermann WJ, Shilling AM, Zuo Z. A comparison of neuraxial block versus general anesthesia for elective total hip replacement: a meta-analysis. Anesth Analg. 2006;103(4):1018–1025.

[39] Macfarlane AJ, Prasad GA, Chan VW, Brull R. Does regional anaesthesia improve outcome after total hip arthroplasty? A systematic review. Br J Anaesth. 2009;103(3):335–345.

[40] Mehnert F, Sorensen HT, Emmeluth C, Overgaard S, Johnsen SP. The risk of venous thromboembolism, myocardial infarction, stroke, major bleeding and death in patients undergoing total hip and knee replacement: a 15-year retrospective cohort study of routine clinical practice. Bone Joint J. 2014;96-B(4):479–485.

[41] Leizorovicz A. Epidemiology of post-operative venous thromboembolism in Asian patients. Results of the SMART venography study. Haematologica. 2007;92(9):1194–2000.

[42] Glassou EN, Pedersen AB, Hansen TB. Risk of re-admission, reoperation, and mortality within 90 days of total hip and knee arthroplasty in fast-track departments in Denmark from 2005 to 2011. Acta Orthop. 2014;85(5):493–500.

[43] Falck-Ytter Y, Francis CW, Johanson NA. Prevention of VTE in orthopedic surgery patients: antithrombotic therapy and prevention of thrombosis, 9th ed: American College of chest physicians evidencebased clinical practice guidelines. Chest. 2012;141(2 Suppl):e278S–325S.

[44] Lieberman JR, Pensak MJ. Prevention of venous thromboembolic disease after total hip and knee arthroplasty. J Bone Joint Surg Am. 2013;95(19):1801–1811.

[45] Colwell Jr CW, Collis DK, Paulson R, et al. Comparison of enoxaparin and warfarin for the prevention of venous thromboembolic disease after total hip arthroplasty. Evaluation during hospitalization and three months after discharge. J Bone Joint Surg Am. 1999;81(7):932–940.

[46] Eriksson BI, Borris LC, Friedman RJ, et al. Rivaroxaban versus enoxaparin for thromboprophylaxis after hip arthroplasty. N Engl J Med. 2008;358(26):2765–2775.

[47] Kakkar AK, Brenner B, Dahl OE, et al. Extended duration rivaroxaban versus short-term enoxaparin for the prevention of venous thromboembolism after total hip arthroplasty: a double-blind, randomised controlled trial. Lancet. 2008;372(9632):31–39.

[48] Lassen MR, Gallus A, Raskob GE, Pineo G, Chen D, Ramirez LM. Apixaban versus enoxaparin for thromboprophylaxis after hip replacement. N Engl J Med. 2010;363(26):2487–2498.

[49] Eriksson BI, Dahl OE, Rosencher N, et al. Dabigatran etexilate versus enoxaparin for prevention of venous thromboembolism after total hip replacement: a randomised, double-blind, non-inferiority trial. Lancet. 2007;370(9591):949–956.

[50] Weitz J, Michelsen J, Gold K, Owen J, Carpenter D. Effects of intermittent pneumatic calf compression on postoperative thrombin and plasmin activity. Thromb Haemost. 1986;56(2):198–201.

[51] Lassen MR, Bauer KA, Eriksson BI, Turpie AG. Postoperative fondaparinux versus preoperative enoxaparin for prevention of venous thromboembolism in elective hip-replacement surgery: a randomised double-blind comparison. Lancet. 2002;359(9319):1715–1720.

[52] Turpie AG, Bauer KA, Eriksson BI, Lassen MR. Postoperative fondaparinux versus postoperative enoxaparin for prevention of venous thromboembolism after elective hip-replacement surgery: a randomised double-blind trial. Lancet. 2002;9319:1721–1726.

[53] Friedman RJ, Gallus AS, Cushner FD, Fitzgerald G, Anderson Jr FA. Physician compliance with guidelines for deep-vein thrombosis prevention in total hip and knee arthroplasty. Curr Med Res Opin. 2008;24(1):87–97.

[54] Hull R, Raskob G, Pineo G, et al. A comparison of subcutaneous low-molecular-weight heparin with warfarin sodium for prophylaxis against deep-vein thrombosis after hip or knee implantation. N Engl J Med. 1993;329(19):1370–1376.

[55] Hamulyak K, Lensing AW, van der Meer J, Smid WM, van Ooy A, Hoek JA. Subcutaneous lowmolecular weight heparin or oral anticoagulants for the prevention of deep-vein thrombosis in elective hip and knee replacement? Fraxiparine oral anticoagulant study group. Thromb Haemost. 1995;74(6):1428–1431.

[56] Geerts WH, Berggqvist D, Pineo GF, et al. Prevention of venous thromboembolism: American College of chest physicians evidence-based clinical practice guidelines (8th edition). Chest. 2008;133(6 Suppl):381S–453S.

[57] Pulmonary Embolism Prevention (PEP) trial Collaborative Group. Prevention of pulmonary embolism and deep vein thrombosis with low dose aspirin: pulmonary embolism prevention (PEP) trial. Lancet. 2000;355(9212):1295–1302.

[58] Jameson SS, Charman SC, Gregg PJ, Reed MR, van der Meulen JH. The effect of aspirin and low-molecular-weight heparin on venous thromboembolism after hip replacement: a non-randomised comparison from information in the National Joint Registry. J Bone Joint Surg (Br). 2011;93(11):1465–1470.

[59] Johanson NA, Lachiewicz PF, Lieberman JR, et al. Prevention of symptomatic pulmonary embolism in patients undergoing total hip or knee arthroplasty. J Am Acad Orthop Surg. 2009;17(3):183–196.

[60] Mostafavi Tabatabaee R, Rasouli MR, Maltenfort MG, Parvizi J. Cost-effective prophylaxis against venous thromboembolism after total joint arthroplasty: warfarin versus aspirin. J Arthroplast. 2015;30(2):159–164.

[61] Schousboe JT, Brown GA. Cost-effectiveness of low-molecular-weight heparin compared with aspirin for prophylaxis against venous thromboembolism after total joint arthroplasty. J Bone Joint Surg Am. 2013;95(14):1256–1264.

[62] Kuo KH, Kovacs MJ. Fondaparinux: a potential new therapy for HIT. Hematology. 2005;10(4):271–275.

[63] Bauer KA, Eriksson BI, Lassen MR, Turpie AG. Fondaparinux compared with enoxaparin for the

prevention of venous thromboembolism after elective major knee surgery. N Engl J Med. 2001;345(18):1305–1310.

[64] Eriksson BI, Dahl OE, Huo MH. Oral dabigatran versus enoxaparin for thromboprophylaxis after primary total hip arthroplasty (RE-NOVATE II*). A randomised, double-blind, non-inferiority trial. Thromb Haemost. 2011;105(4):721–729.

[65] Allenby F, Boardman L, Pflug JJ, Calnan JS. Effects of external pneumatic intermittent compression on fibrinolysis in man. Lancet. 1973;2(7843):1412–1414.

[66] Bailey JP, Kruger MP, Solano FX, Zajko AB, Rubash HE. Prospective randomized trial of sequential compression devices vs low-dose warfarin for deep venous thrombosis prophylaxis in total hip arthroplasty. J Arthroplast. 1991;6:S29–35.

[67] Paiement G, Wessinger SJ, Waltman AC, Harris WH. Low-dose warfarin versus external pneumatic compression for prophylaxis against venous thromboembolism following total hip replacement. J Arthroplast. 1987;2(1):23–26.

[68] Francis CW, Pellegrini Jr VD, Marder VJ, et al. Comparison of warfarin and external pneumatic compression in prevention of venous thrombosis after total hip replacement. JAMA. 1992;267(21):2911–2915.

[69] Warwick D, Harrison J, Glew D, Mitchelmore A, Peters TJ, Donovan J. Comparison of the use of a foot pump with the use of low-molecular-weight heparin for the prevention of deep-vein thrombosis after total hip replacement. A prospective, randomized trial. J Bone Joint Surg Am. 1998;80(8):1158–1166.

[70] Colwell Jr CW, Froimson MI, Mont MA, et al. Thrombosis prevention after total hip arthroplasty: a prospective, randomized trial comparing a mobile compression device with low-molecular-weight heparin. J Bone Joint Surg Am. 2010;92(3):527–535.

[71] Colwell CW, Froimson MI, Anseth SD, et al. A mobile compression device for thrombosis prevention in hip and knee arthroplasty. J Bone Joint Surg Am. 2014;96(3):177–183.

[72] Parvizi J, Azzam K, Rothman RH. Deep venous thrombosis prophylaxis for total joint arthroplasty: American Academy of orthopaedic surgeons guidelines. J Arthroplast. 2008;23(7 Suppl):2–5.

[73] White RH, Zhou H, Kim J, Romano PS. A populationbased study of the effectiveness of inferior vena cava filter use among patients with venous thromboembolism. Arch Intern Med. 2000;160(13):2033–2041.

[74] Decousus H, Leizorovicz A, Parent F, et al. A clinical trial of vena caval filters in the prevention of pulmonary embolism in patients with proximal deep-vein thrombosis. Prévention du Risque d'Embolie Pulmonaire par interruption cave study group. N Engl J Med. 1998;338(7):409–415.

[75] Lassen MR, Borris LC, Anderson BS. Efficacy and safety of prolonged thromboprophylaxis with a low molecular weight heparin (dalteparin) after total hip arthroplasty—the Danish prolonged prophylaxis (DaPP) study. Thromb Res. 1998;89(6):281–287.

[76] Planes A, Vochelle N, Darmon JY, Fagola M, Bellaud M, Huet Y. Risk of deep-venous thrombosis after hospital discharge in patients having undergone total hip replacement: double-blind randomised comparison of enoxaparin versus placebo. Lancet. 1996;348(9022):224–228.

[77] Dahl OE, Andreassen G, Aspelin T, et al. Prolonged thromboprophylaxis following hip replacement surgery—results of a double-blind, prospective, randomised, placebo-controlled study with dalteparin (Fragmin). Thromb Haemost. 1997;77(1):26–31.

[78] Eikelboom JW, Quinlan DJ, Douketis JD. Extendedduration prophylaxis against venous thromboembolism after total hip or knee replacement: a meta-analysis of the randomised trials. Lancet 2001;358(9275):9–15.

[79] White RH, Romano PS, Zhou HR, Rodrigo J, Bargar W. Incidence and time course of thromboembolic outcomes following total hip or knee arthroplasty. Arch Intern Med. 1998;158(14):1525–1531.

[80] Hull RD, Carter CJ, Jay RM, et al. The diagnosis of acute, recurrent, deep-vein thrombosis: a diagnostic challenge. Circulation. 1983;67(4):901–906.

[81] Baud JM, Matrand G, Georges JL, Beaufils P, Livarek B. Diagnostic value of clinical signs and clinical scoring for deep vein thrombosis after hip and knee arthroplasty. J Mal Vasc. 2011;36(6):386–394.

[82] Anand SS, Wells PS, Hunt D, Brill-Edwards P, Cook D, Ginsberg JS. Does this patient have deep vein thrombosis? JAMA. 1998;279(14):1094–1099.

[83] Barba R, Di Micco P, Blanco-Molina A, et al. Fever and deep venous thrombosis. Findings from the RIETE registry. J Thromb Thrombolysis.2011;32(3):288–292.

[84] Manganelli D, Palla A, Donnamaria V, Giuntini C. Clinical features of pulmonary embolism. Doubts and certainties. Chest. 1995;107(1 Suppl):25S–32S.

[85] Anderson Jr FA, Wheeler HB, Goldberg RJ, et al. A population-based perspective of the hospital incidence and case-fatality rates of deep vein thrombosis and pulmonary embolism. The Worcester DVT study. Arch Intern Med. 1991;151(5):933–938.

[86] Rafee A, Herlikar D, Gilbert R, Stockwell RC, McLauchlan GJ. D-Dimer in the diagnosis of deep vein thrombosis following total hip and knee replacement: a prospective study. Ann R Coll Surg Engl. 2008;90(2):123–126.

[87] Wells PS, Anderson DR, Rodger M, et al. Derivation of a simple clinical model to categorize patients probability of pulmonary embolism: increasing the models utility with the SimpliRED D-dimer. Thromb Haemost. 2000;83(3):416–420.

[88] Leutz DW, Stauffer ES. Color duplex Doppler ultrasound scanning for detection of deep venous thrombosis in total knee and hip arthroplasty patients. Incidence, location, and diagnostic accuracy compared with ascending venography. J Arthroplast. 1994;9(5):543–548.

[89] Investigators PIOPED. Value of the ventilation/perfusion scan in acute pulmonary embolism. Results of the prospective investigation of pulmonary embolism diagnosis (PIOPED). JAMA. 1990;263(20):2753–2759.

[90] Anderson DR, Kahn SR, Rodger MA, et al. Computed tomographic pulmonary angiography vs ventilation-perfusion lung scanning in patients with suspected pulmonary embolism: a randomized controlled trial. JAMA. 2007;298(23):2743–2753.

[91] Parvizi J, Smith EB, Pulido L, et al. The rise in the incidence of pulmonary embolus after joint arthroplasty: is modern imaging to blame? Clin Orthop Relat Res. 2007;463:107–113.

[92] Ginsberg JS, Turkstra F, Buller HR, MacKinnon B,

Magier D, Hirsh J. Postthrombotic syndrome after hip or knee arthroplasty: a cross-sectional study. Arch Intern Med. 2000;160(5):669–672.

[93] Prandoni P, Lensing AW, Cogo A, et al. The longterm clinical course of acute deep venous thrombosis. Ann Intern Med. 1996;125(1):1–7.

[94] Bosque Jr J, Coleman SI, Di Cesare P. Relationship between deep vein thrombosis and pulmonary embolism following THA and TKA. Orthopedics. 2012;35(3):228–333.

[95] Parvizi J, Jacovides CL, Bican O, et al. Is deep vein thrombosis a good proxy for pulmonary embolus? J Arthroplast. 2010;25(6 Suppl):138–144.

[96] Pellegrini Jr VD, Clement D, Lush-Ehmann C, Keller GS, Evarts CM. The John Charnley Award. Natural history of thromboembolic disease after total hip arthroplasty. Clin Orthop Relat Res. 1996;333:27–40.

[97] Pellegrini Jr VD, Langhans MJ, Totterman S, Marder VJ, Francis CW. Embolic complications of calf thrombosis following total hip arthroplasty. J Arthroplast.

1993;8(5):449–457.

[98] Girard P, Musset D, Parent F, Maitre S, Phlippoteau C, Simonneau G. High prevalence of detectable deep venous thrombosis in patients with acute pulmonary embolism. Chest. 1999;116(4):903–908.

[99] Barritt DW, Jordan SC. Anticoagulant drugs in the treatment of pulmonary embolism. A controlled trial. Lancet. 1960;1(7138):1309–1312.

[100] 100. Wiener RS, Schwartz LM, Woloshin S. Time trends in pulmonary embolism in the United States: evidence of overdiagnosis. Arch Intern Med. 2011;171(9):831–837.

[101] Burge AJ, Freeman KD, Klapper PJ, Haramati LB. Increased diagnosis of pulmonary embolism without a corresponding decline in mortality during the CT era. Clin Radiol. 2008;63(4):381–386.

[102] Kearon C, Akl EA, Comerota AJ, et al. Antithrombotic therapy for VTE disease: antithrombotic therapy and prevention of thrombosis, 9th ed: American College of chest physicians evidencebased clinical practice guidelines. Chest. 2012;141(2 Suppl):e419S–494S.

第二部分　慢性并发症

第七章　全髋关节置换术后疼痛的评估

Jeffrey Ryan Petrie, Denis Nam

病例

45 岁的女性患者因骨性关节炎于 3 年前接受了右侧 THA，术后疼痛未完全缓解，近 1 个月症状明显加重。疼痛位于腹股沟处和大腿前侧。否认大腿起步痛，无发热、恶寒。减痛步态，同时抱怨下肢不等长（右侧较左侧长），临床及影像学测量差异均为 2 cm。原后外侧手术切口愈合良好，髋关节内旋 20° 和后伸 / 外旋时轻度疼痛，患者还留意到起立时腹股沟处有明显疼痛感。X 线片显示生物型髋臼和股骨柄固定良好（图 7.1）。

概述

THA 在治疗退行性髋关节疾病方面使患者具有良好的生存率和低并发症，是骨科较成功的手术之一 [1]。缓解疼痛是 THA 的首要目标，即使在假体固定良好且处于适当位置的情况下，许多患者术后仍然有持续性的疼痛。有报道指出高达 40% 的 THA 后患者存在着疼痛，因此，THA 后持续性疼痛值得关注 [2-10]。在一项 196 例 60 岁以下接受 THA 的患者进行的前瞻性研究中，Nam 等发现使用疼痛图问卷评估时，40% 的患者至少出现髋关节周围一处疼痛，其中，29% 腹股沟处疼痛，25% 大腿前侧疼痛，20% 大腿外侧疼痛。转子处疼痛高达 37%。

腹股沟疼痛通常是患者接受 THA 的主要原因，也是术后关注点。THA 后腹股沟疼痛的原因包括：股骨颈与髋臼或软组织的撞击、髋臼假体边缘对髂

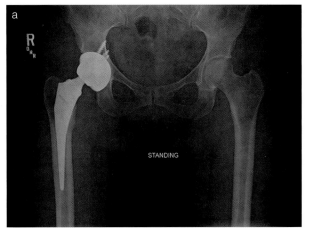

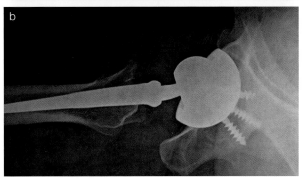

图 7.1 a. 骨盆正位片。b. 髋关节侧位片。表明生物型全髋关节假体无影像学松动征。髋臼外展约 60°，前倾约 30°

腰肌的激惹，或者是潜在的前方不稳造成关节囊及前方肌肉的刺激 [3, 11, 12]。此外，生物型股骨柄引起的大腿痛同诸多因素有关，如骨质量、假体设计、柄型号、年龄、性别和活动量 [13-15]。

鉴于 THA 后疼痛的发生率很高，对患者宣教至关重要。术者必须在术前告之患者即使在假体固定良好且处于适当位置的情况下，仍然可能有部分症

状持续存在。Mancuso 等在一项 405 例 THA 后的电话回访研究中指出，只有 43% 的患者术前所有期望通过手术达到了满足[8]。此外，先前的研究表明未能达到术前期望是关节置换术后患者不满意的首要因素[16, 17]。

THA 后疼痛原因可能不明，医生尽可能罗列出各种需要鉴别的病因至关重要。病因包括感染、假体松动、骨折、软组织撞击、滑囊炎、腱鞘炎、关节面磨损、滑膜炎以及继发于组配结合处腐蚀引起的局部组织不良反应[12, 18]。Ulrich 等回顾了两个中心随访超过 6 年的 225 例 THA 后翻修资料，51.9% 为无菌性松动，16.9% 为关节不稳，5.5% 为感染。术后 5 年内最常见的翻修原因是关节不稳和感染[19]。Haynes 等对 870 例翻修患者进行了回顾研究，最常见的翻修适应证是无菌性松动（31.3%）、骨溶解（21.8%）和关节不稳（21.4%）[20]。由于高交链聚乙烯在 THA 中已显示出优异的磨损性能，假体周围骨溶解的翻修术有望减少，假体使用寿命将得到提高[21, 22]。

然而，骨溶解仍然是导致长期失败的主要原因，特别是在引入高交链聚乙烯之前和在假体对线不良易产生偏心负荷时。因此，初次 THA 之后存在着大量潜在的疼痛病因，医生掌握导致疼痛的原因以避免错误诊断是至关重要的。本章节的目的是对疼痛性 THA 的评估和治疗方法进行综述，包括体格检查、X 线片分析、二次成像的适应证和实验室检查，以指导医生进行诊断。

病史和鉴别诊断

一个深思的、精确的病史对于评价 THA 后疼痛有非常宝贵的价值。周密的评估可以缩小诊断范围和集中到重要诊断。将 THA 引起的疼痛分为内在的和外在的两类是很有帮助的（**表 7.1**），并且应该直接注意到疼痛的部位、发作时间、严重程度、疼痛特点、诱发因素和缓解因素。

对于 THA 后出现疼痛的患者，获取先前的临床和手术记录，以及假体标签贴纸标明特殊假体的使用，通常有益。这可以有助于深入了解术中或围手术期潜在的已经发生的并发症和对患者疼痛病因提

表 7.1 THA 后疼痛的不同诊断

内在	外在
感染	腰椎疾病
松动	• 狭窄
• 水泥型假体	• 椎体滑脱
• 生物型假体	• 椎间盘突出
假体周围骨折	外周血管疾病
应力性骨折	神经性病因
假体断裂	• 坐骨神经，股神经
脱位	疝 ~ 股疝，腹股沟疝，闭孔疝
骨溶解	代谢性疾病
局部组织副反应	• Paget's 病
异位骨化	转移性疾病
假体末端痛（弹性模量不匹配）	腹膜后脓肿
滑囊炎或肌腱炎	腹膜后肿瘤

供线索。此外，植入物的记录允许外科医生记住特殊的失败机制可能与相关假体有关，这些也有助于翻修过程的术前计划。

尤其当时的起病可以提供大量的线索。如果患者自从上次手术开始就有疼痛并且没有疼痛的缓解期，考虑种植体假体固定失败，急性感染，术中或术后骨折，或先前疾病的误诊（腰椎疾病），这些都是潜在的原因[23-25]。同样，关节置换术后功能良好的患者数年后出现迟发性疼痛提示无菌性松动。同时需与骨溶解、慢性感染和假体周围应力遮挡性骨折相鉴别。无论何时发生的反复脱位病史都可作为疼痛病因的诊断，对于更细微地发现髋关节不稳和对髋关节稳定装置的需求增加等情况可能需要进一步检查。

疼痛部位也有助于医生了解病因。腹股沟或臀部疼痛通常提示与髋臼假体（松动，假体外露，骨溶解）、关节囊或髂腰肌（肌腱炎或撞击）相关。THA 术后侧位 X 线片上髋臼假体外露 > 5 mm 时引起腹股沟疼痛的可能性增加。此外，对于聚乙烯偏心性磨损、组配界面腐蚀或金对金界面磨损，关节内磨损颗粒可能会刺激产生炎症反应，导致滑膜炎和腹股

沟疼痛[26]。腹股沟疼痛的可能性较小的原因还包括疝、转移癌、神经病变、血管病变、腹膜后脓肿和某些代谢性疾病（Paget's 病）[27-30]。

相反，大腿前方疼痛通常与股骨假体有关，由于松动或生物型柄和骨之间的弹性模量不匹配而导致柄末端疼痛[5, 31-34]。有学说认为，使用生物型股骨假体，由于近侧股骨干骺端更多的生理性应力传导，会减少大腿疼痛发病率，而骨干区承受应力则可能增加其发病率。然而，多种因素可能会使患者术后产生大腿痛，包括股骨柄设计、股骨柄成分（钛或钴铬合金）和股骨生理解剖结构[15, 33, 35]。Cooper 等回顾性地研究 320 例使用近端涂层、锥状楔形股骨柄的 THA，发现股骨柄远端 1/3 充填较宽大的骨干部是骨整合失效并引起疼痛的危险因素[15]。

一种称为"起步痛"的特殊症状，或在活动（通常是行走）开始时的疼痛，会随着运动的增加而缓解。这种症状通常提示股骨柄松动或骨长入的失败[36]。这与 Engh 和 Bobyn 所描述的"柄末端疼痛"相反，在此种情况中，股骨柄尖端的微动（通常是在近端固定良好的假体中）或负荷通过柄末端向生理性股骨传递可能会引起不适[34]。值得注意的是，在固定良好的水泥型股骨假体中大腿痛极为罕见，因为骨水泥将负荷分散到整个假体柄，防止远端摇摆引起柄末端疼痛[37]。因此，水泥型股骨假体患者的大腿痛通常提示假体松动[38]。

THA 后疼痛局限于大转子是非常常见的，并且往往提示滑囊炎。然而，它也可归因于外展肌缺失或由于创伤和/或骨溶解所致的大转子骨折[11, 39]。因此，详细的临床检查能够区分滑囊炎与外展肌缺失或潜在的假体周围骨折。

疼痛随着活动如行走或站立而变得更加严重，休息后明显缓解，提示松动、骨折或血管/神经源性跛行。相反，持续的休息痛或夜间痛，应该怀疑深部感染或肿瘤。如果认为 THA 后疼痛是由感染引起的，医生还应询问术后伤口引流、发热或口服抗生素情况。如前所述，患者在开始的数步中会出现明显的疼痛，随后达到缓解（"起步痛"），可发生于生物型股骨柄的松动或纤维性连接，但也可能是由于髋臼假体固定不够牢固。

加重和缓解因素在患者问诊中也需要确认。跌倒或其他创伤后发生的疼痛可能是骨折或假体半脱位/脱位的结果。经泌尿外科、妇科或胃肠外科手术后，系统性疾病或牙科处理后出现 THA 后疼痛，应该考虑感染性因素。此外，放射性髋关节疼痛或麻木通过理疗，口服类固醇或硬膜外注射后已经改善可归因于腰椎间盘性疾病，在这些患者中常常漏诊[23, 25, 40]。

体格检查

对 THA 后出现疼痛的患者进行全面体检，包括对髋部、膝部和脊柱的评估。神经源性和血管性疼痛的原因应该被排除。详细的神经血管检查，包括深肌腱反射，感觉评估和外周脉搏，通常可以区分腰椎、血管性疼痛和真正的髋关节疼痛。应该详细检查患者的步态如 Trendelenburg 步态、痛性步态、肢体不等长和肌肉失效。Trendelenburg 步态通常表示外展肌力弱，而痛性步态可能是继发于许多髋关节或脊椎疾病。肢体的真实长度可以用木块来确定，也可以区分外展或内收挛缩、脊柱侧凸或固定的骨盆倾斜引起的明显肢体长度改变。Plaas 等报道了 THA 后下肢不等长同功能和疼痛有关[41]。他们发现同下肢相等（＜3 mm）的患者相比，术后下肢短缩出现跛行的常见，然而术后肢体延长的患者出现疼痛较普遍[41]。

评估背部和下肢皮肤是否有感染的征象（发热、引流、波动）、开放性伤口、软囊（尤其是大转子上方）或疝。此外，髋和膝关节的活动度可以提供有价值的信息，特别是当症状可以被复制以缩窄鉴别。被动运动的疼痛可能是感染、骨折、滑膜炎或假体的松动。另一方面，剧烈或极端活动出现疼痛可能意味着松动、不稳，或撞击。髋关节抗阻屈曲或被动伸直时可以激发髂腰肌肌腱炎引起的疼痛，而同侧或对侧直腿抬高试验阳性常提示腰椎疾病。如果体格检查发现疼痛原因有多种，则通过局部麻醉可以明确诊断和治疗。超声引导下髂腰肌鞘内注射在鉴别髂腰肌肌腱炎时通常有用，而转子滑囊或腰骶部注射有助于患者症状的定位。髋关节不稳或半脱位引起的疼痛可以通过手法诱发，如髋关节屈曲、内收和内旋（后方不稳），或伸直、外旋（前方不稳）。然而在门诊中应谨慎使用手法复位以避免发生真性脱位。

最后，对既往有 THA 病史患者进行体格检查之前，本章作者建议进行标准的骨盆正位和髋关节侧位 X 线片检查和评估。在明显假体松动、不稳或骨折的情况下，体格检查应受到限制，以避免加重病情（图 7.2）。

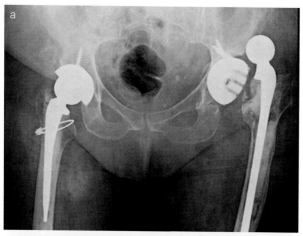
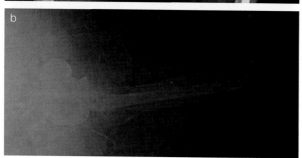

图 7.2　a. 前后骨盆片。b. 髋关节侧位 X 线片。显示全髋关节置换术前脱位。髋臼假体明显松动，并且长柄水泥型股骨柄也可能有松动

影像学评估

所有初次 THA 后出现疼痛的患者均应进行影像学检查做初步的评估，平片包括包含整个假体的骨盆正位片和侧位片，这对鉴别诊断有很大帮助。X 线片可清楚显示作为引起疼痛病因的假体半脱位或脱位，甚至假体周围骨折（图 7.3）。首先了解"正常"THA 的 X 线片表现很重要，这将有助于医生了

解异常情况从而做出诊断。

尽管目前美国非水泥固定是主流，但在初次 THA 中，髋臼和股骨柄仍可能是水泥型或生物型。对髋臼假体应进行位置的评估（通常基于医生偏好，具有约 40° 外展和 20° 的前倾），骨假体界面无透亮线。若股骨头的上移提示内衬磨损，则股骨头应与髋臼假体保持同心圆关系。当使用生物型股骨假体时，固定良好的假体表现为硬化骨和骨小梁延伸到假体上。当使用水泥型股骨柄时，周围水泥鞘厚度

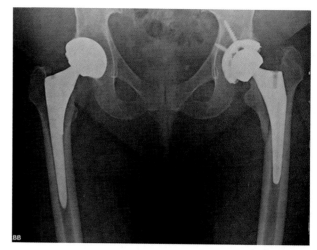

图 7.3　初次全髋关节置换术后 6 周患者出现左髋部疼痛的前后位骨盆 X 线片，X 线片显示左内侧股骨矩骨折和股骨柄的下沉

约 2 mm 并在骨—水泥或假体—水泥界面无透亮线。

系列 X 线片在评估 THA 后疼痛中的重要性不可低估，可以指导医生评估假体位移、透亮线或骨溶解的进展，或者出现预示即将发生骨折、假体下沉、潜在感染的新生不规则皮质。在可能的情况下，应分析先前的 X 线片，以评估患者如何进展到目前状态（图 7.4）。此外，如果怀疑疼痛的病因不是来自髋关节（如腰椎退行性疾病），则应对该部位进行影像学检查。最后，关节置换术前影像学对于判断行 THA 是否具有合适指征也非常有用。

排除感染因素后，序列 X 线片出现假体位移或下沉是诊断髋关节假体无菌性松动最可靠的方法。控制旋转、标准化的方式进行 X 线检查至关重要，以避免基于图像采集的变化而产生错误的诊断。松

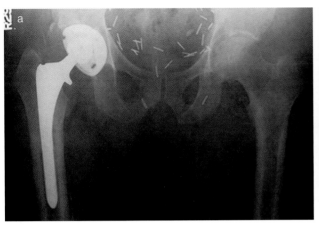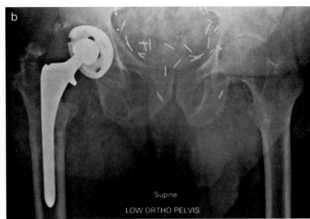

图 7.4　a.1999 年固定良好的非水泥型 THA 的骨盆正位 X 线片。b. 同一患者 2015 年 X 线片。序列 X 线片显示聚乙烯内衬偏心磨损及股骨转子周围明显的骨溶解和骨吸收

动的生物型股骨假体表现为在骨—假体界面周围出现约 2 mm 的透亮线或进展性的透亮带[42]。此外，"基座"征可以出现在柄的末端，由应力的远端传导和骨反应形成内骨膜化新骨，以支撑柄的尖端[43]（图 7.5）。

在水泥—骨界面出现假体周围超过 2 mm 的透亮带或进展性的透亮带、假体—水泥透亮带、水泥鞘断裂提示水泥型股骨柄假体的松动[44]。此外，严重松动的生物型或水泥型的股骨柄通常会出现后倾，使用系列穿桌位侧位片可以诊断。髋臼假体无菌性松动的诊断也是以类似的方式进行的，周围出现进展性的透亮线提示假体的松动。

平片有助于评估假体周围骨溶解。溶骨性病变通过识别髋臼或股骨假体周围明确的透亮线[45, 46]，由于在运动过程中流体静压可以驱使关节液和碎屑到假体周围，这种病变可以出现在远离关节面的地方。

骨盆斜位（闭孔斜位和髂骨斜位，Judet 位）有助于判断骨溶解程度，但会低估真实情况，斜位片也有助于确定前后柱的完整性（图 7.6），但有可能遗漏细微骨折或不匹配。CT 扫描可以增高对骨溶解和存留骨的程度的敏感性，在评估严重骨丢失的患者时可以考虑采用[47]。

慢性感染的 X 线片通常包括表示假体松动的不规则放射线表现、骨质破坏，以及长期感染情况下的骨膜反应[48]（图 7.7）。此外，软组织积液可以在X 线片或更先进的影像上看到。三相锝骨扫描也可以

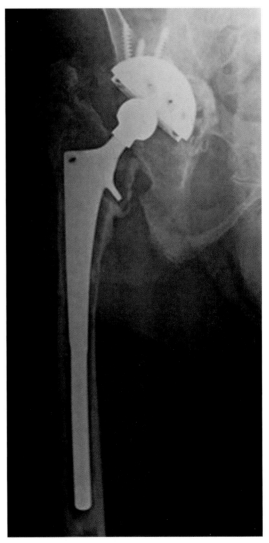

图 7.5　右髋关节正位 X 线片提示生物型股骨柄下沉及髋关节半脱位。相对于正常解剖显示股骨柄远端基座的形成和假体在股骨距处的下沉，这两者都表明股骨假体的松动

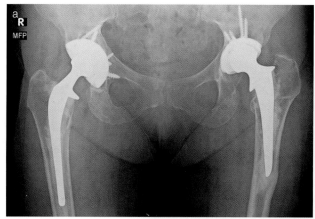
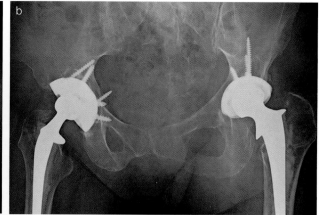
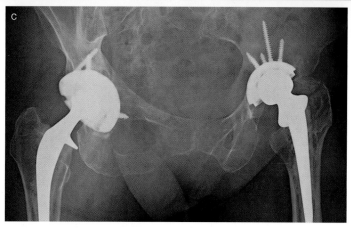

图 7.6　a. 髋臼周围骨溶解和水泥型股骨柄松动的患者骨盆前后位。b. 闭孔斜位。c. 髂骨斜位。前后位提示内上方的骨溶解，闭孔斜位和髂骨斜位分别显示前柱和后柱骨溶解

被用来帮助明确假体松动，尽管是一个非特异性的检查，但不能区分感染性和无菌性病因，而且其在无合并症的 THA 后逐年吸收也会显著增加。如果怀疑感染，尽管临床上可以使用包括铟标记的白细胞扫描或正电子发射断层扫描等先进成像技术，髋关节穿刺液送检白细胞分类计数和培养仍然是诊断 PJI 最可靠和最经济的方法。

如果平片包括斜位片不能明确诊断，可使用一些先进的成像方法。超声可用于评估关节积液或关节周围液体的存在，也可检测异常软组织，如髂腰肌肌腱炎或转子滑囊炎。此外，随着对关节面磨损或腐蚀引起不良局部组织反应认识增加，超声已被证明是一种有用和经济的筛选工具[18]，尽管这种方法高度依赖操作者水平。

如前所述，CT 检查在评估假体周围骨储备非常有价值，并且可以显示在平片上不能发现的骨折。

此外，该方法对假体位置、髋臼前倾、关节不稳的评估很有用。然而，CT 也受到金属伪影的限制。去金属伪影序列 MRI（MARS）对软组织肿块、软组织损伤、感染和局部组织不良反应的评价有很大帮助。MRI 在检测局部组织不良反应方面已被证明具有敏感性和特异性，医生必须理解所获得的图像质量可能会有很大的差异，这取决于所使用的 MRI 的质量和放射学家解读图像的能力。先进的成像方法将被作为诊断围手术期并发症的工具，在本书的后续章节中进一步详细讨论。

实验室评估

实验室检查是疼痛性 THA 患者检查的重要组成部分，包括血沉（ESR）和 c - 反应蛋白（CRP）。如果血清标志物升高或临床高度怀疑感染，可选择性

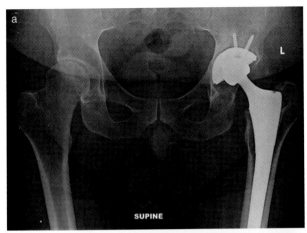

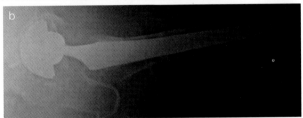

图 7.7　a. 骨盆前后位。b. 穿桌位侧位 X 线片显示髋臼假体周围有环形透亮线，并在股骨柄近端出现不规则透亮线均提示慢性感染。该患者因血沉、c – 反应蛋白升高及髋部穿刺液培养痤疮丙酸杆菌阳性而被诊断为假体周围感染

地进行关节穿刺。将获得的穿刺液送检，进行白细胞计数、分类和培养。这些检验尤其在感染存在的情况下可提供大量的信息。尽管存在着假阳性结果，但作者倾向于在进行全髋关节翻修术前至少进行 ESR 和 CRP 的检查。此外，如果怀疑组配结合处的腐蚀或金对金界面的失败，则可进行钴铬浓度测定。

ESR 和 CRP 作为感染指标的效用之前已经有报道[49-53]。Aalto 等观察了 40 例 THA 后 1 年的 ESR 和 CRP，注意到 ESR 术前轻度升高，术后第 6 天达到顶峰，之后随着时间开始下降，然而 1 年时大多数患者仍有轻度升高[49]。相反，CRP 在术前是正常的，术后第 2 天达到高峰，平均术后 3 周恢复正常[49]。在感染情况下单一使用 ESR 的敏感性为 60%~100%，特异性为 65%~94%[50, 52, 53]。但是如果联用 CRP，则提高了鉴别感染性 THA 的准确性[52, 54, 55]。Spangehl 等在 202 例全髋关节翻修患者中发现，正常 ESR 和 CRP 排除感染的敏感性为 100%，因为所有感染的 THA 至少有一项感染标志物升高[52]。

由于潜在的培养假阳性（和假阴性），对于疼痛性 THA 常规的术前穿刺没有在本章作者所在的医疗中心进行。Barrack 等在一组 270 例翻修术前获得穿刺患者有 13% 的假阳性培养[56]。相反，如果 ESR 和 / 或 CRP 升高，或者患者存在脓毒症的临床表现，则由骨科影像学专家在透视引导下行髋关节穿刺。关于假体周围关节感染 AAOS 临床实践指南提出排除感染的临界值，将在以后的章节中进一步详细讨论[57]。

总结

尽管全髋关节置换术在临床上取得了成功，但外科医生经常会遇到回返的疼痛性 THA 患者。医生必须采取系统的方法对患者进行评估（图 7.8）。潜在疼痛病因是多种多样的，包括感染、假体松动、骨折、脱位、软组织撞击、滑囊炎、肌腱炎、关节面磨损和滑膜炎，金属病引起的超敏反应，甚至假体断裂或失效。获取详细病史和体格检查是至关重要的，因为这将缩小诊断的范围并且有可能避免不必要的检查。影像学检查应基本包括骨盆前后位和患髋侧位片，且应包含整个假体。为了鉴别诊断，可能需要更先进的影像学和实验室指标检查。如果怀疑感染病因，炎性指标检查和髋关节穿刺应该进行。

虽然疼痛性 THA 潜在的病因是多种多样的，但系统的方法有助于提高确诊。

病例治疗

股骨假体由颈假体和钴合金的股骨头组配构成。骨盆前后位及穿桌位侧位片测量髋臼假体大约有 60° 外展和 30° 前倾（图 7.1 a、b）。利用 ESR、CRP 和透视引导下进行髋关节穿刺以排除感染。患者 ESR 5.0（正常值 0~25.0 mm/h）、CRP 0.4（正常值 0~9.0 mg/L）和髋关节穿刺（200 个 /μL 有核细胞，8% 中性粒细胞；无细菌生长）均为正常。检测钴和铬水平，钴升高至 9.2 ng/mL（正常值 0~0.9 ng/mL），铬升高至 2.2 mcg/L（正常值 0~0.2 mcg/L）。三维成像评估了局部组织

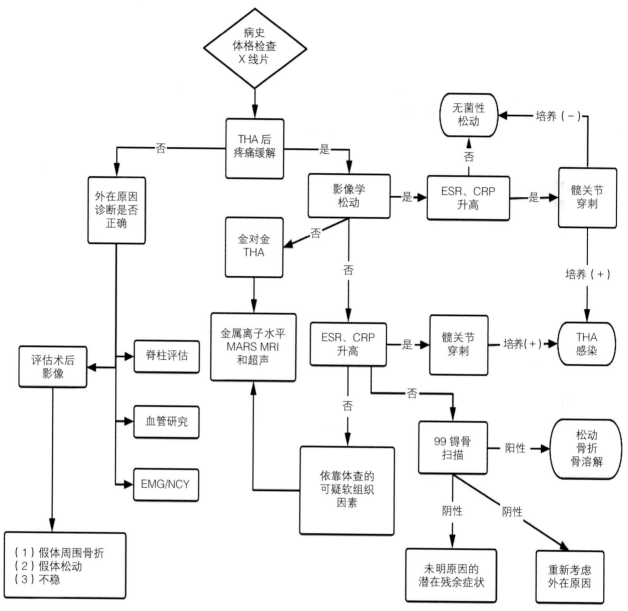

图 7.8 THA 后疼痛评估

不良反应，但并不显著。根据患者持续性疼痛，选择右侧全髋关节翻修术，考虑到存在着腐蚀的原因而选用一体化的股骨翻修柄、陶对聚乙烯的负重面。此外，尽管髋臼侧固定良好，但由于外展角明显增大和体格检查中发现存在潜在的前方不稳，以及伸直外旋下肢出现疼痛，因此也进行了髋臼侧的翻修。

术中同预期一样，股骨和髋臼侧假体固定都很好。关节囊组织被金属碎片染色，在头颈结合处存在

着腐蚀，未见大范围的局部不良反应。髋臼假体明显外展，有趣的是，之前手术医生把内衬高边放置于髋臼后下位，造成伸直和外旋撞击。股骨侧翻修成一体化的钛合金多孔涂层股骨柄，使用陶瓷股骨头以去除假体中含钴的潜在病因。髋臼侧使用半球形钛杯，目的是减小外展角和考虑下肢长度平衡以提高关节稳定性，以使患者的腿长度均衡（**图7.9**）。术后1年，患者未诉右侧腹股沟或大腿部疼痛，已经恢复了日常活动。

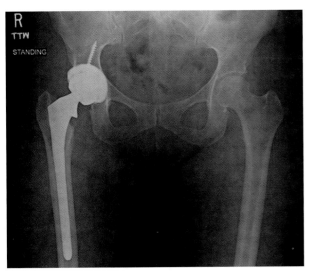

图7.9 骨盆前后位片显示患者右侧全髋关节翻修术后髋臼侧和股骨侧假体，注意腿长的均衡

参考文献

[1] Learmonth ID, Young C, Rorabeck C. The operation of the century: total hip replacement. Lancet. 2007;370(9597):1508–1519.

[2] Ritter MA, Campbell ED. Direct comparison between bilaterally implanted cemented and uncemented total hip replacements in six patients. Clin Orthop Relat Res. 1988;207:77–82.

[3] Barrack RL, et al. Patients' perception of pain after total hip arthroplasty. J Arthroplast. 2000;15(5):590–596.

[4] Barrack RL, et al. Do young, active patients perceive advantages after surface replacement compared to cementless total hip arthroplasty? Clin Orthop Relat Res. 2013;471(12):3803–3813.

[5] Bourne RB, et al. Pain in the thigh following total hip replacement with a porous-coated anatomic prosthesis for osteoarthrosis: a five-year follow-up study. J Bone Joint Surg Am. 1994;76-A(10):1464–1470.

[6] Lavigne M, et al. Residual groin pain at a minimum of two years after metal-on-metal THA with a twentyeight-millimeter femoral head, THA with a largediameter femoral head, and hip resurfacing. J Bone Joint Surg Am. 2011;93(Suppl 2):93–98.

[7] Lavigne M, et al. Painful impingement of the hip joint after total hip resurfacing: a report of two cases. J Arthroplast. 2008;23(7):1074–1079.

[8] Mancuso CA, et al. Fulfillment of patients' expectations for total hip arthroplasty. J Bone Joint Surg Am. 2009;91(9):2073–2078.

[9] Wixson RL, Stulberg SD, Mehlhoff M. Total hip replacement with cemented, uncemented, and hybrid prostheses: a comparison of clinical and radiographic results at two to four years. J Bone Joint Surg Am. 1991;73-A(2):257–270.

[10] Maloney W, Harris W. Comparison of a hybrid with an uncemented total hip replacement: a retrospective matched-pair study. J Bone Joint Surg Am. 1990;72(9):1349.

[11] Nam D, et al. Incidence and location of pain in young, active patients following hip arthroplasty. J Arthroplast. 2015;30(11):1971–1975.

[12] Bartelt RB, et al. The prevalence of groin pain after metal-on-metal total hip arthroplasty and total hip resurfacing. Clin Orthop Relat Res. 2010;468(9):2346–2356.

[13] Noble PC, et al. Anatomic basis of femoral component design. Clin Orthop Relat Res. 1988;235:148–165.

[14] Yeung Y, et al. Assessment of the proximal femoral morphology using plain radiograph-can it predict the bone quality? J Arthroplast. 2006;21(4):508–513.

[15] Cooper HJ, Jacob AP, Rodriguez JA. Distal fixation of proximally coated tapered stems may predispose to a failure of osteointegration. J Arthroplast. 2011;26(6 Suppl):78–83.

[16] Bourne RB, et al. Patient satisfaction after total knee arthroplasty: who is satisfied and who is not? Clin Orthop Relat Res. 2010;468(1):57–63.

[17] Noble PC, et al. The John Insall Award: patient expectations affect satisfaction with total knee arthroplasty. Clin Orthop Relat Res. 2006;252:35–43.

[18] Nam D, Barrack RL, Potter H. What are the advantages and disadvantages of imaging modalities to diagnose wear-related corrosion problems? Clin Orthop Relat Res. 2014;472(12):3665–3673.

[19] Ulrich SD, et al. Total hip arthroplasties: what are the reasons for revision? Int Orthop. 2008;32(5):597–604.

[20] Haynes JA, et al. Contemporary surgical indications and referral trends in revision total hip arthroplasty: a 10-year review. J Arthroplast. 2016;31(3):622–625.

[21] Babovic N, Trousdale RT. Total hip arthroplasty using highly cross-linked polyethylene in patients younger than 50 years with minimum 10-year follow-up. J Arthroplast. 2013;28(5):815–817.

[22] McCalden RW, et al. Wear rate of highly crosslinked polyethylene in total hip arthroplasty. A randomized controlled trial. J Bone Joint Surg Am. 2009;91(4):773–782.

[23] Fogel GR, Esses SI. Hip spine syndrome. Spine J. 2003;3(3):238–241.

[24] McNamara MJ, et al. Lumbar stenosis and lower extremity arthroplasty. J Arthroplast. 1993;8(3):273–277.

[25] Bohl W, Steffee A. Lumbar spinal stenosis: a cause of continued pain and disability in patients after total hip arthroplasty. Spine. 1979;4:168–173.

[26] Kesteris U, et al. Polyethylene wear and synovitis in total hip arthroplasty: a sonographic study of 48 hips. J Arthroplast. 1999;14(2):138–143.

[27] Lachiewicz PF. Evaluation of the painful and problematic total hip arthroplasty. In: Berry DJ, et al., editors. Revision total hip and knee arthroplasty. Philadelphia: Lippincott, Williams & Wilkins; 2012. p. 57–64.

[28] Gaunt M, Tan S, Dias J. Strangulated obturator hernia masquerading as pain from a total hip replacement. J Bone Joint Surg Am. 1992;74B:782–783.

[29] Schmidt AH, Walker G, Kyle RF. Case report: periprosthetic metastatic carcinoma: pitfalls in the management of two cases initially diagnosed as osteolysis. J Arthroplast. 1996;11(5):613–619.

[30] Higgs JD, Chong A, Haertsch P. An unusual cause of high pain after total hip arthroplasty. J Arthroplast. 1995;10:203–204.

[31] Robbins GM, et al. Evaluation of pain in patients with apparently solidly fixed total hip arthroplasty

components. J Am Acad Orthop Surg. 2002;10(2):86–94.

[32] Bulow J, Scheller G, Arnold P. Uncemented total hip replacement and thigh pain. Int Orthop. 1996;20:65–69.

[33] Lavernia C, et al. Thigh pain in primary total hip arthroplasty. J Arthroplast. 2004;19(7):10–16.

[34] Engh CA, Bobyn JD. Biological fixation in total hip arthroplasty. Thorofare: Slack Inc; 1985.

[35] Lavernia CJ, et al. Patient-perceived outcomes in thigh pain after primary arthroplasty of the hip. Clin Orthop Relat Res. 2005;441:268–273.

[36] Campbell AC, et al. Thigh pain after cementless hip arthroplasty: annoyance or ill omen. J Bone Joint Surg Br. 1992;74-B(1):63–66.

[37] Pierannunzii LM. Thigh pain after total hip replacement: a pathophysiological review and a comprehensive classification. Orthopedics. 2008;31(7):691–699.

[38] D'Lima DD, et al. 100 cemented versus 100 noncemented stems with comparison of 25 matched pairs. Clin Orthop Relat Res. 1998;348:140–148.

[39] Eggli S, Muller C, Ganz R. Revision surgery in pelvic discontinuity: an analysis of seven patients. Clin Orthop Relat Res. 2002;398:136–145.

[40] Brown M, Gomez-Martin O, Brookfield K. Differential diagnosis of hip disease versus spine disease. Clin Orthop Relat Res. 2004;419:280–285.

[41] Plaass C, et al. Influence of leg length discrepancy on clinical results after total hip arthroplasty—a prospective clinical trial. Hip Int. 2011;21(4):441–449.

[42] Manaster B. Total hip arthroplasty: radiographic evaluation. Radiographics. 1996;16:645–660.

[43] Barrack RL, Lebar RD. Clinical and radiographic analysis of the uncemented LSF total hip arthroplasty. J Arthroplast. 1992;7:353–363.

[44] Johnston RC, et al. Clinical and radiographic evaluation of total hip replacement. J Bone Joint Surg Am. 1990;72:161–168.

[45] Tigges S, Stiles RG, Roberson JR. Complications of hip arthroplasty causing periprosthetic radiolucency on plain radiographs. AJR Am J Roentgenol. 1994;162:1387–1391.

[46] Keogh C, et al. Imaging of the painful hip arthroplasty. AJR Am J Roentgenol. 2003;180:115–120.

[47] Claus AM, et al. Computed tomography to assess pelvic lysis after total hip replacement. Clin Orthop Relat Res. 2004;422:167–174.

[48] Cyteval C, et al. Painful infection at the site of hip prosthesis: CT imaging. Radiology. 2002;224:477–483.

[49] Aalto K, Osterman K, Peltola H. Changes in erythrocyte sedimentation rate and C-reactive protein after total hip arthroplasty. Clin Orthop Relat Res. 1984;184:118–120.

[50] Forster IW, Crawford R. Sedimentation rate in infected and uninfected total hip arthroplasty. Clin Orthop Relat Res. 1982;168:48–52.

[51] Shih L-Y, Wu JJ, Yang D-J. Erythrocyte sedimentation rate and C-reactive protein values in patients with total hip arthroplasty. Clin Orthop Relat Res. 1987;225:238–246.

[52] Spangehl MJ, Masri BA, O'Connell JX. Prospective analysis of preoperative and intraoperative investigations for the diagnosis of infection at the sites of two hundred and two revision total hip arthroplasties. J Bone Joint Surg Am. 1999;81A:672–683.

[53] Levitsky KA, Hozack WJ, Balderston RA. Evaluation of the painful prosthetic joint: relative value of bone scan, sedimentation rate, and joint aspiration. J Arthroplast. 1991;6(3):237–244.

[54] Schinsky MF, Della Valle CJ, Sporer SM. Perioperative testing for joint infection in patients undergoing revision total hip arthroplasty. J Bone Joint Surg Am. 2008;90(9):1869–1875.

[55] Greidanus NV, Masri BA, Garbuz DS. Use of erythrocyte sedimentation rate and C-reactive protein level to diagnose infection before revision total knee arthroplasty: a prospective evaluation. J Bone Joint Surg Am. 2007;89(7):1409–1416.

[56] Barrack RL, Harris W. The value of aspiration of the hip joint before revision total hip arthroplasty. J Bone Joint Surg Am. 1993;75-A:66–76.

[57] Della Valle CJ, Parvizi J, Bauer TW, American Academy of Orthopaedic Surgeons. Diagnosis of periprosthetic joint infections of the hip and knee. J Am Acad Orthop Surg. 2010;18(12):760–770.

第八章　全髋关节置换术后脱位

Glenn D. Wera, Nicholas T. Ting, Craig J. Della Valle

病例

56 岁男性，伴有中风、丙肝、左侧股骨头坏死病史，症状为进行性髋关节疼痛，在当地医院就诊。体格检查提示明显的跛行、同侧左上肢无力、左髋屈曲、内旋挛缩畸形。影像学提示：股骨头塌陷以及继发性退行性关节病变（图 8.1）。

而后患者行生物型全髋关节置换术，初期恢复良好，1 年后左髋再次突然出现疼痛，照片提示：左股骨头半脱位（图 8.2 和图 8.3）。再次行翻修手术，髋臼翻修过程中发现内衬的后上方磨损严重，锁定机制破坏，术中使用了一个 36 mm 的球头，术后配合使用外展支具（图 8.4）。

翻修术后 2 周患者再次出现了后脱位（图 8.5），再次翻修时使用了一个非限制性的三极假体（图 8.6），18 天后再次出现了后脱位，使用了限制性内衬进行翻修（图 8.7），4 个月后又出现了后脱位（图 8.8），当地医生推荐患者来本章作者所在医院寻求进一步诊断及治疗（GDW）。

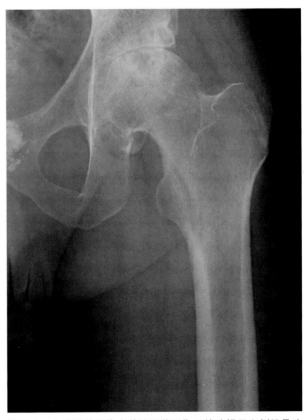

图 8.1　全髋关节置换术前髋关节正位 X 线片提示左侧股骨头缺血性坏死伴髋关节退行性变

流行病学

不稳定是全髋关节置换术失败的首要原因[1]，全美国住院样本回顾评估了从 2005 年 10 月 1 日至 2010 年 12 月 31 日的 235 857 个翻修患者，显示不稳定导致翻修所占的比例是 22%[2]，此外，美国医疗保险数据提示：全髋关节置换术后有 3.9% 的脱位率[3]。考虑到 2010 年全美国有超过 332 000 例的全髋关节置换

术，因而，对于全髋关节置换术后不稳的病因学以及相应处理就迫切需要弄清楚。

脱位的风险因素

通常来说，患者因素譬如神经与心理的障碍，先前的髋部手术史，顺从性差，这些都增加了全髋关

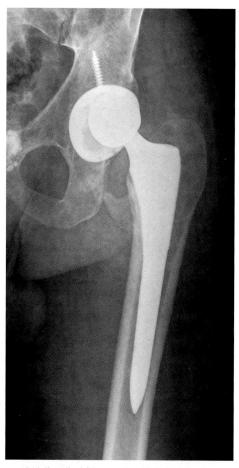

图 8.2 髋关节正位片提示股骨头假体半脱位

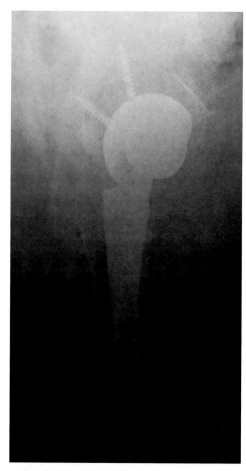

图 8.3 髋关节侧位片提示股骨头假体半脱位

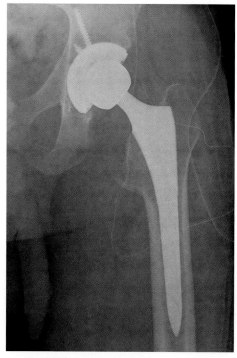

图 8.4 臼杯翻修术后髋关节正位片

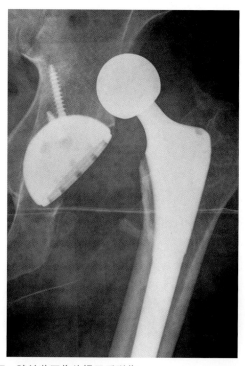

图 8.5 髋关节正位片提示后脱位

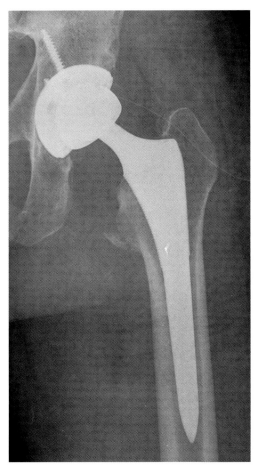

图 8.6　非限制性三极假体翻修术后髋关节正位 X 线片

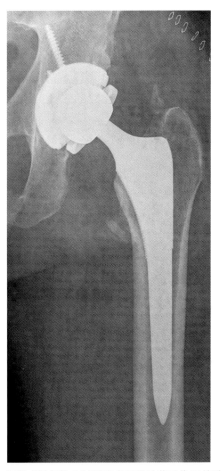

图 8.7　组配式限制性内衬翻修术后髋关节正位 X 线片

节置换术后脱位的风险。同样，创伤后的关节炎较骨性关节炎具有更高的脱位风险 [4]。过度肥胖被认为在生物力学倾向更不稳定以及拥有更高的再入院率 [5, 6]。同样，嗜酒患者也被认为总体的并发症更高，包括全髋关节置换术后的不稳定 [7]。高龄以及原发性股骨头坏死均为脱位的高风险因素 [8]。

股骨颈骨折行全髋关节置换术也被认为是一组高风险因素 [9]，股骨颈骨折患者发生脱位的风险较高，部分原因可能与术前髋关节相对正常、活动范围大有关，这同时也是退行性关节病患者全髋关节置换术后脱位的危险因素 [10]。手术入路、软组织张力和偏心距、假体位置、撞击因素、股骨头直径、髋臼内衬及术者经验等因素同样影响脱位的风险 [11, 12]。

全髋翻修手术脱位的风险远高于初次置换。据报道，翻修手术脱位率接近 10%，特别是曾有过脱位病史、外展肌无力和 Paprosky 分型中髋臼骨缺损明显的病例，所有这些都增加了术后脱位的风险 [13]。

预防

避免脱位是初次置换和全髋翻修手术最重要的技术。手术入路也会影响脱位率，数据显示，前侧和前外侧入路具有较低的初始脱位率。然而，前入路可增加骨折和感觉缺陷等其他并发症而使其稳定性的优势大打折扣 [14, 15]。虽然后侧入路的脱位率比外侧入路高，但如对短外旋肌群和关节囊进行修补，也可将不稳定的风险降到最低 [16, 17]。因此，暂时还没有确凿的证据证明哪一个入路更优越 [18]。

股骨头的大小和假体位置是关节稳定的关键因素，较大的股骨头在全髋关节置换术后表现出较低的初始脱位率，特别是在高风险患者中 [19, 20]。良好的假体位置可以避免脱位和早期假体组件的磨损。Lewinnek 等描述了髋臼前倾 15°±10°，外翻 40°±10° 的理想位置，超过这个"安全范围"将具有更高的脱位率[21]。然而当前的研究显示，全髋置换术后脱位率很低，约为 2%，而超过半数的脱位发生假体在安全范围内病例中。因此，假体位置可能只是降低脱位风险的一个因素，术中仔细试模对降低不稳定风险也很重要。

外科医生采取减少脱位风险的关键步骤是先确定具有上述高危因素的患者，并在具体病例中采取相应的措施来降低风险，例如医生可以考虑使用大直径的股骨头应用在具有脱位风险的患者。另一个最近的观点是使用双动全髋关节假体（图 8.9）。这种假体多了一个可活动的聚乙烯组件，需要产生更大的跳跃距离，来防止脱位。虽然这些关节也存在假体间脱位的风险，但仍然被一些医生推荐作为脱位高风险因素患者实施全髋关节置换术一个不错的选择[22]。

诊断

全髋关节置换术后脱位的诊断通常可以通过 X 线片、病史和体格检查获得。脱位患者往往出现肢体缩短，外旋后出现前脱位或内旋后出现后脱位的症状。可以通过侧位照片来明确脱位方向，这对决定脱位的合适处理是很重要的。

考虑到假体位置对髋关节稳定性的重要性，明确植入假体的前倾角对于后期治疗非常关键，对股骨偏心距和肢体长度的评估亦是如此。所有这些因素在确定髋关节结构的整体稳定性时都是密切相关的。通常可以使用平片来评估假体的位置（图 8.10 和图 8.11）。而 CT 能更精确地评估。为了准确地判断髋臼假体前倾角，需要平扫整个骨盆（不仅仅是单侧髋关节）。此外，为了准确地测量股骨假体的前倾，CT 还必须平扫同侧膝关节的踝部（图 8.12）。

在评估脱位患者时，患者对腿部长度的感知也是其中的一个重要因素。此外，考虑到外展肌对髋关

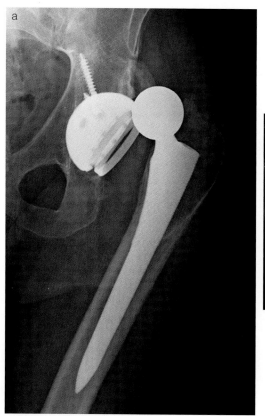
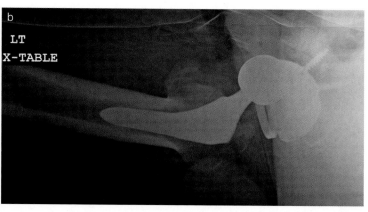

图 8.8　a. 髋关节正位。b. 侧位 X 线片证实使用限制性内衬后脱位

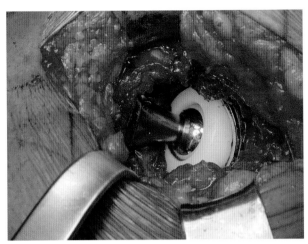

图 8.9　术中照片：双动假体有一个活动性的聚乙烯内衬，通过增加跳跃距离达到防脱位的目的

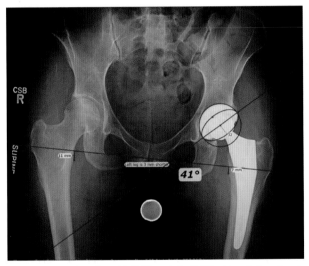

图 8.10　骨盆正位 X 线片提示臼杯外翻 41°，在 Lewinnek 安全范围内。经泪滴线、坐骨线，以及图中标示的经闭孔线等多种参考线均正常

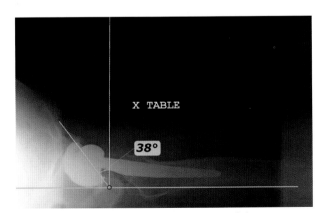

图 8.11　根据 Woo 和 Morrey 提出的测量方法 [23]，以影像片水平为基线，穿桌侧位 X 线片提示臼杯前倾 38°

节稳定性的影响，评估外展肌肌力也是至关重要的。最后，在进行任何翻修手术之前，应按照以下步骤操作：先用血清 ESR 和 CRP 评估是否存在假体周围关节感染，如果这些实验室指标升高或临床高度怀疑感染，则应进行关节穿刺术 [24]。

治疗

全髋关节置换术后脱位的非手术治疗包括及时闭合复位，在某些情况下，使用膝关节固定器（基于成本的偏好）或髋关节外展支具，大多数研究表明，这种策略将在 1/2~2/3 的脱位患者中获得成功。在对首次和复发脱位的回顾性研究中，Dewal 等发现，闭合复位全髋关节脱位后使用外展支具对预防再脱位是无效的 [25]。同样，Murray 对翻修病例的随访发现，戴支具的患者与不戴支具组 90 天内的脱位率没有显著性差异 [26]。

如果脱位反复发生，我们的理念就是要找出脱位的潜在病因并进行相应的治疗。髋关节假体脱位根据不稳定原因分为以下几个类型：①髋臼假体位置不良；②股骨假体位置不良；③外展肌无力；④软组织或骨性撞击；⑤聚乙烯内衬后期磨损；⑥不明原因（**表 8.1**）[27]。根据我们的经验，确认并治疗不稳定的主要原因可以获得 85% 成功率。

1.I 型——髋臼假体位置不良

Lewinnek 经典地描述髋臼假体的合适角度或"安全区"为外展 40° 和前倾 15°[21]。然而安全区的存在最近受到质疑，因为多达 58% 的髋关节假体脱位发生在假体位置处在安全区内的患者身上 [22]。尽管如此，在全髋关节置换术后脱位中，仍应该确定假体位置是否良好。如果髋臼不稳，而臼杯明显处于非正常位置（最常见的是后倾），纠正髋臼假体将其放置在适当的前倾处将可以纠正这个错误。通常，这时会尽可能使用大尺寸的股骨头，来防止脱位的发生；对于这类人群，还应考虑使用双动界面的关节。髋臼假体位置不良是全髋关节置换术后不稳定的主要原因 [27]。X 线片和 CT 扫描都可以用来判定假体的位置（**图 8.12 和图 8.13**）[28]。

表 8.1 不稳定 THA 的分型系统

分型	髋臼假体	股骨假体	外展肌 – 转子	撞击	晚期磨损	治疗
I	异常	正常	正常	无	无	髋臼假体翻修
II	正常	异常	正常	无	无	股骨假体翻修
III	正常	正常	缺失	无	无	限制性内衬
IV	正常	正常	正常	有	无	1. 处理撞击源
						2. 加大球头及内衬
V	正常	正常	正常	无	有	1. 更换组配件
						2. 加大球头及内衬
VI	正常	正常	正常	无	无	限制性内衬

Wera GD, Ting NT, Moric M, Paprosky WG, Sporer SM, Della Valle CJ. Classification and management of the unstable total hip arthroplasty. J Arthroplasty. 2012 May;27(5):710 - 715. 经 Elsevier 出版公司许可使用

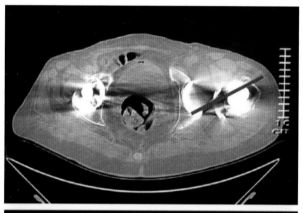

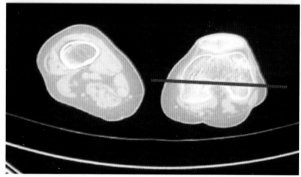

图 8.12 通过 CT 扫描测量假体柄的颈轴线与股骨髁间线夹角来判断柄前倾角
Wera GD, Ting NT, Moric M, Sporer SM, Jacobs JJ, Paprosky WG, Della Valle CJ. The Causes and Management of Hip Instability: An algorithmic approach. Seminars in Arthroplasty 2015;26(3)131–135. 经 Elsevier 出版公司许可使用

2.II 型——股骨假体位置不良

股骨假体位置不良作为髋关节脱位的病因发生率是较低的，约占其中的 8%[28]。有趣的是，如何通

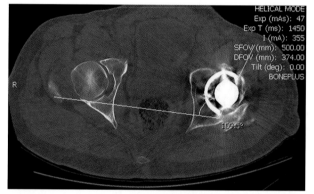

图 8.13 CT 扫描测量患者的臼杯前倾为 19.5°

过 X 线片去判断股骨的前倾角仍然是一个挑战，如何改进这种方法仍然是目前研究的一个课题[29]。我们建议使用 CT 扫描股骨柄颈的同时扫描股骨通髁线（图 8.12）。翻修股骨假体在大多数情况下比髋臼假体的翻修更具有挑战性，因此外科医生应该有明确的术前计划来移除固定良好但位置不良的股骨柄。与所有不稳定的翻修手术一样，所有的重建都必须优化，通常在翻修时会尽量使用大尺寸的股骨头，并考虑使用双动全髋关节。

3.III 型——外展肌无力

外展机制主要由臀中肌、臀小肌以及大转子组成。外展肌无力可由反复手术暴露、神经功能障碍、大转子不愈合或臀上神经损伤引起。在翻修病例中，外展肌功能不全是髋关节脱位的第二大危险因素[13]。假体位置良好而外展肌无力是限制性内衬的良好适

应证，如仅仅使用大直径股骨头，仍可出现较高的失败率，一些学者近来推荐使用双动全髋关节作为一种替代方法[30]。然而，在全髋关节置换术中使用限制性内衬通常伴随耐久性差和高失败率[31]。在骨缺损或臼杯固定不牢如 paprosky ⅢB 型髋臼缺损的情况下，使用限制性内衬是不合适的，因为可能发生臼杯松动或灾难性的假体脱出。在这种情况下，使用双动全髋或非限制性的三极假体是一种很有吸引力的选择，即便失败，在后续的重建中，也可以转换为限制性内衬。文献报道称，软组织重建如肌肉转位可以恢复外展肌力；然而，在这些技术上术者的经验参差不齐[32, 33]。同样，各种同种异体材料移植重建的效果也是疗效不一，尤其是在术后步态方面[34]。这是一群极具挑战性的患者，需要进行全面的术前教育，在我们的经验中，这组患者的失败率和再脱位率明显是最高的。

4.Ⅳ型——撞击

撞击是全髋关节置换术后不稳定的另一个主要原因，发病率占到这个系列中的 9%[27]。撞击的来源可能是骨、软组织或假体[35]。头颈比、肢体长度或偏心距不足都可能导致撞击。这种情况下，建议去除撞击的诱因，并使用更大的股骨头就可以纠正。

5.Ⅴ型——聚乙烯内衬的后期磨损

晚期脱位表现为随访多年功能良好的全髋关节置换术多年后出现脱位。随着内衬的磨损，相应的软组织松弛会造成脱位[36, 37]。目前的研究推测磨损产生的微粒可能会引起髋关节假体周围的炎症和肌肉损伤，这会加剧软组织松弛，导致进一步的整体不稳定。一些学者认为陶对陶界面可能会较少产生这种磨损，是这种界面额外的益处[38]。治疗就是界面的模块化更换，使用大尺寸的股骨头，同时确保臼杯和柄的位置是可以接受的。如果前倾角不在可接受的范围内，应该毫不犹豫地将臼杯翻修。

6.Ⅵ型——不明原因

这类全髋关节置换术后不稳定没有明确的病因，其具有合适的假体角度和位置，完整的外展机制，没有明显的撞击存在，也没有聚乙烯内衬磨损的表现。在这些困难的病例中，限制性内衬虽然不完美，但仍然被推荐使用，双动全髋关节是次选。在这组病例中，再脱位率很高，和其他不稳定的病因相比，优势比高达 7.6。

文献回顾

文献报道全髋关节置换术后不稳定的翻修效果不一，如前所述，我们认为寻找不稳定的主要原因是取得良好效果的关键，文献报道的疗效不确定性可能与未纠正脱位有关。此外，关键是要记住各方面都必须优化重建，以实现较低的再脱位率。

单独更换关节组件因为操作简单且发病率低对于医生来说是一个很有吸引力的选择，注册表数据也显示这是在不稳定的 THA 翻修时执行的最常见的策略[39]。然而文献报道效果参差不齐，因此需要强调通盘的术前计划和评估的重要性，术前需确认假体的位置以及髋关节软组织平衡。在一组 13 例复发性不稳定病例中全部更换组配件，12 例获得了成功[40]。同样，lachiewicz 等随访了 23 例保留部件翻修的全髋关节置换术（THA）反复脱位患者，其中有 17 例初次置换，6 例翻修患者。他们发现，初次置换组平均随访 4 年，再脱位率为 18%，翻修组平均随访期 3 年，再脱位率为 50%。因此，如果计划采用部分翻修的策略，则必须在手术中进行仔细的试模，对于位置不是特别理想的假体需要一个较低的容错阈值。

如上所述，我们的经验是大直径股骨头可以最大限度地提高头颈比和增加跳跃距离，因此在治疗不稳定型 THA 中是不可或缺的。使用高交联聚乙烯内衬可以应用尺寸更大的股骨头，但在临床上却不增加磨损[41, 42]。此外，在最近对 154 例金属对聚乙烯内衬的回顾性研究中，Triantafyllopoulos 等提出大直径的股骨头不一定会增加头颈部锥度的微动和腐蚀风险[43, 44]，而这种结果可能和研究设计相关。尽管许多学者描述了使用大直径股骨头来治疗髋关节不稳定的良好结果，但大多数的报告都混杂了多种治疗方法，通常联合了纠正假体位置的方法[12, 42]。然而，重要的是要认识到，在髋部外展肌无力的情况下，仅仅是更换大直径股骨头的处理往往是不够的。

在反复脱位的情况下，继发于神经功能障碍、外展肌功能不全和假体固定良好的虚弱患者，限制性髋臼内衬仍然是一种常见但有争议的治疗方案。限制性髋臼内衬被认为是一种补救性手术，只在假体和软组织的平衡都得到了优化但仍出现顽固性不稳定的情况下使用。限制性内衬可以加速磨损，由于假体界面应力增加可致髋臼假体的松动，限制性内衬的使用也被证明相应减少了运动范围[45, 46]。在翻修手术时使用限制性内衬的疗效不一，脱位率从2.4% 到29% 不等[47, 48]。这些均得益于手术设计，不同的手术设计对应于不同的成功率。最近，在许多过去可能会使用限制性内衬的病例中尝试使用了双动全髋来代替，就短期的随访来看，失败率似乎要低一些。需要进一步研究以确定这些界面在这些极端情况下的疗效。

　　双动全髋关节由于具有良好的头颈比和抗脱位能力而得到了广泛的应用。类似和选择大直径的股骨头一样，与 36 mm 以下的股骨头直径相比，其脱位率较低[49]。有了这种产品，早期被认为是高脱位风险的患者仍然是有希望治疗的[50]。此外，双动全髋可能适用于使用限制性内衬的情况，包括外展肌功能不全的情况。从短期随访来看，无论是我们自己的经验还是文献报道，其失败率似乎很低。对来自瑞典全髋关节置换术登记系统的 228 名慢性不稳定性患者进行翻修治疗，平均随访 2 年，Hailer 等报道了 2% 的再翻修率，以复发脱位再翻修为终点，存活率为 99%[51]。同样，在 180 例使用双动臼杯翻修治疗复发不稳定的病例中，Mertl 等报道了术后再脱位一次发生率为4.8% 和反复再脱位率为 1.4%[52]。然而，双动全髋确实存在包括假体间脱位的风险以及这两个界面间磨损的潜在问题[49, 53]，因而需要在这方面做进一步的研究，以确定这些界面的功效及其长期生存率。

病例治疗

　　在这个展示病例中，患者有许多不稳定的危险因素，包括先前中风病史并有肢体无力和原发股骨头坏死的初步诊断。然而，X 线片（**图 8.7**）和随后的CT（**图 8.14**）髋臼假体前倾角不够（1 型不稳定），术中所见髋臼假体没有前倾，股骨的前倾合适。原髋

臼被移除，新的髋臼杯增加了前倾。在测试时使用了可以匹配臼杯和股骨柄最大尺寸的股骨头（44 mm），整个运动范围内关节可以保持稳定。此后患者没有出现过脱位（**图 8.15**）。

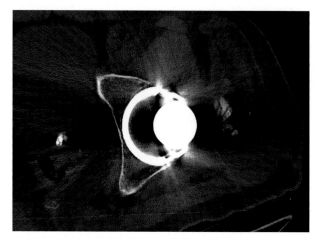

图 8.14 患者翻修前行骨盆 CT 扫描见臼杯前倾角欠佳

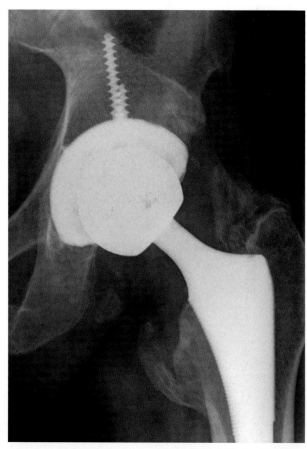

图 8.15 最终翻修术后 9 个月髋关节正位 X 线片见假体位置良好，无脱位

总结

全髋关节置换术后不稳定的处理是很有挑战性的。然而，通过识别和纠正不稳定的主要病因，医生可以为患者提供一个获得稳定的 THA 的机会。

参考文献

[1] Bozic KJ, Kurtz SM, Lau E, Ong K, Vail TP, Berry DJ. The epidemiology of revision total hip arthroplasty in the United States. J Bone Joint Surg Am. 2009;91:128-133.

[2] Bozic KJ, Kamath AF, Ong K, et al. Comparative epidemiology of revision arthroplasty: failed tha poses greater clinical and economic burdens than failed TKA. Clin Orthop Relat Res. 2015;473:2131-2138.

[3] Phillips CB, Barrett JA, Losina E, et al. Incidence rates of dislocation, pulmonary embolism, and deep infection during the first six months after elective total hip replacement. J Bone Joint Surg Am. 2003;85-A: 20-26.

[4] Morison Z, Moojen DJ, Nauth A, et al. Total hip arthroplasty after acetabular fracture is associated with lower survivorship and more complications. Clin Orthop Relat Res. 2016;474(2):392-398.

[5] Elkins JM, Daniel M, Pedersen DR, et al. Morbid obesity may increase dislocation in total hip patients: a biomechanical analysis. Clin Orthop Relat Res. 2013;471:971-980.

[6] Paxton EW, Inacio MC, Singh JA, Love R, Bini SA, Namba RS. Are there modifiable risk factors for hospital readmission after total hip arthroplasty in a US healthcare system? Clin Orthop Relat Res. 2015;473: 3446-3455.

[7] Best MJ, Buller LT, Gosthe RG, Klika AK, Barsoum WK. Alcohol misuse is an independent risk factor for poorer postoperative outcomes following primary total hip and total knee arthroplasty. J Arthroplast. 2015;30:1293-1298.

[8] Yoshimoto K, Nakashima Y, Yamamoto T, et al. Dislocation and its recurrence after revision total hip arthroplasty. Int Orthop. 2016;40(8):1625-1630.

[9] Hopley C, Stengel D, Ekkernkamp A, Wich M. Primary total hip arthroplasty versus hemiarthroplasty for displaced intracapsular hip fractures in older patients: systematic review. BMJ. 2010;340:c2332.

[10] Krenzel BA, Berend ME, Malinzak RA, et al. High preoperative range of motion is a significant risk factor for dislocation in primary total hip arthroplasty. J Arthroplast. 2010;25:31-35.

[11] Soong M, Rubash HE, Macaulay W. Dislocation after total hip arthroplasty. J Am Acad Orthop Surg. 2004;12:314-321.

[12] Amstutz HC, Le Duff MJ, Beaule PE. Prevention and treatment of dislocation after total hip replacement using large diameter balls. Clin Orthop Relat Res. 2004;429:108-116.

[13] Wetters NG, Murray TG, Moric M, Sporer SM, Paprosky WG, Della Valle CJ. Risk factors for dislocation after revision total hip arthroplasty. Clin Orthop Relat Res. 2013;471:410-416.

[14] Sheth D, Cafri G, Inacio MC, Paxton EW, Namba RS. Anterior and anterolateral approaches for THA are associated with lower dislocation risk without higher revision risk. Clin Orthop Relat Res. 2015;473:3401-3408.

[15] De Geest T, Fennema P, Lenaerts G, De Loore G. Adverse effects associated with the direct anterior approach for total hip arthroplasty: a Bayesian meta-analysis. Arch Orthop Trauma Surg. 2015;135: 1183-1192.

[16] Pellicci PM, Bostrom M, Poss R. Posterior approach to total hip replacement using enhanced posterior soft tissue repair. Clin Orthop Relat Res. 1998;355: 224-228.

[17] Kim YS, Kwon SY, Sun DH, Han SK, Maloney WJ. Modified posterior approach to total hip arthroplasty to enhance joint stability. Clin Orthop Relat Res. 2008;466:294-299.

[18] Lee GC, Marconi D. Complications following direct anterior hip procedures: costs to both patients and surgeons. J Arthroplast. 2015;30:98-101.

[19] Cuckler JM, Moore KD, Lombardi Jr AV, McPherson E, Emerson R. Large versus small femoral heads in metal-on-metal total hip arthroplasty. J Arthroplast. 2004;19:41-44.

[20] Haughom BD, Plummer DR, Moric M, Della Valle CJ. Is there a benefit to head size greater than 36 mm in total hip arthroplasty? J Arthroplast. 2016;31(1):152-155.

[21] Lewinnek GE, Lewis JL, Tarr R, Compere CL, Zimmerman JR. Dislocations after total hip-replacement arthroplasties. J Bone Joint Surg Am. 1978;60:217-220.

[22] Abdel MP, von Roth P, Jennings MT, Hanssen AD, Pagnano MW. What safe zone? The vast majority of dislocated THAs are within the Lewinnek safe zone for acetabular component position. Clin Orthop Relat Res. 2016;474(2):386-391.

[23] Woo RY, Morrey BF. Dislocations after total hip arthroplasty. J Bone Joint Surg Am. 1982;64: 1295-1306.

[24] Della Valle C, Parvizi J, Bauer TW, et al. American Academy of Orthopaedic Surgeons clinical practice guideline on: the diagnosis of periprosthetic joint infections of the hip and knee. J Bone Joint Surg Am. 2011;93:1355-1357.

[25] Dewal H, Maurer SL, Tsai P, Su E, Hiebert R, Di Cesare PE. Efficacy of abduction bracing in the management of total hip arthroplasty dislocation. J Arthroplast. 2004;19:733-738.

[26] Murray TG, Wetters NG, Moric M, Sporer SM, Paprosky WG, Della Valle CJ. The use of abduction bracing for the prevention of early postoperative dislocation after revision total hip arthroplasty. J Arthroplast. 2012;27:126-129.

[27] Wera GD, Ting NT, Moric M, Paprosky WG, Sporer SM, Della Valle CJ. Classification and management of the unstable total hip arthroplasty. J Arthroplasty. 2012;27:710-715.

[28] Nho JH, Lee YK, Kim HJ, Ha YC, Suh YS, Koo KH. Reliability and validity of measuring version of the acetabular component. J Bone Joint Surg Br. 2012;94:32-36.

[29] Lee YK, Kim TY, Ha YC, Kang BJ, Koo KH. Radiological measurement of femoral stem version using a modified Budin method. Bone Joint J. 2013; 95-B:877-880.

[30] Mont MA, Issa K, Naziri Q, Harwin SF, Delanois RE, Johnson AJ. The use of dual-mobility bearings in difficult hip arthroplasty reconstructive cases. Surg Technol Int.

2011;21:234-240.

[31] Della Valle CJ, Chang D, Sporer S, Berger RA, Rosenberg AG, Paprosky WG. High failure rate of a constrained acetabular liner in revision total hip arthroplasty. J Arthroplast. 2005;20:103-107.

[32] Whiteside LA. Surgical technique: Gluteus maximus and tensor fascia lata transfer for primary deficiency of the abductors of the hip. Clin Orthop Relat Res. 2014;472:645-653.

[33] Grob K, Monahan R, Gilbey H, Ackland T, Kuster MS. Limitations of the vastus lateralis muscle as a substitute for lost abductor muscle function: an anatomical study. J Arthroplast. 2015;30(12):2338-2342.

[34] Drexler M, Abolghasemian M, Kuzyk PR, et al. Reconstruction of chronic abductor deficiency after revision hip arthroplasty using an extensor mechanism allograft. Bone Joint J. 2015;97-B:1050-1055.

[35] Malik A, Maheshwari A, Dorr LD. Impingement with total hip replacement. J Bone Joint Surg Am. 2007; 89:1832-1842.

[36] Von Knoch M, Berry DJ, Harmsen WS, Morrey BF. Late dislocation after total hip arthroplasty. J Bone Joint Surg Am. 2002;84-A:1949-1953.

[37] Orozco F, Hozack WJ. Late dislocations after cementless total hip arthroplasty resulting from polyethylene wear. J Arthroplast. 2000;15:1059-1063.

[38] Hernigou P, Roussignol X, Delambre J, Poignard A, Flouzat-Lachaniette CH. Ceramic-on-ceramic THA associated with fewer dislocations and less muscle degeneration by preserving muscle progenitors. Clin Orthop Relat Res. 2015;473:3762-3769.

[39] Salassa T, Hoeffel D, Mehle S, Tatman P, Gioe TJ. Efficacy of revision surgery for the dislocating total hip arthroplasty: report from a large community registry. Clin Orthop Relat Res. 2014;472:962-967.

[40] Toomey SD, Hopper Jr RH, McAuley JP, Engh CA. Modular component exchange for treatment of recurrent dislocation of a total hip replacement in selected patients. J Bone Joint Surg Am. 2001;83-A:1529-1533.

[41] Lachiewicz PF, Soileau E, Ellis J. Modular revision for recurrent dislocation of primary or revision total hip arthroplasty. J Arthroplast. 2004;19:424-429.

[42] Beaule PE, Schmalzried TP, Udomkiat P, Amstutz HC. Jumbo femoral head for the treatment of recurrent dislocation following total hip replacement. J Bone Joint Surg Am. 2002;84-A:256-263.

[43] Triantafyllopoulos GK, Elpers ME, Burket JC, Esposito CI, Padgett DE, Wright TM. Otto Aufranc Award: large heads do not increase damage at the head-neck taper of metal-on-polyethylene total hip arthroplasties. Clin Orthop Relat Res. 2016;474(2): 330-338.

[44] Kung PL, Ries MD. Effect of femoral head size and abductors on dislocation after revision THA. Clin Orthop Relat Res. 2007;465:170-174.

[45] Shrader MW, Parvizi J, Lewallen DG. The use of a constrained acetabular component to treat instability after total hip arthroplasty. J Bone Joint Surg Am. 2003;85-A:2179-2183.

[46] Rady AE, Asal MK, Bassiony AA. The use of a constrained cementless acetabular component for instability in total hip replacement. Hip Int. 2010;20: 434-439.

[47] Goetz DD, Bremner BR, Callaghan JJ, Capello WN, Johnston RC. Salvage of a recurrently dislocating total hip prosthesis with use of a constrained acetabular component. A concise follow-up of a previous report. J Bone Joint Surg Am. 2004;86-A:2419-2423.

[48] Shapiro GS, Weiland DE, Markel DC, Padgett DE, Sculco TP, Pellicci PM. The use of a constrained acetabular component for recurrent dislocation. J Arthroplast. 2003;18:250-258.

[49] Odland AN, Sierra RJ. Intraprosthetic dislocation of a contemporary dual-mobility design used during conversion THA. Orthopedics. 2014;37:e1124-1128.

[50] Mohammed R, Hayward K, Mulay S, Bindi F, Wallace M. Outcomes of dual-mobility acetabular cup for instability in primary and revision total hip arthroplasty. J Orthop Traumatol. 2015;16:9-13.

[51] Hailer NP, Weiss RJ, Stark A, Karrholm J. Dualmobility cups for revision due to instability are associated with a low rate of re-revisions due to dislocation: 228 patients from the Swedish Hip Arthroplasty Register. Acta Orthop. 2012;83:566-571.

[52] Mertl P, Combes A, Leiber-Wackenheim F, Fessy MH, Girard J, Migaud H. Recurrence of dislocation following total hip arthroplasty revision using dual mobility cups was rare in 180 hips followed over 7 years. HSS J. 2012;8:251-256.

[53] Fabry C, Langlois J, Hamadouche M, Bader R. Intraprosthetic dislocation of dual-mobility cups after total hip arthroplasty: potential causes from a clinical and biomechanical perspective. Int Orthop. 2016;40(5): 901-906.

第九章　全髋关节置换术中下肢不等长的防治

Peter K. Sculco, Thomas P. Sculco

病例

72 岁女性患者，严重右髋骨性关节炎，保守治疗效果欠佳。患者 6 年前行左侧全髋关节置换术，术后诉下肢不等长（左侧较右侧长）（**图 9.1**）。同时，尽管没有下肢神经症状，但由于持续性腰背痛而行腰椎融合手术。患者并没有使用鞋垫，且站立时并未感觉有更明显的不等长。患者要求行右侧全髋关节置换术，并希望借此解决下肢不等长问题。

流行病学

THA 后下肢不等长（LLD）的发生率介于 1%~30% 之间，取决于 LLD 参考标准[1-4]。虽然部分研究报道中，LLD 达到 2 cm 才会造成轻微功能影响，但其他研究发现大于 5 mm 的肢体长度差异与患者满意度下降相关[5-8]。Beard 等[6]发现 LLD > 10 mm 的患者 Oxford 髋关节评分显著性降低。同时，Mancuso 和 Sculco[9]证实 LLD 是 THA 后临床结果较差的独立危险因素。有症状的 LLD 包括跛行、腰背痛、代偿性骨盆倾斜，增加步行时能量的消耗，神经麻痹[8, 10-12]。功能受限加上患者情绪不满使下肢不等长问题成为 THA 后最常见的诉讼原因[3, 8, 13]。基于所有这些原因，THA 中实现肢体长度相等至关重要，应最大限度缩小长度差异。然而，实现下肢等长并不总是能实现。例如，如果手术侧下肢在术前较长，缩短肢体长度可能会导致假体不稳。对侧肢体短缩可能继发于创伤、感染、骨骼发育不良或生长板停滞。相

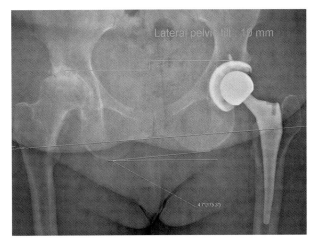

图 9.1 站立位正位双平板 X 线片提示左侧生物型 THA 及严重右髋骨性关节炎。闭孔下缘连线与股骨小转子的画线提示存在 1.4 cm 的显著 LLD 以及代偿性的骨盆倾斜

反，由于坐骨神经损伤的风险，术肢通常不能延长超过 2.5~4 cm[8]。在这些情况下，改变患者术后期望值的术前宣教至关重要，以便患者对 THA 后残留的 LLD 做好心理准备。

预防

患者术前既往史和体格检查应鉴别关节外原因导致的 LLD，如先天性下肢畸形，儿童生长板停滞，创伤，感染以及任何既往手术史。病史采集还应包括患者对肢体长度不等的主观感受和术侧或对侧鞋垫使用情况。卷尺测量可以用来判定真性（结构性的）和外观（功能性的）LLD。真性（结构性的）下肢长度应当从髂前上棘测量到内踝。外观（功能性

的）LLD 是下肢结构性差异加上任何骨盆位置改变或软组织挛缩而影响下肢位置。功能性 LLD 是分别从脐到同侧内踝进行测量。任何患者对下肢不等长是有主观感知的，应通过在短缩肢体下方放置不同高度的木块，直到患者感觉到两侧长度相等的木块试验进行量化。髋关节和膝关节周围的任何软组织挛缩都可能会导致功能性肢体长度差异，应予以鉴别。

此外，应对患者和影像学检查进行评估，以明确是否存在骨盆倾斜。骨盆倾斜可以是原发性或继发性的，这取决于其病因。原发性骨盆倾斜起源于脊柱病变，如腰骶椎侧弯或有腰骶椎融合。继发性（或代偿性）骨盆倾斜是由于结构性肢体长度差异或软组织挛缩导致的功能性 LLD。为此，骨盆代偿性地向上或向下倾斜，以使双脚能接触地面。大多数继发性（或代偿性）骨盆倾斜是可逆的，一旦软组织挛缩或结构性肢体长度差异得到有效处理，倾斜将会得到自然纠正。原发性骨盆倾斜患者常存在固定性的骨盆倾斜。而区分固定性还是可逆性骨盆倾斜的方法就是评估站立位和坐位时的患者情况[14]。可逆性骨盆倾斜将会在坐位时被纠正（根据髂峰的位置进行评估）。上述病例中，患者影像学资料显示其从站立位到坐位引起的骨盆倾斜变化。因患者有腰椎融合术病史，尚不清楚其骨盆倾斜是固定的还是可逆性的。于坐位时的 EOS X 线片提示髂峰影像上对称（**图 9.2**），并确定患者具有代偿性骨盆倾斜，这是为弥补 1.4 cm 的肢体长度差异而产生的。无论骨盆倾斜是固定的还是可逆的，均影响术前模板的测量以及计划术后下肢长度。可逆性倾斜术后会自行矫正，术前可不必考虑。固定性骨盆倾斜术后不会自行纠正，因此必须纳入术前计划。在此病例中，由于骨盆倾斜被证实具有代偿性，基于骨盆倾斜随时间推移可纠正的假设下，右下肢计划进行延长以达到下肢均衡。

进行 THA 之前对 LLD 进行放射学评估，对于制订术前计划来说是至关重要的，这将有助于术中充分恢复肢体长度。肢体长度差异可以通过在骨盆正位片上选择两个对称点进行测量（如髋臼泪滴、闭孔上缘或下缘、坐骨下缘），并在股骨侧上取两个固定参考点（最常用的是小转子最内侧或最高点）[15]。

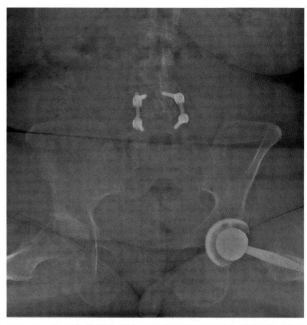

图 9.2 患者术前坐位正位 X 线片提示原有骨盆倾斜坐立时得到纠正，证实其骨盆倾斜尚可纠正

这两个测量值之间的差异反映了两侧肢体之间估计的关节内 LLD。在大多数接受 THA 的患者中，术侧下肢因关节内软骨缺损存在 2~3 mm 的短缩。人工关节植入后，当股骨头和髋臼中心或旋转中心恢复，短缩就会得到纠正。

术前模板测量可用于估计假体尺寸和预计假体位置与解剖标志的关系。术中预期延长下肢的长度等于髋臼设定中心或旋转点与股骨头旋转中心点之间的距离[16]。髋臼假体的内下缘通常位于髋臼泪滴或稍低的水平。髋臼杯应位于上方髋臼顶内，深度达软骨下骨。然后标记股骨头的旋转中心。选择与股骨近端大小和形状相匹配的股骨侧假体，同时恢复股骨旋转中心，标记和测量股骨颈截骨与小转子的关系。**图 9.3** 表示关节软骨磨损造成术前模板测量存在 3 mm 的关节内 LLD。通过术前模板测量和术中执行系统方案，下肢长度可以可靠地得到恢复（**图 9.4**）。在实现肢体等长的准确度方面，Woolson 等[17] 使用术前模板测量以确定股骨颈截骨水平，报道 THA 后 86% 的 LLD < 6 mm，97% 的 LLD 在 10 mm 以内。

通常，股骨头骨质明显缺损，或者严重屈曲和/或外旋挛缩畸形，使得难以准确地模板测量肢体长度

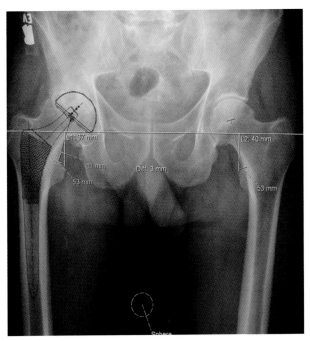

图 9.3　对右髋关节内关节软骨丢失造成的 3 mm LLD 的患者进行术前模板测量

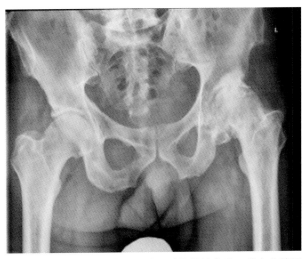

图 9.5　47 岁男性患者，左髋严重骨性关节炎，并存左髋屈曲、外旋挛缩，术前站立位骨盆正位片。由于软组织挛缩，不能准确估计垂直颈长和股骨偏心距，所以不能对左髋部进行术前模板测量

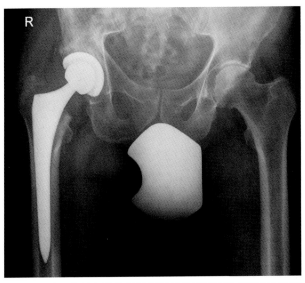

图 9.4　站立位骨盆平片显示根据术前模板测量术后准确恢复肢体长度和偏距

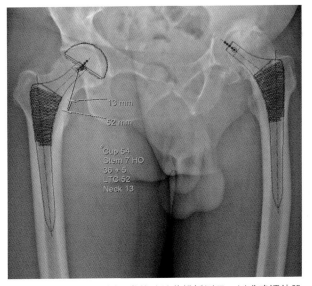

图 9.6　术前进行对侧正常的髋关节模板测量，以准确评估股骨和髋臼假体放置位置，小转子到股骨头中心距离，股骨颈截骨位置。需要高偏距的股骨柄来恢复正常的股骨解剖结构。左侧髋关节覆盖的模板显示由于外旋挛缩导致规划的股骨假体偏心距减少

差异和小转子到股骨头中心（LTC）的距离。**图 9.5** 显示一位严重左髋骨性关节炎的 47 岁男性患者骨盆正位片，伴有 20° 屈曲和 30° 外旋挛缩（**图 9.5**）。屈曲挛缩会减少 LTC 的测量值，而外旋挛缩会低估真实的股骨偏心距（**图 9.6**）。在这种情况下，可以利用对侧髋进行恰当的模板测量做参考（**图 9.6**）。

当双侧髋关节存在软组织挛缩或骨骼畸形时，可以利用计算机断层扫描（CT 扫描）或双平面 X 线片来获得肢体长度更准度的评估（**图 9.7** 和**图 9.8**）。对此例患者，利用对侧进行肢体长度测量，使其能够准确地恢复肢体长度，从而解决其功能性肢体长度差异的问题（**图 9.9**）。

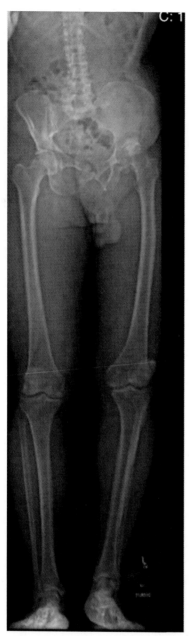

图 9.7 站立时 EOS 前后位 X 线片提示：严重屈曲和外旋挛缩导致功能性下肢不等长。这种双平面挛缩不能通过半骨盆倾斜来代偿。失去骨盆倾斜的代偿，存在着功能性的 LLD 且站立时足后跟离地

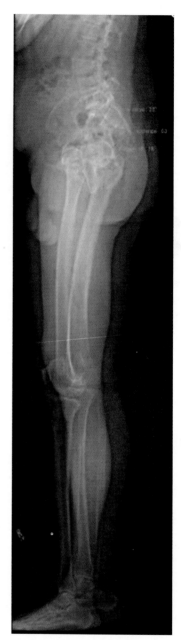

图 9.8 站立位 EOS 侧位片可用来测量每侧下肢肢体长度，不存在因左髋部屈曲挛缩导致短缩的影响

利用测量小转子到股骨头中心的距离是重建股骨头旋转中心的精确方法，但是未考虑髋臼假体的位置。评估因髋臼侧和股骨侧假体位置而导致肢体累加长度变化的方法，需要使用股骨和骨盆术中标记物。通常，在髋关节脱位前，一枚斯氏针置于坐骨，第二枚斯氏针置于股骨大转子。测量两支斯氏针的距离，放置假体试模，复位髋关节，测量两个

针之间的距离以计算肢体长度的变化。已经设计出了数种测量卡尺用于这种基本测量方法 [6, 18-21]。这种测量方法的准确度取决于重复肢体相同位置进行测量（假体试模前后），因为髋关节内收屈曲的轻微变化会导致测量的不准确性 [22]。其他术中评估髋臼和股骨侧假体位置和下肢总体长度的方法包括术中透视、计算机辅助导航或机器人手术 [18, 23-27]。

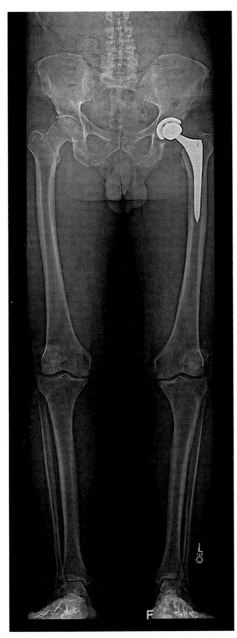

图9.9 术后骨盆正位片表明精确恢复了下肢长度以及偏心距，并解决了屈曲及外旋挛缩畸形。功能性的LLD也可以有效解决，双足能平放于地面

最近的一项研究表明，通过透视下比较传统的后外侧入路、导航下后外侧入路和直接前入路在肢体长度精确度方面没有差异。这三种入路显示平均精确度为3 mm[26]。无论使用哪种测量技巧或技术，制订一个仔细的术前计划和在手术过程中用标准化的方法评估肢体长度是非常重要的。通过详尽地了解术前LLD，关节周围软组织的挛缩需要细致的术前模

板测量，术中测量标志点以评估肢体长度的变化，发生术后不可预见性LLD的风险才能降到最低。

如果术中需要过度延长下肢长度来获得关节足够稳定性，则应该怀疑假体位置不理想。对于此类病例，重新调整髋臼（更常见）或股骨假体（相对少见）前倾角（加大或减少），可以获得良好的关节稳定性而不存在下肢延长。对于"感觉不好"病例，术中仔细试模以及必要的透视有助于避免这种无意的下肢延长。

THA 后 LLD 的诊治

THA后LLD的诊断依赖于临床和影像学的检查。首先，必须判断术后肢体长度差异是功能性的还是结构性的，如果是结构性的，必须判断是来源于关节内还是关节外。如THA之前存在严重外展、屈曲或内收挛缩畸形，术后仍有可能继续存在功能性的LLD，可能需要6个月的时间恢复正常，在此期间，患者需避免垫高鞋垫[14]。

大多数患者将会适应LLD。大多数结构性LLD的患者不需要进行手术治疗。5 mm以内的肢体长度差异不会引起步态的显著变化，且患者常无感觉。

对于术后早期有症状的患者，为改善因外展挛缩引起的显著LLD，进行外展肌群的拉伸和力量训练的理疗往往有益。如果数个月后患者仍然存在症状，部分研究表明运用简单的增高鞋来改善下肢功能性长度差异达2 cm时，结果是满意的[2]。

大多数LLD的患者通过单纯观察来处理，多数LLD的患者会最终适应。一项关于56例患者术后出现平均9 mm的LLD研究，12例（43%）在术后3个月可感觉下肢不等长，而18例（33%）在术后1年可感知[28]。对于那些有持续症状性的LLD，大部分患者通过鞋垫放置来治疗。鞋内的鞋垫可用于校正多达2 cm的LLD。对于那些不能忍受鞋垫和症状逐渐增加的患者，手术可能是一种选择。如果对侧髋关节炎进行THA，那么手术时可以实现肢体长度均衡（图9.1、图9.2、图9.7和图9.8）。对于没有对侧关节炎的患者，可以考虑行同侧肢体短缩的翻修手术，但应谨慎行事，以避免引起术后关节

不稳。根据 LLD 的原因，翻修手术可能需要髋臼杯的翻修、组合式股骨头的更换、股骨柄的翻修或者两部件的翻修。在评估这些患者时，确定假体前倾角是否合适是很重要的。一个常见的情况是，造成不稳的深层原因是臼杯或股骨柄前倾或者两者都不恰当，但医生不经意地术中延长下肢来获得软组织的稳定性。在这些情况中，假体翻修至合适的前倾有助于医生有效缩短下肢长度同时维持可接受的关节稳定性。术后有不稳定风险的患者也可以通过使用半限制性（如双动结构）或限制性内衬来处理。Parvizi 等[29]回顾了 21 例因症状性 LLD 而进行翻修并下肢短缩术的患者，报道其中 19 例对术后结果满意，没有一例出现术后不稳定。下肢长度均衡的另一种选择是同侧肢体股骨远端的直接缩短。虽然此治疗方案存在一些妥协（如膝关节将不等高），但技术较简单，对于患者而言具有低致残性和低风险性[30]。治疗 THA 后显著延长（＞2 cm）的其他方法包括两例患者通过髓内钉牵张成骨获得肢体长度均衡和下肢功能改善[31]。

病例治疗

尽管术前通过 X 线片测量肢体长度差异为 1.4 cm，但基于木块测试的功能性 LLD 为 1 cm，此为术中右下肢计划延长量。术前的体格检查和站立/坐位的 EOS X 线片提示骨盆倾斜具有可复性。该患者采用后外侧入路进行生物型的初次 THA 置换，由于患者为老年女性伴腰椎融合史，为降低关节术后不稳风险选用双动全髋。在髋关节解剖中心植入 52 mm 的髋臼杯，根据解剖结构打到髋臼顶的中心，根据股骨解剖 LTC 测量值进行下肢延长以提高 LTC 期望。术后 6 周随访时的站立位 X 线片提示骨盆倾斜获得纠正（图 9.10）。患者可以不使用辅助装置行走，下腰痛症状得到改善，主观感觉下肢长度无差异。

总结

所有接受全髋关节置换术的患者，术前评估均应当包括对肢体不等长的准确评估。使用卷尺和已

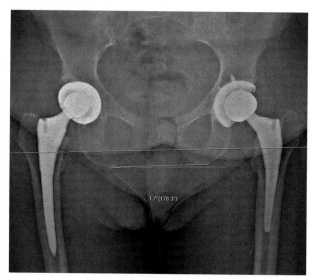

图 9.10 术后站立位 EOS X 线片提示双下肢等长，术后 4 周随访时柔性骨盆倾斜接近恢复。减少股骨颈截骨和增加股骨的 LTC，从而延长下肢

知厚度的木块来进行体格检查，能够鉴别实际和表象的肢体长度差异。注意是否存在关节周围挛缩和骨盆倾斜，并在术前模板测量时纳入考虑因素。站立骨盆正位 X 线片可以测量关节内结构性下肢长度的差异。术前模板测量是必要的，有助于提前规划好假体的尺寸和获取重建髋臼和股骨头旋转中心的位置，计算好下肢延长的长度和股骨颈截骨的位置。术中，股骨颈的截骨长度以及小转子到股骨头的中心可用于评估下肢长度。术中使用卡尺、透视或导航也可用于评估髋臼和股骨假体的位置。术前应告知患者何种原因的下肢不等长可以通过 THA 得以纠正，哪些情况可能术后仍然残留肢体不等长。术后大部分下肢不等长患者较轻微并且无症状。有症状的患者常可在术后早期进行物理治疗，少数患者经治疗后仍然存在症状时可以使用鞋垫。当肢体不等长情况严重且使用鞋垫无效时，采用翻修手术可获得较理想的临床疗效。

参考文献

[1] Roder C, Vogel R, Burri L, Dietrich D, Staub LP. Total hip arthroplasty: leg length inequality impairs functional outcomes and patient satisfaction. BMC Musculoskelet Disord. 2012;13:95. doi:10.1186/1471-2474-13-95.
[2] Gurney B. Leg length discrepancy. Gait Posture.

2002;15(2):195–206.

[3] Maloney WJ, Keeney JA. Leg length discrepancy after total hip arthroplasty. J Arthroplast. 2004;19(4 Suppl 1):108–110.

[4] Desai AS, Dramis A, Board TN. Leg length discrepancy after total hip arthroplasty: a review of literature. Curr Rev Musculoskelet Med. 2013;6(4):336–341.

[5] Austin MS, Hozack WJ, Sharkey PF, Rothman RH. Stability and leg length equality in total hip arthroplasty. J Arthroplast. 2003;18(3 Suppl 1):88–90.

[6] Beard DJ, Palan J, Andrew JG, Nolan J, Murray DW. Incidence and effect of leg length discrepancy following total hip arthroplasty. Physiotherapy. 2008;94:91–96.

[7] Clark CR, Huddleston HD, Schoch 3rd EP, Thomas BJ. Leg-length discrepancy after total hip arthroplasty. J Am Acad Orthop Surg. 2006;14(1):38–45.

[8] Hofmann AA, Skrzynski MC. Leg-length inequality and nerve palsy in total hip arthroplasty: a lawyer awaits! Orthopedics. 2000;23(9):943–944.

[9] Mancuso CA, Jout J, Salvati EA, Sculco TP. Fulfillment of patients' expectations for total hip arthroplasty. J Bone Joint Surg Am. 2009;91(9):2073–2078.

[10] Gurney B, Mermier C, Robergs R, Gibson A, Rivero D. Effects of limb-length discrepancy on gait economy and lower-extremity muscle activity in older adults. J Bone Joint Surg Am. 2001;83-A(6):907–915.

[11] Giles LG, Taylor JR. Low-back pain associated with leg length inequality. Spine (Phila Pa 1976). 1981;6(5):510–521.

[12] Friberg O. Clinical symptoms and biomechanics of lumbar spine and hip joint in leg length inequality. Spine (Phila Pa 1976). 1983;8(6):643–651.

[13] Hofmann AA, Bolognesi M, Lahav A, Kurtin S. Minimizing leg-length inequality in total hip arthroplasty: use of preoperative templating and an intraoperative x-ray. Am J Orthop (Belle Mead NJ). 2008;37(1):18–23.

[14] Ranawat CS, Rodriguez JA. Functional leg-length inequality following total hip arthroplasty. J Arthroplast. 1997;12(4):359–364.

[15] Della Valle AG, Padgett DE, Salvati EA. Preoperative planning for primary total hip arthroplasty. J Am Acad Orthop Surg. 2005;13(7):455–462.

[16] Stans AA, Pagnano MW, Shaughnessy WJ, Hanssen AD. Results of total hip arthroplasty for crowe type III developmental hip dysplasia. Clin Orthop Relat Res. 1998;348:149–157.

[17] Woolson ST, Hartford JM, Sawyer A. Results of a method of leg-length equalization for patients undergoing primary total hip replacement. J Arthroplast. 1999;14(2):159–164.

[18] Shiramizu K, Naito M, Shitama T, Nakamura Y, Shitama H. L-shaped caliper for limb length measurement during total hip arthroplasty. J Bone Joint Surg Br. 2004;86(7):966–969.

[19] Jasty M, Webster W, Harris W. Management of limb length inequality during total hip replacement. Clin Orthop Relat Res. 1996;333:165–171.

[20] Ranawat CS. The pants too short, the leg too long! Orthopedics. 1999;22(9):845–846.

[21] Huddleston HD. An accurate method for measuring leg length and hip offset in hip arthroplasty. Orthopedics. 1997;20(4):331–332.

[22] Sarin VK, Pratt WR, Bradley GW. Accurate femur repositioning is critical during intraoperative total hip arthroplasty length and offset assessment. J Arthroplast. 2005;20(7):887–891.

[23] Xue E, Su Z, Chen C, Wong PK, Wen H, Zhang Y. An intraoperative device to restore femoral offset in total hip arthroplasty. J Orthop Surg Res. 2014;9:58. doi:10.1186/s13018-014-0058-7.

[24] Spencer JM, Day RE, Sloan KE, Beaver RJ. Computer navigation of the acetabular component: a cadaver reliability study. J Bone Joint Surg Br. 2006;88(7):972–975.

[25] Beamer BS, Morgan JH, Barr C, Weaver MJ, Vrahas MS. Does fluoroscopy improve acetabular component placement in total hip arthroplasty? Clin Orthop Relat Res. 2014;472(12):3953–3962.

[26] Nam D, Sculco PK, Abdel MP, Alexiades MM, Figgie MP, Mayman DJ. Leg-length inequalities following THA based on surgical technique. Orthopedics. 2013;36(4):e395–400.

[27] Dorr LD, Malik A, Wan Z, Long WT, Harris M. Precision and bias of imageless computer navigation and surgeon estimates for acetabular component position. Clin Orthop Relat Res. 2007;465:92–99.

[28] Konyves A, Bannister GC. The importance of leg length discrepancy after total hip arthroplasty. J Bone Joint Surg Br. 2005;87(2):155–157.

[29] Parvizi J, Sharkey PF, Bissett GA, Rothman RH, Hozack WJ. Surgical treatment of limb-length discrepancy following total hip arthroplasty. J Bone Joint Surg Am. 2003;85-A(12):2310–2317.

[30] Bhaskar D, Nagal, H, Kay PR. Distal femoral shortening osteotomy for limb length equalisation after total hip replacement published online. Bone Joint J. June 1st, 2016.

[31] Thakral R, Johnson AJ, Specht SC, et al. Limb-length discrepancy after total hip arthroplasty: novel treatment and proposed algorithm for care. Orthopedics. 2014;37(2):101–106.

第十章　慢性深部假体周围感染

Kevin I. Perry, Arlen D. Hanssen

病例

女性，64岁，5年前在外院行全髋关节置换术（THA）。术后功能恢复良好，术口正常愈合。术后6个月患者出现渐进性的腹股沟及臀部疼痛。休息时疼痛存在，活动时症状加重。患者疼痛症状在几周前加重，但并无其他不适。实验室检查提示：血沉和 c – 反应蛋白分别为77 mm/h（正常值0~29 mm/h）及35 mg/L（正常值< 8.0 mg/L）。髋关节穿刺后关节液性检查结果是白细胞计数13 500，中性粒细胞为89%。细菌培养结果为耐甲氧西林金黄色葡萄球菌（MRSA）。**图10.1** 为患者髋部X线片。

假体周围感染（PJI）的流行病学

全髋关节置换术（THA）对于髋关节炎晚期患者来说是一种成功且效果持久的手术[1]。美国每年的THA手术量逐年增加，到2030年其总量可能达到400万台[2]。慢性的深部假体周围感染（PJI）是THA一种罕见但灾难性的并发症，往往导致费用增加，住院时间延长，临床效果差[3]。尽管PJI发生率在不同文献中有差异，但大部分关节置换中心报道其为0.2%~2%（初次THA）以及2%~4%（THA翻修）[4-6]。目前，感染是THA翻修的第三大原因[7]。

PJI 的风险因素

感染发生的风险因素分为：

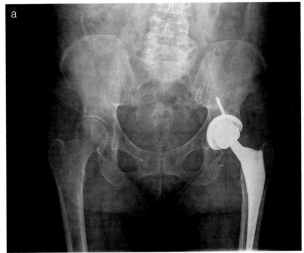
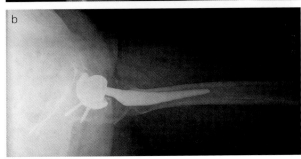

图 10.1　本章作者所在医院病例资料：THA 后感染 X 线片。a. 正位。b. 侧位。患者出现渐进性腹股沟疼痛6个月，关节穿刺培养提示为 MRSA

1. 不可改变的患者因素

（1）男性[8]。

（2）翻修手术[9]。

（3）活动期恶性肿瘤[9]。

2. 可改变的患者因素

（1）吸烟，酗酒，或吸毒史[10]。

（2）病史[11]。

• 病态性肥胖[8]。

• 营养不良、高血糖、控制欠佳的糖尿病[9]。

• 类风湿性关节炎[6]。

• 术前贫血[9, 10]。

• 心血管疾病[12]。

• 慢性肾功能不全[10]。

3. 术中因素

（1）手术时间长[4, 13]。

（2）手术室人流量增加[14, 15]。

（3）尽管一些其他的术中影响因素（如层流以及全身排气手术衣）被提出并研究，但均无确切证据证明这些因素对 THA 后感染率有影响[16]。

4. 术后因素

（1）建议术后 3 个月内尽可能避免侵入性操作。理论上这样可以最大限度地降低细菌定植和血源性传播的风险，但目前并无规定何种操作会导致感染风险增加[17]。

（2）住院时间延长是 PJI 的一个独立风险因素。当患者身体情况允许时，应鼓励其尽早出院[18]。

（3）THA 后伤口持续渗出也与感染有关，应尽早判断并积极治疗以预防 PJI[19]。

PJI 的预防

PJI 预防中重要的一个因素即围术期预防性使用抗生素[20]。尽管抗生素使用剂量、持续时间及种类都尚未有明确规定[11]，但一般习惯用法是针对常见细菌选用抗生素，在切皮前 1 h 内输注完，手术中每 3h 重复使用，术后持续使用 24 h。越来越多医师选择在术前对关节置换患者进行常见 PJI 病菌 [如甲氧西林敏感金黄色葡萄球菌（MSSA）以及抗甲氧西林金黄色葡萄球菌（MRSA）] 的筛除[13]，有证据表明这样可以降低 PJI 发生率[13]，但这种做法要进一步推广成为标准程序则尚需更多证据支持。

所有择期全髋关节置换术的患者在术前均应行评估检查。所有已明确的可控风险因素应在术前纠正。术前详细的病史以及体格检查对于确保患者有无活动期感染非常重要。特别是对术区周围应仔细检查有无伤口或浅表皮肤感染。同样，口腔检查需排除蛀牙、牙龈炎以及口疮。任何已明确的活动期感染都应在 THA 前治愈。

术前宣教应指导患者在术前一晚使用氯己定彻底清洗皮肤[14]。尽管有文献报道术前去除毛发的作用尚未确定[15]，但笔者仍常规去除术区周围的毛发。最好是采用剪除的方式，而非用剃刀刮除[16]。术区需备皮彻底，清洗液建议使用含酒精溶液或氯己定，而含碘制剂则被证明作用较差[17]。

术中严格的无菌操作是预防感染的基础。使用无菌铺单、外科手术衣、口罩及戴两副无菌手套是所有关节置换手术的常规操作。

口罩防止来自呼吸系统的污染，文献报道无菌手套在髋膝初次置换及翻修手术中的穿破率达到 3%~18%[18-22]，这明显会增加感染的风险[23]。THA 中定期更换外层手套有助于减少手套污染[19]，但其在预防感染上的确切作用尚未明确。限制手术室人员进出次数可降低 PJI 风险，建议在所有关节手术中执行此措施[24, 25]。安全而高效的手术操作可减少术口的敞开时间，大量研究已证明其可降低感染风险[4, 26]。另外，学者们研究了很多局部措施。局部使用万古霉素粉末在脊柱手术中被证明是有效的[27]，而研究显示其能在 THA 中达到有效浓度的同时对假体磨损无影响[29]。此外，在术口关闭前使用稀释的必妥碘溶液冲洗术口有助于降低术口感染的发生率[30]，这在北美已广泛使用。

PJI 的诊断

所有患者在评估感染时均应行髋部 X 线检查（包括骨盆正位以及髋部正侧位），同时检查血沉（ESR）及 c - 反应蛋白（CRP）。X 线片中可见假体周围透亮线或骨周围扇形表现[31]。ESR 及 CRP 是感染的高度敏感指标，尤其是两者均升高时。另外，对于所有怀疑感染的患者，应行髋关节穿刺并检查关节液白细胞计数以及微生物培养[32, 33]。尽管文献报道了根据关节液分析的不同数值来诊断 PJI[34, 35]，但以笔者的经验，对于非关节炎患者来说，白细胞计数 > 1700（及 / 或中性粒细胞 > 65%）是晚期慢性 PJI 高敏感性及特异性指标。

目前深部 PJI 的定义是模糊而有争议的，微生物感染学会采用的是以下诊断标准[36]：

（1）出现与假体相通的窦道。

（2）至少从受累关节两处不同部位取出的组织或关节液培养出相同病原菌。

（3）以下 6 条至少满足 4 条：

1）ESR、CRP 升高。

2）关节液白细胞计数升高。

3）关节液中性粒细胞百分比升高。

4）受累关节处有脓液。

5）有一处关节周围组织和关节液培养出病原菌。

6）关节周围组织冰冻切片在 400 倍放大下计数 5 个高倍视野，每高倍视野中性粒细胞数 > 5。

PJI 的治疗

患者的初始症状对于制定 THA 后 PJI 的正确治疗策略最为重要。假体周围感染根据诊断明确的时间可分为以下 4 种[37]。

· 术后早期感染是指关节置换术后 4 周内。

· 慢性感染是指超过术后 4 周诊断为感染或患者术后 4 周后才出现感染指征。

· 急性血源性感染的特点是既往功能良好的关节突发急性症状。

· 术前未明确感染诊断，且无感染症状，但术中培养结果阳性。

在早期感染以及急性血源性感染的某些患者中可尝试保留假体。对于 THA 患者传统的做法是切开冲洗，清创，以及更换聚乙烯内衬和人工股骨头[38]，然后针对致病菌静注敏感抗生素。术中假体植入或翻修手术再植入时，若组织培养阳性，应行敏感抗生素抑制感染。

迟发 PJI、慢性 PJI，或行冲洗、清创、PE 内衬及人工股骨头更换后感染控制失败的话，则需要更换全部假体。尽管一些学者主张在髋部慢性深部 PJI 中采取一期置换方式来治疗[39]，但北美地区的治疗金标准依然是二期置换假体[40-42]。二期置换的禁忌证很少，其中包括一些危及手术安全的并发症，或

股骨 / 髋臼骨量不足而无法重建。

二期置换流程根据不同手术医生以及不同医院有些许差异，但总的来说包括以下步骤：

· 第一步取出所有假体，切除感染组织并行病原微生物培养，术口彻底冲洗。

· 冲洗及清创完成后，植入抗生素骨水泥（ALBC）占位器，可在清创后数周内持续释放抗生素。

ALBC 占位器有多种不同的类型。以前的占位器是非关节型的，由插入股骨髓腔的 ALBC 梢和塞入髋臼的 ALBC 团组成，可有效释放抗生素，但在感染治疗期间患者关节功能很差。因此，条件允许时，大部分北美的外科医生都尽可能倾向于使用关节型抗生素占位器。目前有两种关节型占位器。第一种是骨水泥 - 髋臼型，需要在冲洗清创后，将预制好的 ALBC 股骨柄插入骨髓腔。这种占位器根据厂家不同有多种类型。其优点在于植入时简单方便。缺点是相对于自行调制的抗生素骨水泥，预制的占位器抗生素含量较低，可供选择的尺寸有限，偏心距小（有脱位倾向），而骨水泥—髋臼关节使得患者关节功能较差（相对于金属—聚乙烯的关节设计），且会导致髋臼骨量丢失加重。这种占位器也可以使用模具制作，这样就可以让术者自行添加抗生素。某个厂家还有种模块化的设计，可允许术者自定义占位器的颈长以达到最佳稳定性。

第二种关节型抗生素占位器是金属—聚乙烯关节的。这种占位器采用钴铬合金外包裹 ALBC 的设计，而搭配的全聚乙烯臼杯则通过骨水泥固定在髋臼上。这种占位器的好处是相对于成品的占位器，其可释放更多的抗生素，且患者关节功能会明显优于骨水泥—髋臼关节[43]。缺点是这种假体在植入股骨髓腔时技术难度较大。尽管如此，基于上述优点，笔者们还是强烈倾向于选择这种金属对聚乙烯类型的占位器。本章作者所在医院制作占位器时选择的抗生素骨水泥调制比例为 3 g 万古霉素、3.6 g 妥布霉素和 150 mg 两性霉素粉末混入 40 g 聚甲基丙烯酸甲酯（PMMA）。

一期手术后，需针对致病微生物静注敏感抗生素，一般来说疗程需达到 6 周。而抗生素种类及疗程需根据微生物种类及敏感性进行选择。使用时间应足够疗程（至少 6 周），以确保感染清除彻底，而不

是暂时被抗生素掩盖。在一期手术与二期手术之间的这段时间里，应定期评估患者术口情况，持续监测炎症指标（血沉和 c – 反应蛋白），以确保无系统性疾病及抗生素不良反应。如果静脉注射抗生素至少 6 周后，炎症指标呈持续下降趋势或已正常，且无外在感染症状（渗液或术口潮红）时，就可以考虑行二期假体植入了。如果炎症指标持续升高，就要行关节液分析以更好地明确病情。Shukla 等人[44]证明关节液白细胞对诊断持续性感染尤其有用。本章作者发现当关节液白细胞计数大于 3528/μL 时，对诊断持续性关节感染具有 96% 的特异性以及 78% 的敏感性，对于二期假体植入的时机来说是个很好的选择。然而，如果经抗感染治疗后仍然存在感染证据，或在再植入假体时发现感染症状，则应推迟关节重建并考虑再次清创，更换抗生素占位器，以及新一轮静注抗生素疗程。

结果

二期置换用于治疗慢性髋部 PJI 通常都能取得很好的效果，其成功率据报道能达到 85%~95%[45-48]。致病微生物毒力的大小，清创的彻底程度，以及患者自身合并症都是慢性 THA PJI 的影响因素。理想的治疗效果需要通过彻底清创，准确识别致病微生物，以及针对病原体使用敏感抗生素来获得。此外，改善患者自身疾病（例如糖尿病）以及营养状况均有助于治疗。

Toulson 等[46] 报道了 82 例 THA 术后感染，使用二期翻修治疗。平均 2 年随访，78/82 例感染得到治愈，94% 患者再次成功植入假体。本章作者认为二期假体植入是治疗 THA 术后感染一种成功的方法。同样，Hoffman[48] 等报道了 27 例髋部慢性 PJI，使用关节型抗生素骨水泥行二期翻修。27 例患者中，26 例（94%）在术后平均 6 年无感染复发。本章作者认为二期翻修使用关节型假体的好处在于患者在治疗期间能改善患者关节功能，且治疗成功率高，便于假体再植入。

病例治疗

患者拟行二期翻修。一期治疗中，在彻底清创

后，植入 PROSTALAC 占位器（Depuy, Warsaw, IN）（图 10.2）。之后对患者行 6 周的万古霉素静注并允许其有限负重行走。经过 8 周的抗生素治疗后，患者 ESR 及 CRP 恢复至正常值，分别为 13 mm/h 和 5 mg/L。最后患者二期植入生物型臼杯和生物型组配式凹槽锥形柄。2 年随访中，患者感染已被彻底治愈，无须使用任何抗生素（图 10.3）。

总结

髋关节深部 PJI 尽管少见，却是一种灾难性的并发症。对术前、术中、术后一些可控风险因素进行针对性预防是降低 THA 中 PJI 最重要的措施。而当

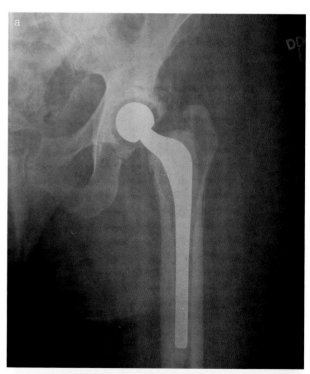

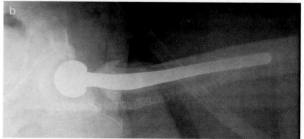

图 10.2　a. 术后正位 X 线片。b. 侧位 X 线片。彻底清创后，植入 PROSTALAC 占位器（Depuy,Warsaw,IN）以局部释放抗生素。注意骨水泥仅放置于假体近端部位，以方便下一次的取出

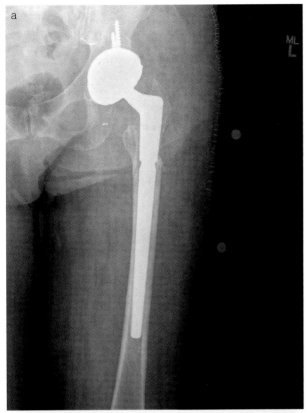

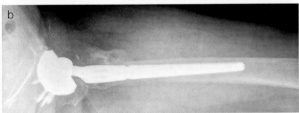

图 10.3　a. 术后正位 X 线片。b. 侧位 X 线片。二期重新植入假体，选用生物型多孔臼杯及生物型组配式带棱锥形柄。术后 2 年随访未见感染复发

慢性 PJI 已经发生时，二期置换是极佳的治疗策略，其已被证明能有效根除感染并获得很好的临床效果。

参考文献

[1] Goto E, et al. Long-term clinical results of Charnley total hip arthroplasty using a matte satin-finished stem: a 30-year average follow-up study[J]. J Orthop Sci,2014,19(6):959–964.

[2] Kurtz S, et al. Projections of primary and revision hip and knee arthroplasty in the United States from 2005 to 2030. J Bone Joint Surg Am. 2007;89(4):780–785.

[3] Edwards C, et al. Early infection after hip fracture surgery: risk factors, costs and outcome. J Bone Joint Surg Br. 2008;90(6):770–777.

[4] Urquhart DM, et al. Incidence and risk factors for deep surgical site infection after primary total hip arthroplasty: a systematic review. J Arthroplast. 2010;25(8):1216–1222.e1–3.

[5] Kurtz SM, et al. Infection burden for hip and knee arthroplasty in the United States. J Arthroplast. 2008;23(7):984–991.

[6] Bongartz T, et al. Incidence and risk factors of prosthetic joint infection after total hip or knee replacement in patients with rheumatoid arthritis. Arthritis Rheum. 2008;59(12):1713–1720.

[7] Bozic KJ, et al. The epidemiology of revision total hip arthroplasty in the United States. J Bone Joint Surg Am. 2009;91(1):128–133.

[8] Houdek MT, et al. Morbid obesity: a significant risk factor for failure of two-stage revision total hip arthroplasty for infection. J Bone Joint Surg Am. 2015;97(4):326–332.

[9] Pruzansky JS, et al. Prevalence of modifiable surgical site infection risk factors in hip and knee joint arthroplasty patients at an urban academic hospital. J Arthroplast. 2014;29(2):272–276.

[10] Bozic KJ, et al. Patient-related risk factors for periprosthetic joint infection and postoperative mortality following total hip arthroplasty in Medicare patients. J Bone Joint Surg Am. 2012;94(9): 794–800.

[11] Hanssen AD, Osmon DR. The use of prophylactic antimicrobial agents during and after hip arthroplasty. Clin Orthop Relat Res. 1999;369:124–138.

[12] Bozic KJ, et al. Risk factors for periprosthetic joint infection following primary total hip arthroplasty: a case control study. J Arthroplast. 2014;29(1):154–156.

[13] Weiser MC, Moucha CS. The current state of screening and decolonization for the prevention of Staphylococcus aureus surgical site infection after total hip and knee arthroplasty. J Bone Joint Surg Am. 2015;97(17):1449–1458.

[14] Zywiel MG, et al. Advance pre-operative chlorhexidine reduces the incidence of surgical site infections in knee arthroplasty. Int Orthop. 2011;35(7):1001–1006.

[15] Niel-Weise BS, Wille JC, van den Broek PJ. Hair removal policies in clean surgery: systematic review of randomized, controlled trials. Infect Control Hosp Epidemiol. 2005;26(12):923–928.

[16] Tanner J, Woodings D, Moncaster K. Preoperative hair removal to reduce surgical site infection. Cochrane Database Syst Rev. 2006;2:CD004122.

[17] Saltzman MD, et al. Efficacy of surgical preparation solutions in shoulder surgery. J Bone Joint Surg Am. 2009;91(8):1949–1953.

[18] Han CD, et al. A randomized prospective study of glove perforation in orthopaedic surgery: is a thick glove more effective? J Arthroplast. 2013;28(10): 1878–1881.

[19] Beldame J, et al. Surgical glove bacterial contamination and perforation during total hip arthroplasty implantation: when gloves should be changed. Orthop Traumatol Surg Res. 2012;98(4):432–440.

[20] Hanssen AD, Osmon DR. Prevention of deep wound infection after total hip arthroplasty: the role of prophylactic antibiotics and clean air technology. Semin Arthroplast. 1994;5(3):114–121.

[21] Carter AH, et al. A prospective analysis of glove perforation in primary and revision total hip and total knee arthroplasty. J Arthroplast. 2012;27(7):1271–1275.

[22] Demircay E, et al. Glove perforation in hip and knee arthroplasty. J Orthop Sci. 2010;15(6):790–794.

[23] Misteli H, et al. Surgical glove perforation and the risk of surgical site infection. Arch Surg. 2009;144(6):553–558. discussion 558

[24] Harrop JS, et al. Contributing factors to surgical site infections. J Am Acad Orthop Surg. 2012;20(2): 94–101.

[25] Pryor F, Messmer PR. The effect of traffic patterns in the OR on surgical site infections. AORN J. 1998;68(4):649–660.

[26] Yong KS, et al. Risk factors for infection in total hip replacement surgery at Hospital Kuala Lumpur. Med J Malaysia. 2001;56(Suppl C):57–60.

[27] O'Neill KR, et al. Reduced surgical site infections in patients undergoing posterior spinal stabilization of traumatic injuries using vancomycin powder. Spine J. 2011;11(7):641–646.

[28] Johnson JD, et al. Serum and wound vancomycin levels following intrawound administration in primary total joint arthroplasty. J Arthroplasty. doi:10.1016/j. arth.2015.10.015.

[29] Qadir R, et al. Establishing a role for vancomycin powder application for prosthetic joint infection prevention- results of a wear simulation study. J Arthroplast. 2014;29(7):1449–1456.

[30] Brown NM, et al. Dilute betadine lavage before closure for the prevention of acute postoperative deep periprosthetic joint infection. J Arthroplast. 2012; 27(1):27–30.

[31] Bergstrom B, Lidgren L, Lindberg L. Radiographic abnormalities caused by postoperative infection following total hip arthroplasty. Clin Orthop Relat Res. 1974;99:95–102.

[32] Ghanem E, et al. The use of receiver operating characteristics analysis in determining erythrocyte sedimentation rate and C-reactive protein levels in diagnosing periprosthetic infection prior to revision total hip arthroplasty. Int J Infect Dis. 2009;13(6):e444–449.

[33] Tigges S, et al. Hip aspiration: a cost-effective and accurate method of evaluating the potentially infected hip prosthesis. Radiology. 1993;189(2):485–488.

[34] Qu X, et al. Evaluation of white cell count and differential in synovial fluid for diagnosing infections after total hip or knee arthroplasty. PLoS One. 2014;9(1):e84751.

[35] Schinsky MF, et al. Perioperative testing for joint infection in patients undergoing revision total hip arthroplasty. J Bone Joint Surg Am. 2008;90(9):1869–1875.

[36] Parvizi J, et al. New definition for periprosthetic joint infection: from the Workgroup of the Musculoskeletal Infection Society. Clin Orthop Relat Res. 2011; 469(11):2992–2994.

[37] Cui Q, et al. Antibiotic-impregnated cement spacers for the treatment of infection associated with total hip or knee arthroplasty. J Bone Joint Surg Am. 2007;89(4):871–882.

[38] Konigsberg BS, et al. Acute hematogenous infection following total hip and knee arthroplasty. J Arthroplast. 2014;29(3):469–472.

[39] George DA, Konan S, Haddad FS. Single-stage hip and knee exchange for periprosthetic joint infection. J Arthroplast. 2015;30(12):2264–2270.

[40] McDonald DJ, Fitzgerald Jr RH, Ilstrup DM. Twostage reconstruction of a total hip arthroplasty because of infection. J Bone Joint Surg Am. 1989;71(6): 828–834.

[41] Haddad FS, et al. Two-stage uncemented revision hip arthroplasty for infection. J Bone Joint Surg Br. 2000;82(5):689–694.

[42] Hanssen AD, Rand JA. Evaluation and treatment of infection at the site of a total hip or knee arthroplasty. Instr Course Lect. 1999;48:111–122.

[43] Scharfenberger A, et al. Treatment of an infected total hip replacement with the PROSTALAC system. Part 2: health-related quality of life and function with the PROSTALAC implant in situ. Can J Surg. 2007;50(1):29–33.

[44] Shukla SK, et al. Perioperative testing for persistent sepsis following resection arthroplasty of the hip for periprosthetic infection. J Arthroplast. 2010;25(6 Suppl):87–91.

[45] Lieberman JR, et al. Treatment of the infected total hip arthroplasty with a two-stage reimplantation protocol. Clin Orthop Relat Res. 1994;301:205–212.

[46] Toulson C, et al. Treatment of infected total hip arthroplasty with a 2-stage reimplantation protocol: update on "our institution's" experience from 1989 to 2003. J Arthroplast. 2009;24(7):1051–1060.

[47] Scharfenberger A, et al. Treatment of an infected total hip replacement with the PROSTALAC system. Part 1: infection resolution. Can J Surg. 2007;50(1):24–28.

[48] Hofmann AA, et al. Ten-year experience using an articulating antibiotic cement hip spacer for the treatment of chronically infected total hip. J Arthroplast. 2005;20(7):874–879.

第十一章 全髋关节置换术后股骨假体周围骨折

Khalid Azzam, R. Michael Meneghini

病例

病例 1：女性，86 岁患者，行简单的全髋关节置换术，术后 5 个月平地跌倒致髋部疼痛。X 线片示股骨假体周围骨折并假体下沉（图 11.1）。

病例 2：男性，45 岁患者，既往有股骨头骨骺滑脱病史及螺钉原位固定手术史，伴左髋晚期髋关节骨关节炎（图 11.2 a）。患者高 1.83 m，重 111.13 kg。曾尝试拆钉失败从而保留了螺钉。在 THA 中，螺钉随髋关节脱位而脱出。首先切开颈部，显露出螺钉螺纹端的远端后，取出螺钉。然后使用髓腔锉将股骨髓腔锉成扁平的楔形锥状，最后将假体柄压配进髓腔。在复苏室，术后 X 线片显示股骨假体尖端处骨折（图 11.2 b）。而骨折在术中未被发现。

背景

THA 后股骨假体周围骨折的最早报告病例是在 1954 年，该女性患者在骨水泥型人工股骨头置换术后发生了股骨转子间骨折。骨折部位用螺钉和钢丝固定，然后重新植入假体[1]。1964 年 Parish 和 Jones[2] 报道了 9 例 AustinMoore 和 Thompson 股骨假体周围骨折。根据骨折部位将骨折分为股骨转子间骨折、股骨近端骨折、股骨中段骨折和远端骨折。两年后 John Charnley[3] 描述了 Thompson 骨水泥型假体周围骨折，采用均衡牵引治疗，3 个月后骨折部位愈合[4]。

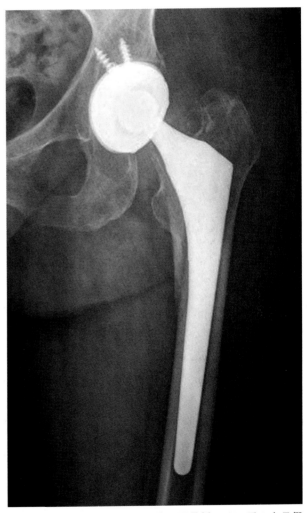

图 11.1 温哥华 B2 型股骨假体周围骨折，THA 后 5 个月假体柄下沉

发病率

股骨假体周围骨折可在术中发生，或术后早

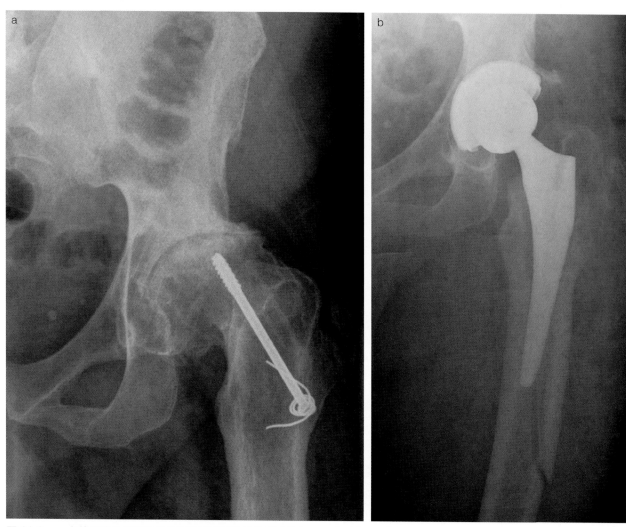

图 11.2 a. 术前 X 线片显示股骨头骨骺滑脱后髋关节骨关节炎。b. 术后发现股骨假体周围骨折

期或晚期发生。根据股骨假体固定方式，术中骨折发生率的差异已被报道过。水泥假体柄发生率为 0.1%~3.5%[4, 5]，然而，随着生物柄的推广使术中骨折发生率增加[4, 6]。Schwartz 等[7] 报道了 1318 例生物型 THA，39 例发生术中股骨骨折（3%），其中只有一半是术中确诊的。梅奥诊所登记系统最近的一项研究[8] 报道，15 178 例初次水泥型 THA 中骨折发生率为 0.2%，17 466 例生物型 THA 中骨折发生率为 3%。术后股骨假体周围骨折的 20 年累积概率水泥型为 2.1%，生物型为 7.7%。在翻修手术中，报告的发病率甚至更高。在 1999 年，Berry[9] 报道了水泥型 THA 翻修术在术中骨折的发生率为 3.6%，生物型为 20.9%。瑞典登记系统的一项调查显示，股骨假体周围晚期骨折（占翻修手术的 9.5%），是继无菌性松动

和反复脱位之后第三大常见的翻修原因[10]。

病因和危险因素

在一项 93 例假体周围骨折的回顾性研究里，Besls 等[11] 发现大部分（84%）迟发骨折是因平地摔伤。一些潜在的假体周围骨折分型因素包括原发病诊断、年龄、骨溶解、无菌性松动、翻修，以及假体类型。

原发病诊断

芬兰的一项配对病例对照研究表明，原发疾病诊断为骨折的患者行关节置换术出现假体周围骨折的风险是其他原因患者的 4.4 倍[12]。同样，对瑞典登记处报告的 321 例假体周围骨折的分析表明，髋

部骨折患者出现假体周围骨折风险比骨关节炎或炎症性关节炎患者更常见（$P < 0.001$）[10]。

年龄

Cook 等[5] 对 1983—1999 年间 6458 例初次骨水泥股骨假体进行了调查，显示 70 岁以上的患者骨折的风险增加 2.9 倍。假体周围骨折的发生率跟年龄的增加相关。这归结于随着年龄的增加骨质疏松严重、跌倒风险增加、体重指数较低、骨溶解和假体松动的发生率较高，以及进行翻修手术的可能性较高[13]。

骨溶解

与骨溶解相关晚期假体周围骨折在关节置换术中越来越得到重视[14]。大转子是溶骨性骨折的常见部位，因为其大部分松质骨表面靠近磨损颗粒生成部位。外展肌所施加的高应力，再加上该区域经常发生溶骨性病变，容易导致骨折[14]。

无菌性松动

在一些研究中，松动的假体已经被证明是假体周围骨折的危险因素[10, 15-17]。在瑞典国家 THA 登记系统中的 321 例假体周围骨折的回顾性研究中，Lindahl 等[10] 发现大量患者在骨折同时出现假体松动（66% 在初次 THA 组，51% 在翻修 THA 组）。

翻修手术

THA 翻修经常面临着骨丢失和假体固定的挑战性。磨损颗粒由此产生的骨溶解会减少翻修时可用来固定的骨量[13]。一项对 2006—2008 年间 215 位有股骨假体周围骨折的医疗保险受益人的研究，发现 THA 翻修患者的假体周围骨折的风险更大[18]。一项对 64 例髋翻修（用远端生物柄固定）术中出现股骨骨折患者的研究表明，与术中骨折相关的危险因素是术前骨缺损严重，股骨皮质与髓腔比率低，皮质的扩髓不足，并使用过大直径的柄[19]。

假体设计类型

对于生物型假体设计如何影响假体周围骨折的风险，人们知之甚少。在一项 1995—2009 年间报告给

北欧关节置换术登记系统的 111 例、899 例生物型股骨柄的研究中，研究人员证实了 ABGII 柄（解剖设计）骨折的风险增加和 Corail 柄（锥形设计）骨折风险降低。考虑到与圆柱形设计相比，锥形柄因相对锐角可以更多地起着压力梯级作用，研究人员总结说，这些结果很难解释[6]。另一项研究 3964 例初次 THA 使用氧化铝喷砂，近端羟基磷灰石涂层，增大的近端锥度角的股骨假体与 5 种不同设计的近端固定生物柄相比，显示髋关节使用这种特殊设计假体，术后早期和晚期股骨骨折风险增加。随后这种柄由制造商中止生产[20]。对于水泥柄，一些研究表明因其抛光设计可沉入水泥套中，骨折的风险增加[6, 12, 21]。不充足的水泥套让假体柄与股骨内侧和远端皮质接触，与晚期松动、股骨溶解和随后的骨折风险相关[21]。

评估

从第一个症状可能暗示假体松动先于受伤前，如大腿起步痛，应仔细记录患肢的神经血管和软组织状况。术前计划应包括确认以前的手术疤痕，查阅以前手术记录，以及对以前有症状的假体患者进行适当的感染检查。滑膜液白细胞计数和中性粒细胞百分比是诊断性人工关节感染的最佳检测指标，其与用于检测无假体周围骨折患者感染时的临界值相似[22]。高质量标准的髋部、股骨前后位和侧位 X 线片，以及以前的所有 X 线片，为了确定假体的稳定性和固定状态[23]，如有需要，应加以检查。

分型

温哥华分型（**表 11.1**）是目前应用最广泛和被接受的分类方法，其分型依据是基于骨折的位置、假体固定状态以及骨量丢失的程度[24]。

预防

预防 THA 股骨假体周围骨折需要详细的术前计划和鉴别高危人群。注意预防和识别术中细微骨折至关重要，以便在手术中得到处理。预防晚期股骨假

表 11.1　THA 后股骨假体周围骨折的温哥华分型

股骨假体周围骨折的温哥华分型		
分型	骨折位置	亚型
A	转子间	AG：大转子骨折
		AL：小转子骨折
B	股骨柄周围或在其下端	B1：假体稳定
		B2：假体松动，但骨量充足
		B3：假体松动，骨量不足以支撑传统股骨假体
C	股骨柄远端	

体周围骨折，从而促进及时的翻修手术，最好方法是常规临床和 X 线片随访[13]。定期随访患者可以早期发现骨溶解和无菌松动，从而及时进行翻修手术。

在 Tsiridis 等[16] 的报告中，明确了几种股骨假体周围骨折的预防措施。术前仔细的模板测量和识别高风险患者至关重要。术中通过髋关节脱位轻柔操作、适当的股骨髓腔准备技术和小心植入假体可以预防骨折。

在翻修时，重要的是获得充分的手术暴露，这可能包括各种股骨转子周围截骨术，有助于取出时与假体对线和假体或水泥清除。当使用铰刀时，小心地扩髓并避免偏心或内翻是很重要的，在股骨准备和假体植入时使用 X 线检查是明智的。在股骨准备和假体植入前使用钢丝环扎预防性地加强股骨是有帮助的，如果采用 ETO，本章作者的做法是在截骨部位远端预扎一股钢丝来防止医源性骨折的进一步加重。如果发生骨折，则可使用环扎钢丝防止其进一步加重，并应将钢丝放置在骨折的最远端，以保护远端的股骨。移除水泥最安全的是通过几个水平径向分裂它，或通过使用超声波。如有可能，应避开皮质缺损和溶解性病变。皮质骨移植可预防性地用于强化皮质缺损和其他压力增高的地方。术后，应在负重前检查整个假体良好质量的正侧位 X 线片以排除未识别的骨折。

晚期股骨假体周围骨折的治疗

THA 后假体周围骨折的治疗总结见**表 11.2**。

表 11.2　全髋关节置换术后股骨骨折的治疗

A 型（股骨转子）	
• AG	• 股骨转子钢板内固定治疗明显移位的骨折
	• 非手术治疗晚期骨溶解性骨折
• AL	非手术治疗
B 型（股骨柄区或稍远侧）	
• B1	确认假体的稳定性，复位，使用锁定板 – 钢缆固定系统固定移位骨折
• B2	股骨柄翻修，长柄跨越至少两个股骨直径，如需要，增加钢缆
• B3	• 使用能在剩余峡部固定带棱组配式长柄进行重建，假体近端骨折块用钢缆固定
	• 不可能固定的情况下同种异体假体复合材料与股骨近端置换术
C 型（假体以远骨折）	按骨折类型固定（远端确保固定在股骨干上），将股骨干顶端重叠以避免留下薄弱的骨段

A 型骨折

轻微移位 AG 型骨折是稳定的，因为它们由股外侧肌和外展肌维持位置，从而防止了进一步移位。

这种骨折通常与磨屑造成大转子骨溶解有关（**图 11.3**）[25]。针对骨溶解进行翻修前，通常建议非手术治疗几个月以使骨愈合或稳定的纤维愈合。在骨折愈合过程中，髋关节外展支架可以帮助减轻疼痛。

如果大转子骨折块较大且明显移位，剩余骨质能获得满意的固定，则考虑早期翻修，将大转子固定在其骨床或更远端的位置，以恢复外展肌功能[14]。孤立性 AL 型骨折通常可以不予手术处理，除非骨折向远端扩展，涉及内侧皮质造成股骨柄固定不稳定[25]。

B 型骨折

既往主要采用非手术治疗[3, 26]，但其致残率高，因而手术治疗被认为是首选的治疗方法。内固定可以单独使用，也可以与柄翻修结合使用。原有假体

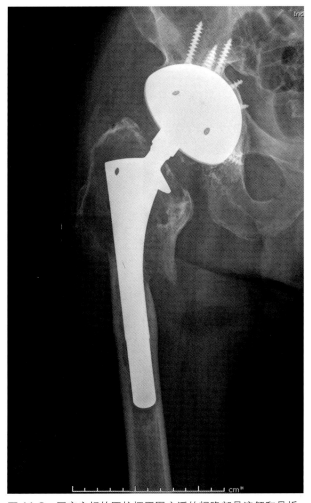

图 11.3 固定良好的圆柱柄周围广泛的粗隆部骨溶解和骨折

的稳定性、骨缺损和骨折类型是影响手术决策的基本因素。Lindahl 等[27] 报道治疗这种类型骨折失败的主要风险因素是对柄稳定性的误判和将 B2 型骨折错误归类为 B1 型，导致只采用钢板内固定，而没有对柄进行翻修。术前需仔细评估每一例 B 型股骨假体周围骨折的假体柄稳定情况，并术中加以确认。

B1 型骨折

由于股骨柄固定良好，B1 型骨折的主要策略是对假体周围骨折进行内固定，无须对股骨柄翻修。Schmotzer 等在体外研究中，对不同的固定技术进行了测试和比较。他们将同种异体骨板与钢丝捆扎（18 口径的 Vitallium，HowMedicine），钢缆与同种异体骨板（Dall-Miles，2 mm 不锈钢，HowMedica）捆扎，跨过骨折的长柄（PCA，Howmedica），长柄结合同种异

体骨板捆扎（Synthes, Paoli, PA），钢板结合近端钢缆和远端双皮质螺钉，钢板结合近端单皮质螺钉（4.5 mm，Synthes）和远端双皮质螺钉等进行了比较。最终得出的结论是，钢缆比标准的钢丝环扎牢固得多，也更适合。钢板连合近端钢缆和单皮质螺钉优于近端单独钢丝固定[28]。

1. 钢板-钢缆系统

早在 1993 年 Berman 和 Zamarin[29] 个案报道中，使用 Dall-Miles 钢板-钢缆系统（Stryker Howmeda, Mahwah, NJ），为 THA 的股骨假体周围骨折提供坚强固定。该系统包括 1.6 mm 和 2 mm 直径编织的钴铬钼合金钢缆，中小型袖套，中型和大型把持器，以及不同长度的钢板。钢缆收紧器用于拉紧钢缆。也允许单皮质螺钉和钢缆对骨折近端加强固定，远端用双皮质螺钉固定。

4 年后，Haddad 等[30] 报道了该系统在 4 例小样本假体周围骨折的应用中都得到了很好的临床效果。Sandhu 等的研究[31] 报道了该系统治疗 20 例骨折的结果。术后 1~4 年所有骨折均愈合，无固定失效。然而，两例 B1 型骨折术后塌陷成内翻，两例均仅用钢板结合单独钢缆固定治疗。基于这些结果，他们建议，由于旋转不稳定应避免钢板结合单独钢缆固定[32]。同样，Dennis 等[33] 在一项生物力学研究中表明，钢板结合近端单皮质螺钉和远端双皮质螺钉或钢板结合近端单皮质螺钉、近端钢缆和远端螺钉固定在轴向加压、侧弯和扭转负载下比钢板结合单独钢缆、钢板结合近端钢缆和远端双皮质螺钉，或两块同种异体皮质骨板结合钢缆更稳定。Tsiridis 和他的同事[34] 报道了 3 例 B1 型骨折中有 2 例使用 Dall-Miles 钢板断裂导致失败。钢板结合近端钢缆固定，远端在股骨柄尖端以下双皮质螺钉固定是稳定的。

2. 加压钢板

法国学者首次报道股骨假体周围骨折使用加压钢板固定[35]。1992 年，Serocki 等[36] 采用 4.5 mm 滑动加压钢板治疗 10 例股骨假体周围骨折。他们指出了这些钢板的局限性，即当螺钉试图避开股骨柄时，只允许 7° 和 25° 的成角角度。2005 年，Ricci 等发表了 37 例温哥华 B1 型骨折钢板内固定的前瞻性研究

报告[37]。所有病例均采用间接复位技术，有时在骨折部位保留软组织，以减少对软组织损伤，并通过透视下牵引复位。37 例中 27 例采用标准 4.5 mm DCP 结合单皮质或双皮质螺钉和钢缆固定。未使用异体骨板或松质骨移植来促进骨愈合，所有骨折平均 3 个月内愈合。他们强调，钢板必须有足够的长度来跨过假体，至少要有 6 枚螺钉，软组织应尽量减少剥离，以保存血供和促进骨愈合。

3. 锁定板

锁定板具有轴向和角度稳定性的优点，因为螺钉头通过螺纹接口锁定在钢板上。钢板还可以通过微创技术保护骨折部位血供[38]。

Fulkerson 等[38]采用标准 Ogden（奥格登）钢板系统与锁定钢板在固定良好骨水泥柄尖端部骨折（B1 型骨折）的固定进行生物力学比较。锁定钢板采用 4.5 mm 系统锁定加压钢板（LCP），结合近侧 3 枚单皮质锁定螺钉和远端 3 枚双皮质螺钉在尸体股骨上固定。Ogden 钢板系统由不锈钢板结合近端 3 根 1.8 mm 钢缆固定骨折块和远端 3 枚非锁定的双皮质螺钉固定。在轴向加压和扭转荷载作用下，锁定板比 Ogden 板强度更大，而在侧向弯曲时则没有差异。这两种结构在扭转负载作用下也表现出不同的失效模式。LCP 板因近端螺钉孔无法把持外侧皮质骨折而导致失败，Ogden 钢缆—钢板系统因近端钢缆切割小转子失败。锁定板结构在水泥—螺钉界面上，未发现裂缝或严重松动的迹象。

在股骨假体周围骨折的固定中，采用的带钢缆锁定钢板（其螺钉孔允许多轴锁定和非锁定螺钉固定相结合）获得了广泛的应用。这种钢板可以用微创技术进行插入，这样可以保存软组织附着体。锁定螺钉可以更好地固定骨质疏松性骨质，尤其是在近端骨折段使用单皮质螺钉固定时。非锁定螺钉的优点是可以多角度固定股骨干前方和后方。它们还允许对横断型或斜型简单骨折进行加压。钢缆可加强近端骨段的固定，并允许使用异体皮质骨板以提高稳定性，为骨质疏松性骨提供一种生物学和生物力学优势。尽管有这些理论上的优势，Dehghan 等[39]在最近的一次系统的文献回顾中表明，锁定钢板与钢板—线缆系统相比，具有明显较高的骨不愈合率

（3% 对 9%；P = 0.02）和钢板失败率（2% 比 7%；P = 0.07）。与传统的非锁定钢板相比，外科技术欠佳（如骨折复位欠佳）、过度依赖锁定钢板以获得稳定，以及使用硬度过高的内固定跨过骨折区是造成高骨不愈合的潜在原因。

4. 同种异体皮质骨板

在 4 个中心的回顾性研究中，40 例股骨柄固定良好的假体周围骨折患者采用同种异体皮质骨板治疗，没有翻修股骨假体[40]。19 例仅行同种异体皮质骨板治疗，21 例采用钢板和 1~2 根皮质骨板治疗。40 例骨折中有 39 例（98%）愈合，同种异体皮质骨-宿主骨愈合通常在第 1 年内出现。其中畸形愈合 4 例，成角角度均 < 10°，深部感染 1 例。所有患者均未发现股骨柄松动的迹象。研究人员的结论是，同种异体皮质骨板作为生物型骨板，具有机械和生物两方面的功能，无论是单独使用还是联合钢板使用，骨折愈合率都很高。尽管缺乏仅用钢板固定的对照组，但研究人员建议应常规使用同种异体皮质骨板以加强股骨假体周围骨折的固定和愈合。他们认为，异体支撑骨板与宿主骨的愈合涉及一个高度血管化的间充质组织区的形成。破骨细胞随后在异体骨板中产生切割锥，然后血管肉芽侵入重塑异体骨板，移植物强度在 4~6 个月内最弱，除非骨折已经愈合，否则容易发生机械性失败[41]。

同种异体骨板的缺点是成本增加，有可能传播疾病，宿主股骨必须广泛暴露来放置骨板，这可能会严重干扰血供，而血供对骨愈合至关重要。另一方面，异体骨板有几个优点。其弹性模量与宿主骨的弹性模量相似，因此不太可能造成应力遮挡。除了刺激骨折愈合外，骨板与宿主骨结合，最终使骨更坚固[42]。因此，外科医生必须权衡通过异体骨板为潜在骨质疏松原生骨提供额外支持所带来的好处，及必须使用骨板却需更广泛剥离而影响愈合的风险[25]。

为使用异体骨板定义更具体的标准，Corten 等[43]推荐一种手术方法，在其治疗的 30 例假体周围骨折中有 29 例愈合。除了对假体松动保持较高的警惕，如有任何疑问，可在术中进行假体稳定性测试。如果内侧皮质不是粉碎骨折且能解剖复位，他们只使用锁定钢板不用结合异体骨板。他们呼吁改进目前

基于温哥华分类的方法，为了定义个性化最符合生物力学的内固定选择，特别是在治疗 B1 型骨折方面。Buttaro 等[44]根据在 14 例病例中出现 3 例钢板断裂和 3 例钢板拔出的结果，建议谨慎单独使用锁定钢板治疗 B1 型骨折。所有的失败系列病例中，只有 1 例是没有使用同种异体皮质骨板的。对 16 例固定良好的股骨假体周围骨折翻修中，Wood 等[45]建议在钢板和翻修内固定失败的情况下使用皮质骨板。单独侧板是否能对骨折提供足够的稳定，或是否需要增加骨板，需要进一步研究。除严重骨量缺损及前路锁定钢板固定失败外，我们对假体周围骨折的固定不常规使用皮质骨板。

B2 型骨折

当怀疑假体的稳定性有问题时，必须在术中进行测试。Pike 等[25]建议，如果假体柄的远端在骨折部位暴露，可沿假体与骨或水泥之间的纵轴产生剪切力，以检测其不稳定性。他们建议在股骨上使用尖头复位钳和 Kocher 钳子抓着假体尖。如果这样仍无法判断，正式的关节切开术是必要的，以获得足够的暴露来排除柄松动。

当股骨假体松动时，单用髓外固定治疗效果不佳。建议更换更长的柄，以跨过骨折部位至少两个皮质直径。根据体外研究的结果，Schmotzer 等[28]认

为新的长翻修假体柄能提供远端固定（凹槽或多孔涂层）。即使没有使用髓外支持，如钢板或异体骨板，也有可能提高骨折部位的稳定。O'Shea 等[46]治疗 22 例骨折使用全多孔涂层的股骨柄（Solution, DePuy, Warsaw, IN）和带或不带异体骨板的钢丝捆扎。在 22 例患者中 17 例取得了满意的结果，Harris 髋关节评分 > 80，而 4 例股骨柄下沉。1 例患者出现深部感染，并改为肿瘤假体。Ko 等[47]治疗 12 例温哥华 B2 骨折患者使用锥形的凹槽柄。平均随访 56.5 个月，12 例均显示假体稳定，骨折部位愈合牢固。有两名患者效果不佳：一例出现患肢短缩，另一个患者出现新骨折。

B3 型骨折

严重的股骨近端骨缺损使得获得良好的股骨假体和骨折固定变得更有挑战性，比如温哥华 B3 型假体周围骨折（图 11.4）。这种具有挑战性的骨折可选择的治疗包括：长圆柱形或带凹槽的柄，结合或不结合异体骨板，同种异体假体复合材料，或股骨近端置换术。最优重建方案取决于患者的要求、骨折范围和位置以及骨缺损的严重程度。

Berry 等已经成功地使用了保留股骨近端的组配式凹槽锥形生物型长柄[48]。他用组配式凹槽锥形磨砂钛柄治疗 8 例患者，对 7 例患者进行了随访，他

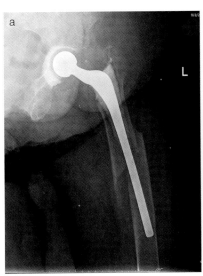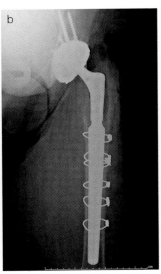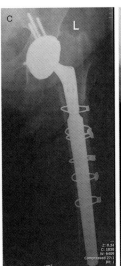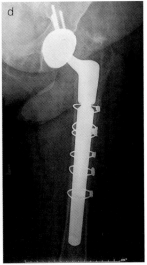

图 11.4　a. 髋关节临时间隔器周围温哥华 B3 型骨折。b. 患者接受了组配带凹槽锥形柄的翻修。c. 后来下沉。d. 改为更大直径的组配带凹槽锥形柄

们均使用远端固定翻修柄，骨折碎片被拉在柄周围使用钢缆进行捆扎，同时保存肌膜。平均随访了1.5年，所有的假体均稳定，骨折部位均愈合。Munro等[49]采用组合式钛凹槽柄治疗55例温哥华B2和B3型骨折。14例B3型骨折采用同种异体皮质骨板治疗。他们报告了1例骨不连、1例柄松动、1例感染。然而，他们注意到，在X线片评估中有24%的下沉率。

Springer等[50]报道了35例温哥华B3型骨折的髋关节翻修手术。他们建议将同种异体假体复合材料或肿瘤假体应用于股骨近端损伤严重的患者，以及使用生物型凹槽锥形柄以获得骨折远端的轴向和旋转稳定性。在同一中心的回顾系列病例报道了44例温哥华B2（25例）和B3（19例）股骨假体周围骨折使用组配式凹槽锥形柄。44例患者中43例（98%）经平均4.5年随访，X线片显示愈合良好，股骨柄稳定。复发不稳定5例（11%），深部感染2例[51]。

在骨缺损延伸到股骨干的股骨骨折中，剩余的股骨将不能支撑生物型柄，建议用肿瘤假体或同种异体骨板重建。Blackley等[52]报道了他们在63例患者中全髋关节置换术的经验，其中60例患者采用了股骨近端同种异体骨板。成功率（定义为术后Harris髋关节评分增加大于20分，稳定的种植体，不需要进行与同种异体骨移植相关的额外手术）为77%（37/48髋）。他们采用经股骨粗隆入路和股骨阶梯式截骨术来使宿主与移植物的接合处稳定。柄在近端同种异体骨中灌入骨水泥固定，股骨远端压配固定。Haddad等[53]报道了40例近端使用同种异体骨重建并用骨水泥固定，其中4例因感染和骨不连而早期翻修（10%），3例接合处不愈合（8%），4例不稳定（10%），18例股骨转子处不愈合（46%）。尽管翻修率很高（13/40例），但作者建议继续使用结构性同种异体骨治疗THA后失败并近端骨缺损。

Klein等[54]报道了21例B3型骨折患者采用股骨近端置换。术中假体位置合适但髋关节不稳定时使用限制内衬。在最近的随访中，平均Harris评分为71分（范围56~90分）。所有股骨柄在最后随访时均稳定（平均3.2年）。两例发生髋脱位。他们的结论是，对低要求的患者，股骨近端置换治疗这

些严重的骨折是一个可行的选择[54]。从这一经验中吸取的教训是，如果使用同种异体骨板或股骨近端置换，发生脱位的风险会很高，因此外科医生应该考虑使用限制型内衬或双动关节。

在这些具有挑战性的病例中使用的股骨粗隆截骨术（ETO）是一项可能对外科医生有帮助的重要技术[55]。ETO是截骨至骨折部位，并且更容易移除松动的假体柄。在骨折的最远端环扎钢丝，以保护远端的股骨。一般我们发现组配式锥形柄在这些情况下是有用的，因为远端固定的峡部段通常很短。在远端完整的股骨干中扩髓，然后植入假体直至获得轴向稳定，使用组配式近端部分来重建下肢长度，一旦确认合适，近端的骨碎片被钢缆固定在翻修柄周围，注意保护血供。这项技术方便暴露，以及可在直视下准备和植入股骨柄。

C型骨折

这种骨折类型的特征在于假体远端固定良好，可根据现有的股骨干骨折原则进行治疗，除了因假体柄存在而不能用髓内固定外，股骨柄通常需要跨过现有股骨干的近端尖部。一项研究中对17例C型股骨假体周围骨折患者采用锁定加压钢板（LCP）桥接假体内固定治疗，所有病例均骨折愈合。微创手术15例，骨折部位切开手术2例。他们报道了一例钢板弯曲并发症[56]，再次强调，将内固定钢板跨过柄尖至关重要，以避免在柄尖应力集中部和钢板近端之间留下一段薄弱骨质[25]。

病例治疗

病例1：温哥华B2型骨折（即柄松动，骨量充足）。在术中见股骨柄明显下沉至股骨里，骨折线从内侧皮质经过小转子远端的前侧，很容易地移除股骨柄，股骨近端捆扎两股钢缆，分别在小转子近端和远端。接着股骨翻修采用股骨远端固定组配式锥形柄。在尝试复位过程中，听到骨裂开声音，然后注意到在近端钢缆的部位出现股骨转子骨折。予以解剖复位，用转子爪固定（图11.5）。术后6个月骨折持续愈合，股骨柄稳定。

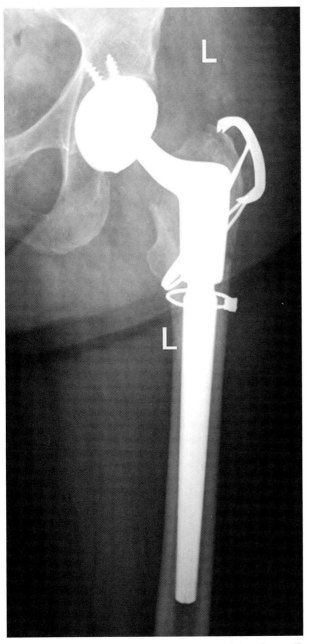

图 11.5　温哥华 B2 型股骨骨折采用钢丝环扎内固定、股骨粗隆部爪钢板固定和组配式锥形翻修柄

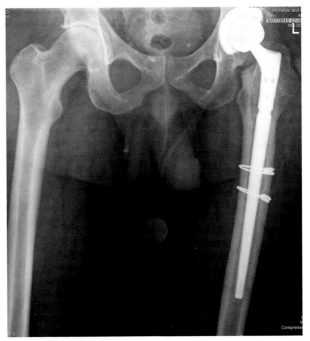

图 11.6　患者被送回手术室，翻修使用股骨远端固定股骨柄，跨过骨折线长度至少超过了两个皮质直径

病例 2：骨折被认为不稳定，重新进行股骨假体翻修。在骨折周围初步捆扎两根 Dall–Miles 电缆，但不拧紧。夹子留在钢缆上，然后髋关节脱位，拔除股骨柄。两股 Dall–Miles 钢缆被进一步拉紧，直至骨折复位，锁住钢缆。然后采用股骨远端固定组配式锥形柄翻修股骨，跨过骨折线长度至少超过了两个皮质直径（图 11.6）。术后 6 个月骨折部位持续愈合，股骨柄稳定。

参考文献

[1] Horwitz IB, Lenobel MI. Artificial hip prosthesis in acute and nonunion fractures of the femoral neck: follow-up study of seventy cases. J Am Med Assoc. 1954;155(6):564–567.

[2] Parrish TF, Jones JR. Fracture of the femur following prosthetic arthroplasty of the hip. Report of nine cases. J Bone Joint Surg Am. 1964;46:241–248.

[3] Charnley J. The healing of human fractures in contact with self-curing acrylic cement. Clin Orthop Relat Res. 1966;47:157–163.

[4] Lindahl H. Epidemiology of periprosthetic femur fracture around a total hip arthroplasty. Injury. 2007;38(6):651–654.

[5] Cook RE, et al. Risk factors for periprosthetic fractures of the hip: a survivorship analysis. Clin Orthop Relat Res. 2008;466(7):1652–1656.

[6] Thien TM, et al. Periprosthetic femoral fracture within two years after total hip replacement analysis of 437,629 operations in the Nordic Arthroplasty Register Association Database. J Bone Joint Surg Am. 2014;96A(19):e167.

[7] Schwartz Jr JT, Mayer JG, Engh CA. Femoral fracture during non-cemented total hip arthroplasty. J Bone Joint Surg Am. 1989;71(8):1135–1142.

[8] Abdel MP, et al. Epidemiology of periprosthetic fracture of the femur in 32 644 primary total hip arthroplasties: a 40-year experience. Bone Joint J. 2016;98-B(4):461–467.

[9] Berry DJ. Epidemiology: hip and knee. Orthop Clin North Am. 1999;30(2):183–190.

[10] Lindahl H, et al. Three hundred and twenty-one periprosthetic femoral fractures. J Bone Joint Surg Am. 2006;88(6):1215–1222.

[11] Beals RK, Tower SS. Periprosthetic fractures of the femur. An analysis of 93 fractures. Clin Orthop Relat Res. 1996;327:238–246.

[12] Sarvilinna R, et al. Factors predisposing to periprosthetic fracture after hip arthroplasty: a case (n = 31)-control study. 2004;75(1):16–20.

[13] Franklin J, Malchau H. Risk factors for periprosthetic femoral fracture. Injury. 2007;38(6):655–660.

[14] Berry DJ. Periprosthetic fractures associated with osteolysis: a problem on the rise. J Arthroplast. 2003;18(3 Suppl 1):107–111.

[15] Incavo SJ, et al. One-stage revision of periprosthetic fractures around loose cemented total hip arthroplasty. Am J Orthop (Belle Mead NJ). 1998;27(1):35–41.

[16] Tsiridis E, Haddad FS, Gie GA. The management of periprosthetic femoral fractures around hip replacements. Injury. 2003;34(2):95–105.

[17] Harris B, et al. Does femoral component loosening predispose to femoral fracture?: an in vitro comparison of cemented hips. Clin Orthop Relat Res. 2010;468(2):497–503.

[18] Katz JN, et al. Prevalence and risk factors for periprosthetic fracture in older recipients of total hip replacement: a cohort study. BMC Musculoskelet Disord. 2014;15:168.

[19] Meek RM, et al. Intraoperative fracture of the femur in revision total hip arthroplasty with a diaphyseal fitting stem. J Bone Joint Surg Am. 2004;86-A(3):480–485.

[20] Watts CD, et al. Increased risk of periprosthetic femur fractures associated with a unique cementless stem design. Clin Orthop Relat Res. 2015;473(6):2045–2053.

[21] Lindahl H, et al. Periprosthetic femoral fractures classification and demographics of 1049 periprosthetic femoral fractures from the Swedish National Hip Arthroplasty Register. J Arthroplast. 2005;20(7):857–865.

[22] Shah RP, et al. Diagnosing infection in the setting of periprosthetic fractures. J Arthroplast. 2016;31(9 Suppl):140–143.

[23] Schwarzkopf R, Oni JK, Marwin SE. Total hip arthroplasty periprosthetic femoral fractures: a review of classification and current treatment. Bull Hosp Jt Dis (2013). 2013;71(1):68–78.

[24] Brady OH, et al. Classification of the hip. Orthop Clin North Am. 1999;30(2):215–220.

[25] Pike J, et al. Principles of treatment for periprosthetic femoral shaft fractures around well-fixed total hip arthroplasty. J Am Acad Orthop Surg. 2009;17(11):677–688.

[26] McElfresh EC, Coventry MB. Femoral and pelvic fractures after total hip arthroplasty. J Bone Joint Surg Am. 1974;56(3):483–492.

[27] Lindahl H, et al. Risk factors for failure after treatment of a periprosthetic fracture of the femur. J Bone Joint Surg Br. 2006;88(1):26–30.

[28] Schmotzer H, Tchejeyan GH, Dall DM. Surgical management of intra- and postoperative fractures of the femur about the tip of the stem in total hip arthroplasty. J Arthroplast. 1996;11(6):709–717.

[29] Berman AT, Zamarin R. The use of Dall-Miles cables in total 1993;16(7):833–835.

[30] Haddad FS, Marston RA, Muirhead-Allwood SK. The Dall-Miles cable and plate system for periprosthetic femoral fractures. Injury. 1997;28(7):445–447.

[31] Sandhu R, Avramidis K, Johnson-Nurse C. Dall-Miles

[32] Giannoudis PV, Kanakaris NK, Tsiridis E. Principles of internal fixation and selection of implants for periprosthetic femoral fractures. Injury. 2007;38(6):669–687.

[33] Dennis MG, et al. Fixation of periprosthetic femoral shaft fractures occurring at the tip of the stem: a biomechanical study of 5 techniques. J Arthroplast. 2000;15(4):523–528.

[34] Tsiridis E, Haddad FS, Gie GA. Dall-Miles plates for periprosthetic femoral fractures. A critical review of 16 cases. Injury. 2003;34(2):107–110.

[35] Courpied JP, Watin-Augouard L, Postel M. Femoral fractures in subjects with total prostheses of the hip or knee. Int Orthop. 1987;11(2):109–115.

[36] Serocki JH, Chandler RW, Dorr LD. Treatment of fractures about hip prostheses with compression plating. J Arthroplast. 1992;7(2):129–135.

[37] Ricci WM, et al. Indirect reduction and plate fixation, without grafting, for periprosthetic femoral shaft fractures about a stable intramedullary implant. J Bone Joint Surg Am. 2005;87(10):2240–2245.

[38] Fulkerson E, et al. Fixation of periprosthetic femoral shaft fractures associated with cemented femoral stems: a biomechanical comparison of locked plating and conventional cable plates. J Orthop Trauma. 2006;20(2):89–93.

[39] Dehghan N, et al. Surgical fixation of Vancouver type B1 periprosthetic femur fractures: a systematic review. J Orthop Trauma. 2014;28(12):721–727.

[40] Haddad FS, et al. Periprosthetic femoral fractures around well-fixed implants: use of cortical onlay allografts with or without a plate. J Bone Joint Surg Am. 2002;84-A(6):945–950.

[41] Emerson Jr RH, et al. Cortical strut allografts in the reconstruction of the femur in revision total hip arthroplasty. A basic science and clinical study. Clin Orthop Relat Res. 1992;285:35–44.

[42] Chandler HP, Tigges RG. The role of allografts in the treatment of periprosthetic femoral fractures. Instr Course Lect. 1998;47:257–264.

[43] Corten K, et al. An algorithm for the surgical treatment of periprosthetic fractures of the femur around a well-fixed femoral component. J Bone Joint Surg Br. 2009;91(11):1424–3140.

[44] Buttaro MA, et al. Locking compression plate fixation of Vancouver type-B1 periprosthetic femoral fractures. J Bone Joint Surg Am. 2007;89(9):1964–1969.

[45] Wood GC, et al. Locking compression plates for the treatment of periprosthetic femoral fractures around well-fixed total hip and knee implants. J Arthroplast. 2011;26(6):886–892.

[46] O'Shea K, et al. The use of uncemented extensively porous-coated femoral components in the management of Vancouver B2 and B3 periprosthetic femoral fractures. J Bone Joint Surg Br. 2005;87(12):1617–1621.

[47] Ko PS, et al. Distal fixation with Wagner revision stem in treating Vancouver type B2 periprosthetic femur fractures in geriatric patients. J Arthroplast. 2003;18(4):446–452.

[48] Berry DJ. Treatment of Vancouver B3 periprosthetic femur fractures with a fluted tapered stem. Clin Orthop Relat Res. 2003;417:224–231.

[49] Munro JT, et al. Tapered fluted titanium stems

in the management of Vancouver B2 and B3 periprosthetic femoral fractures. Clin Orthop Relat Res. 2014;472(2):590–598.

[50] Springer BD, Berry DJ, Lewallen DG. Treatment of periprosthetic femoral fractures following total hip arthroplasty with femoral component revision. J Bone Joint Surg Am. 2003;85-A(11):2156–2162.

[51] Abdel MP, Lewallen DG, Berry DJ. Periprosthetic femur fractures treated with modular fluted, tapered stems. Clin Orthop Relat Res. 2014;472(2):599–603.

[52] Blackley HR, et al. Proximal femoral allografts for reconstruction of bone stock in revision arthroplasty of the hip. A nine to fifteen-year follow-up. J Bone Joint

Surg Am. 2001;83-A(3):346–354.

[53] Haddad FS, et al. Structural proximal femoral allografts for failed total hip replacements: a minimum review of five years. J Bone Joint Surg Br. 2000;82(6):830–836.

[54] Klein GR, et al. Proximal femoral replacement for the treatment of periprosthetic fractures. J Bone Joint Surg Am. 2005;87(8):1777–1781.

[55] Levine BR, et al. Extended trochanteric osteotomy for the treatment of vancouver B2/B3 periprosthetic fractures of the femur. J Arthroplast. 2008; 23(4):527–533.

[56] Ehlinger M, et al. Type C periprosthetic fractures treated with locking plate fixation with a mean follow up of 2.5 years. Orthop Traumatol Surg Res. 2010;96(1):44–48.

第十二章　急性骨盆不连续

Nicolas Reina, Matthew P. Abdel, Daniel J. Berry

病例

70 岁女性患者，既往病史不明，在外院行了生物型右全髋关节置换手术。在植入压配型臼杯时，主刀医生发现后柱出现骨折，然后移除了髋臼假体，用钢板固定了后柱，压配了一个更大的臼杯并辅以螺钉固定（图 12.1）。术后允许患者部分负重，接着又摔了一跤。患者被转诊到本章作者所在医院治疗。入院时患者术侧肢体短缩、外旋畸形。血管神经未受损伤。照片（图 12.2）提示急性骨盆的不连续性以及髋臼重建的灾难性失败。

概述

骨盆不连续指上、下半骨盆分离。急性骨盆不连续通常出现在存在巨大骨缺损的翻修失败 THA 病例中，但在初次置换中也可因为过度的磨锉或嵌入压配型髋臼假体造成。详细的病史询问和体格检查是非常重要的，影像学检查仍然是诊断的基础。骨盆不连续诊断标准包括明确的骨折线、闭孔环不对称、下半骨盆内移、科勒线中断[1]。

在全髋关节翻修手术中，有许多分类方法用来描述假体周围的骨缺损。Paprosky 等[2] 提出的分型是最

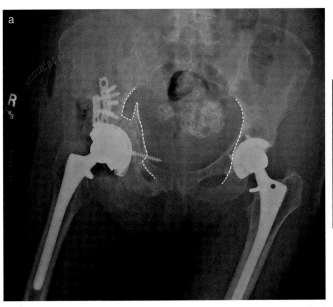
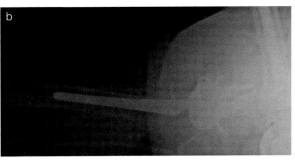

图 12.1　70 岁女性在外院行初次生物型 THA 术后。a. 骨盆正位（AP）。b. 侧位片。正位片中可见科勒线不连续以及双侧闭孔不对称，在穿桌侧位片中见后柱骨折，以上均提示急性骨盆不连续。右侧半骨盆虚线提示髂坐线中断，左侧虚线为正常髂坐线（图片由 Michael J. Taunton, M.D 提供）

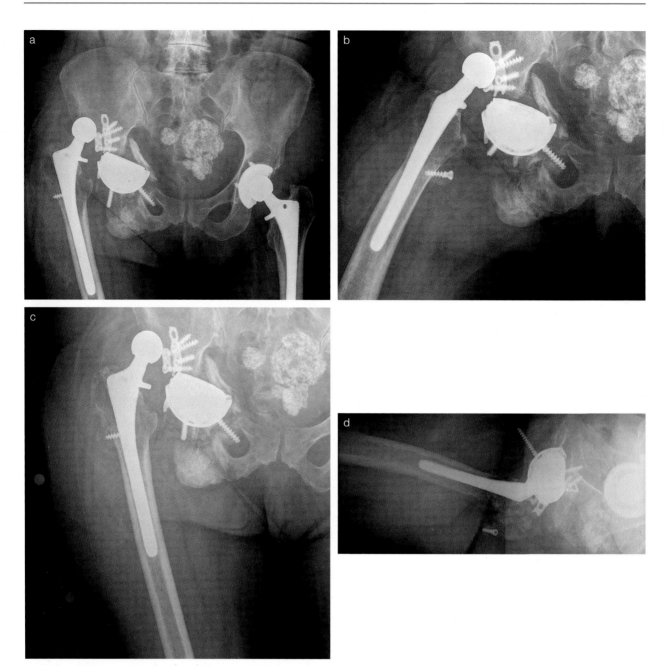

图 12.2 数周后上述患者来我院检查。a. 骨盆正位（AP）。b. 斜位。c. 髋关节正位。d. 穿桌侧位。X 线片提示急性骨盆不连续后，使用切开复位钢板内固定治疗失败（图片由 Michael J. Taunton, M.D 提供）

常用方法。但是美国骨科医师学会（AAOS）[3] 也有一个非常实用的分类方法。在 Paprosky 分类中，没有针对骨盆不连续的特定分型。然而，它们可以被归纳到ⅡC 或ⅢB 缺损中。根据 AAOS 的分类，骨盆不连续性被认为是Ⅳ型缺损 [3]。Berry 等进一步将这些Ⅳ骨缺损分为 3 种亚型：Ⅳa 型（腔隙性或轻度节段性骨缺损）；Ⅳb 型（大的节段性或联合缺损）；Ⅳc 型（先前髋臼曾接受过放射性照射的损伤）。

流行病学

初次 THA 导致骨盆不连续性的流行病学很难评估。然而，大多数文献提示发病率为 1%~5%[4-6]。梅奥医疗中心报道在 3505 例全髋翻修手术中发病率为 0.9%[7]。考虑至 2030 年初次全髋关节置换和翻修手术预计将分别增长 174% 和 137%，骨盆不连续的治疗很可能成为一个越来越大的负担。

危险因素

以下几个危险因素可能会使患者更容易在手术中出现骨盆不连续，这些因素包括：

- 女性[8, 9]。
- 类风湿性关节炎[1]。
- 骨质量较差。
- 有放疗病史[1, 10]。
- 压配型髋臼假体[11]。

有些情况是需要引起特别关注的，绝经后的女性患者因为髋臼较小以及更低的骨密度因而急性骨盆不连续的风险会明显增加[12]。此外压配型髋臼假体的应用也是一个危险因素。尽管 Springer[11] 等强调术中骨盆不连续归结于髋臼的过度磨锉，而另一些人则指出未经充分磨锉而植入非骨水泥型髋臼假体会增加骨折的风险[12, 13]。

预防

有不少方法可以降低初次全髋置换术导致骨盆不连续的风险。首先，安全、充分的髋臼显露是最基本的。显露的重要性是非常明显的，对于过于肥胖患者来说，臼杯的位置不良更常见，就是因为过于肥胖患者显露通常是不够的[14]。此外，骨质量不好的患者（例如绝经后骨质疏松的女性）更应该格外当心去避免过度地撑开放置臼杯。

一旦获得良好的显露，医生应该小心地磨锉髋臼，要把术前模板测量、磨锉的锋利程度、宿主骨的质量、装进去的特殊型号假体等因素都要考虑进去。过度地磨锉会导致大量的骨缺损，特别是髋臼被不对称磨锉时。在某些情况下，医生应考虑使用同号磨锉来尽量减小臼杯压配对髋臼造成的损害。如果一个生物型髋臼假体植入时没有获得足够的压配，医生应该移除这个髋臼假体来确认是否发生了骨盆不连续。如果怀疑有骨折存在，就必须考虑术中正侧位照片。

诊断

虽然全面的病史和体格检查非常重要，但大部分骨盆不连续都是通过影像学诊断出来的。所有的患者都需要一系列最基础的照片包括骨盆正位、髋关节正侧位片。可以通过这些照片中髂耻线的完整来评估前柱，通过髂坐线来评估后柱（图12.1）。两条线中的任何一条被破坏都要考虑骨盆不连续。Judet 斜位是非常有帮助的，包括髂骨斜位和闭孔斜位[15]。Martin 等[16] 最近提出，骨盆不连续的放射学指标包括两条正交视图中确定的骨折线（例如骨盆正侧位片或双斜位片）或在一个投照位置下确认的一条骨折线（正位、双斜位或侧位）合并有骨盆旋转或骨盆不对称的（图12.1）。上述标准可以在不需要更高级的影像学检查时精确诊断94%的骨盆不连续。此外结合骨盆正位、髋关节正位、Judet 斜位几乎所有病例都可以获得明确的诊断。

然而，更先进的影像学检查特别是薄切（例如1 mm）的计算机 X 线断层扫描（CT）将在骨盆不连续患者的诊断和治疗中扮演越来越重要的角色。和平片比较，CT 扫描可以更好地评估剩余的前后柱的骨量以及残存的臼顶和前、后壁。3D 重建也越来越多地应用于骨盆不连续的诊断[17]。现在高质量的 CT 扫描已经可以通过金属去伪影成像序列获得。这些技术可以获得更精准的评估。近来 Fehring 等[18] 报道了一项新颖的技术，当 CT 扫描重新定格为 45°Judet 斜位，可以使得骨盆不连续的诊断敏感性增加了 18%。

非手术治疗

术中骨盆不连续的处理最主要看发现骨盆不连续的时间，如果是术中发现应该手术处理（后面会提及）。然而如果是术后发现，医生和患者必须针对治疗方案进行讨论。对于不能耐受二次手术的虚弱患者，可以考虑保守治疗。

手术治疗

骨盆不连续的外科处理要求骨折和假体都必须良好处理，首先必须让骨盆和髋臼的上下部分连接，恢复骨盆环的生物机械连续性。然后才可能牢固地植入假体获得稳定的重建。

切开复位钢板内固定

大部分急性骨盆不连续骨量丢失都不严重，因此切开处理，用钢板固定后柱并植骨一般都可以获得成功[19]。通常的做法是针对骨盆不连续，可以在钢板的上方和下方分别拧入 3 枚螺钉。钢板的稳定性至关重要，因为依靠钢板产生作用于骨折端的压应力促进骨折部位愈合，还可以考虑配合自体骨植骨。当骨折内固定术重建了骨盆环后，可以植入一个多孔高孔隙率的生物型髋臼假体并用多枚螺钉将髋臼加强固定在宿主骨中。如果切开复位钢板内固定仍不能为放置髋臼假体提供足够的稳定性，那么推荐下面的重建方法。

Cup-cage 重建

急性骨盆不连续应用切开复位钢板内固定仍不能获得稳定时应考虑应用 Cup-cage 重建[9, 20, 21]。应用这种技术，可以将多孔髋臼假体放置在宿主骨，近端螺钉打入髂骨上，下方的螺钉打入坐骨上。实质上是把髋臼假体当作内置钢板。而后从髂骨到坐骨放置一个 cage，上下配合螺钉固定，在骨折愈合重建过程起到"夹板"辅助固定的作用。

可以促进骨长入、高孔隙率的内植物表面涂层已经开发出来，同时具有较高骨摩擦系数，从而增加植入物的初始稳定性[10]。首先推荐钽金属臼杯（Trabecular Metal™ [TM]; Zimmer; Warsaw, IN），因为其具有高孔隙率、高摩擦系数和松质骨相近的弹性模量，且在一些具有挑战性的病例当中也具有良好记录[10, 22, 23]。cage 的上方通过螺钉固定在髂骨上，下方的翼通常直接固定在坐骨上。由于我们喜欢选用非组配式臼杯，可将内衬通过骨水泥粘在 Cup-cage 结构中，这样通过尽可能小的约束来将骨 - 植入物的载荷最小化。然而在很少的情况下，双动全髋或限制性内衬也可能需要使用。这种结构的稳定性最根本的还是取决于高孔隙率多孔的髋臼假体、附加 cage 支撑和辅助多枚螺钉固定[24]。

牵引的方法

急性骨盆不连续处理的第 3 种方法就是由 Paprosky 和 Sporer 等推广使用的牵引的方法[25]。这种方法基于以下原理而获得骨盆的稳定：通过牵引，骨盆产生弹性回缩的力量；用高孔隙率金属骨小梁臼杯或加用螺钉增强将上、下半骨盆固定，从而使上下骨盆成为一个整体。迄今为止只有唯一一篇公开报道关于这方面翻修的文章[25]。

定制三翼髋臼假体

急性骨盆不连续使用定制三翼髋臼假体仍非常局限，因为必须首先扫描一个 CT，而且定制的周期也非常长。将来，随着快速 3D 打印的发展，这样的重建方法也可能成为患者的一个选择。

文献回顾

从历史上看，在骨盆不连续的治疗中，单独使用抗内陷 cage 和加强环的治疗失败率非常高，3.3 年随访时可达到 50%[26]，6.9 年随访时可达到 60%[19]。

如果处理得当，急性骨盆不连续治疗效果还是能接受的。Rogers 等[27]通过平均 34 个月的随访，9 例急性骨盆不连续（即初次全髋置换术后 12 周内诊断）经后柱钢板和钽金属臼杯进行翻修治疗，生存率为 100%。值得注意的是，67% 的患者同时进行了自体骨移植。Stielh 等[19]报道了 10 例慢性骨盆不连续应用切开复位钢板内固定。8 例患者固定了双柱，1 例固定了后柱和 1 例仅固定了前柱。在平均 33 个月的随访中，10 人中有 7 人骨折愈合。然而，在最近的随访中有 4 例进行了翻修手术（2 例因为感染，2 例因为无菌性松动）。

近来 Cup-cage 结构作为骨盆不连续重建的一种选择得到了广泛的应用[21, 28]，通常用于慢性盆腔不连续，相同的技术和原则也可以用来处理切开复位内固定处理不了的急性骨盆不连续。Abolghasemian 等[29]比较了 26 例使用 Cup-cage 重建骨盆不连续（24 个患者）和 19 例单独使用 cage 治疗的患者。在平均 82 个月的随访中，单独使用 cage 组有 68% 的失败率，而使用 Cup-cage 组只有 15% 的失败率。因此，Cup-cage 组 7 年生存率为 87%。Amenabar 等[9] 证实了这些结论，近期报道了在平均 77 个月的随访中，45 例 Cup-cage 组患者中有 4 例因无菌性松动进行了翻修。

关于使用牵张方法[30] 的文献很少，而应用这种方法在急性骨盆不连续的报道就更少了。Sporer 等[25] 报道了 20 例使用这种方法治疗的慢性骨盆不连续患者。在平均 4.5 年的短期随访中，他们发现一名患者出现松动的影像学证据并进行了翻修。另外 4 名患者也有一些松动的影像学表现，但由于临床无症状，所以没有进行翻修手术。

骨盆不连续的翻修手术并发症的风险更高，其中包括使用 cage 容易造成的神经损伤和辅助螺钉固定造成的血管损伤等重大风险。此外，大多数研究表明，脱位和感染的潜在风险也会增加。如上所述，即使在内植物和骨盆获得刚性固定的情况下，固定失败也可能发生。

病例治疗

在这个特殊的病例中，曾经尝试应用切开复位钢板内固定和生物型半球形臼杯（辅助螺钉固定），但最终失败。此外，患者还有大量的骨缺损。因此，定制的三翼假体（**图 12.3**）配合 200 cm³ 的同种异体骨植骨使用。随访 2 年，患者没有疼痛，可完全负重，但由于外展肌无力，需要使用拐杖（**图 12.4**）。

总结

骨盆不连续仍然是全髋关节置换术后最难治的并发症之一。术前仔细的影像学检查是确定骨盆不连续和术前计划的第一步。经 Berry 改进的 AAOS 分类有助于合理地评估术前计划。治疗这种并发症的指导原则包括骨盆获得刚性固定和翻修假体。无论如何，患者都应该被告诫，骨盆不连续这种极具挑战性的并发症术后再次出现并发症的风险是很高的。

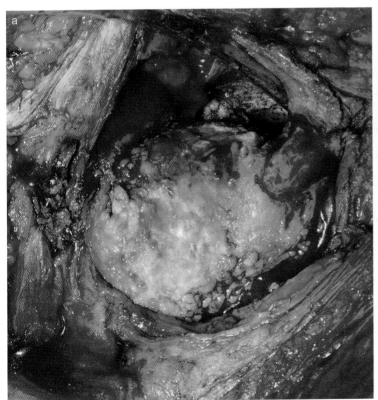
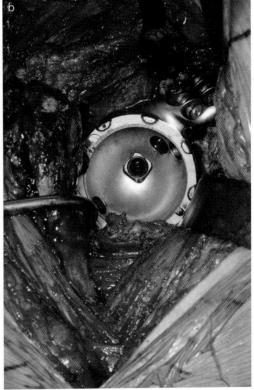

图 12.3 a. 术中照片显示上、下半骨盆分离。b. 使用定制的三翼髋臼假体（图片由 Michael J. Taunton, M.D 提供）

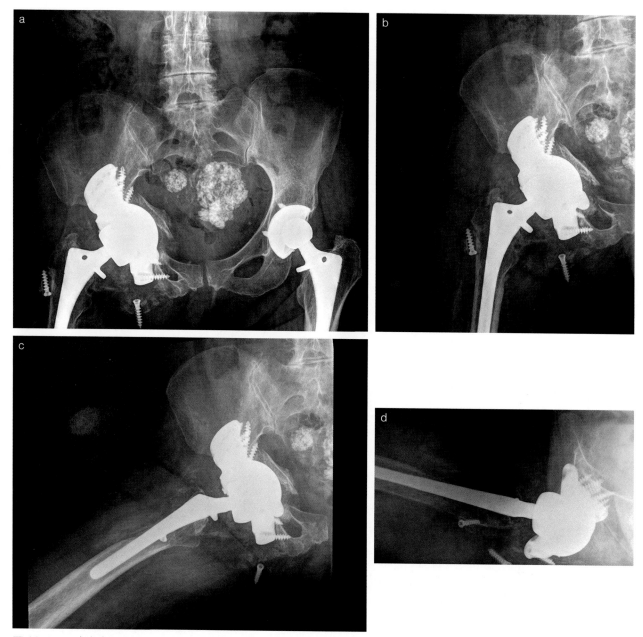

图12.4 上述患者2年随访X线片。a. 骨盆正位（AP）。b. 髋关节正位。c. 斜位。d. 穿桌侧位（图片由 Michael J. Taunton, M.D 提供）

参考文献

[1] Berry DJ, Lewallen DG, Hanssen AD, Cabanela ME. Pelvic discontinuity in revision Total hip arthroplasty. J Bone Joint Surg Am. 1999;81(12):1692–1702.

[2] Paprosky WG, Perona PG, Lawrence JM. Acetabular defect classification and surgical reconstruction in revision arthroplasty. A 6-year follow-up evaluation. J Arthroplast. 1994;9(1):33–44.

[3] D'Antonio JA. Periprosthetic bone loss of the acetabulum. Classification and management. Orthop Clin North Am. 1992;23(2):279–290.

[4] Taunton MJ, Fehring TK, Edwards P, Bernasek T, Holt GE, Christie MJ. Pelvic discontinuity treated with custom triflange component: a reliable option. Clin Orthop Relat Res. 2012;470(2):428–434. doi:10.1007/s11999-011-2126-1.

[5] DeBoer DK, Christie MJ, Brinson MF, Morrison JC. Revision total hip arthroplasty for pelvic discontinuity. J Bone Joint Surg Am. 2007;89(4):835–840. doi:10.2106/JBJS.F.00313.

[6] Paprosky W, Sporer S, O'Rourke MR. The treatment of pelvic discontinuity with acetabular cages. Clin Orthop Relat Res. 2006;453:183–187. doi:10.1097/01.blo.0000246530.52253.7b.

[7] Berry DJ, Trousdale RT, Dennis DA, Paprosky W.

Revision total hip and knee arthroplasty. Philadelphia: Lippincott Williams & Wilkins; 2012.

[8] Kurtz S, Ong K, Lau E, Mowat F, Halpern M. Projections of primary and revision hip and knee arthroplasty in the United States from 2005 to 2030. J Bone Joint Surg Am. 2007;89(4):780–785. doi:10.2106/ JBJS.F.00222.

[9] Amenabar T, Rahman WA, Hetaimish BM, Kuzyk PR, Safir OA, Gross AE. Promising mid-term results with a cup-cage construct for large acetabular defects and pelvic discontinuity. Clin Orthop Relat Res. 2016;474(2): 408–414. doi:10.1007/s11999-015-4210-4.

[10] Joglekar SB, Rose PS, Lewallen DG, Sim FH. Tantalum acetabular cups provide secure fixation in THA after pelvic irradiation at minimum 5-year followup. Clin Orthop Relat Res. 2012;470(11):3041–3047. doi:10.1007/s11999-012-2382-8.

[11] Springer BD, Berry DJ, Cabanela ME, Hanssen AD, Lewallen DG. Early postoperative transverse pelvic fracture: a new complication related to revision arthroplasty with an uncemented cup. J Bone Joint Surg Am. 2005;87(12):2626–2631. doi:10.2106/JBJS. E.00088.

[12] Berry DJ. Epidemiology. Orthop Clin N Am. 1999;30(2):183–190. doi:10.1016/ S0030-5898(05)70073-0.

[13] Sharkey PF, Hozack WJ, Callaghan JJ, et al. Acetabular fracture associated with cementless acetabular component insertion: a report of 13 cases. J Arthroplast. 1999;14(4):426–431. doi:10.1016/ S0883-5403(99)90097-9.

[14] Elson LC, Barr CJ, Chandran SE, Hansen VJ, Malchau H, Kwon Y-M. Are morbidly obese patients undergoing total hip arthroplasty at an increased risk for component malpositioning? J Arthroplast. 2013;28(8 Suppl):41–44. doi:10.1016/j.arth.2013.05.035.

[15] Sheth NP, Nelson CL, Springer BD, Fehring TK, Paprosky WG. Acetabular bone loss in revision total hip arthroplasty: evaluation and management. J Am Acad Orthop Surg. 2013;21(3):128–139. doi:10.5435/ JAAOS-21-03-128.

[16] Martin JR, Barrett IJ, Sierra RJ, Lewallen DG, Berry DJ. Preoperative radiographic evaluation of patients with pelvic discontinuity. J Arthroplast. 2016;31(5):1053–1056. doi:10.1016/j.arth.2015.11.024.

[17] Petrie J, Sassoon A, Haidukewych GJ. Pelvic discontinuity: current solutions. Bone Joint J. 2013; 95-B(11 Suppl A):109–113. doi:10.1302/0301-620X. 95B11.32764.

[18] Fehring KA, Howe BM, Martin JR, Taunton MJ, Berry DJ. Preoperative evaluation for pelvic discontinuity using a new reformatted computed tomography scan protocol. J Arthroplast.2016;31(10):2247–2251. doi:10.1016/ j.arth.2016.02.028.

[19] Stiehl JB, Saluja R, Diener T. Reconstruction of major column defects and pelvic discontinuity in revision total hip arthroplasty.J Arthroplast. 2000;15(7):849– 857. doi:10.1054/arth.2000.9320.

[20] Gross AE, Goodman S. The current role of structural grafts and cages in revision arthroplasty of the hip. Clin Orthop Relat Res. 2004;429:193–200. doi:10.1097/01. blo.0000149822.49890.5e.

[21] Gross AE, Goodman SB. Rebuilding the skeleton. J Arthroplast. 2005;20:91–93. doi:10.1016/j.arth.2005. 03.020.

[22] Rose PS, Halasy M, Trousdale RT, et al. Preliminary results of tantalum acetabular components for THA after pelvic radiation. Clin Orthop Relat Res. 2006;453:195–198. doi:10.1097/01.blo.0000238854. 16121.a3.

[23] Khan FA, Rose PS, Yanagisawa M, Lewallen DG, Sim FH. Surgical technique: porous tantalum reconstruction for destructive Nonprimary Periacetabular tumors. Clin Orthop Relat Res. 2012;470(2):594–601. doi:10.1007/ s11999-011-2117-2.

[24] Meneghini RM, Meyer C, Buckley CA, Hanssen AD, Lewallen DG. Mechanical stability of novel highly porous metal acetabular components in revision Total hip arthroplasty. J Arthroplast. 2010;25(3):337–341. doi:10.1016/j.arth.2009.03.003.

[25] Sporer SM, Bottros JJ, Hulst JB, Kancherla VK, Moric M, Paprosky WG. Acetabular distraction: an alternative for severe defects with chronic pelvic discontinuity? Clin Orthop Relat Res. 2012;470(11):3156–3163. doi:10.1007/s11999-012-2514-1.

[26] Goodman S, Saastamoinen H, Shasha N, Gross A. Complications of ilioischial reconstruction rings in revision total hip arthroplasty. J Arthroplast. 2004; 19(4):436–446.

[27] Rogers BA, Whittingham-Jones PM, Mitchell PA, Safir OA, Bircher MD, Gross AE. The reconstruction of periprosthetic pelvic discontinuity. J Arthroplasty. 2012;27(8):1499–1506.e1. doi:10.1016/j.arth.2011. 12.017.

[28] Gross AE. Restoration of acetabular bone loss 2005. J Arthroplast. 2006;21(4):117–120. doi:10.1016/j. arth.2005.11.006.

[29] Abolghasemian M, Tangsaraporn S, Drexler M, et al. The challenge of pelvic discontinuity: cup-cage reconstruction does better than conventional cages in mid-term. Bone Joint J. 2014;96-B(2):195–200. doi:10.1302/0301-620X.96B2.31907.

[30] Sheth NP, Melnic CM, Paprosky WG. Acetabular distraction: an alternative for severe acetabular bone loss and chronic pelvic discontinuity. Bone Joint J. 2014; 96-B(11 Suppl A):36–42. doi:10.1302/0301-620X. 96B11.34455.

第十三章　聚乙烯界面磨损和骨溶解

James A. Keeney

病例

65 岁女性患者，左侧初次 THA 后 14 年（**图13.1**）。多年来，其髋部功能良好，术后恢复正常生活。2 年前，患者出现左侧腹股沟和臀部疼痛，进行性加重。3 个月前，患者留意到行走时左髋关节出现异响，并需要借助拐杖来缓解疼痛。患者来院进一步接受评估和治疗。

流行病学

骨溶解和假体松动已被认为是 THA 晚期失败最常见的原因[1]。在日常活动中，磨损颗粒从金属对聚乙烯（M–O–P）和陶瓷对聚乙烯（C–O–P）界面产生。股骨头与聚乙烯内衬之间的黏附和摩擦是主要磨损机制。正常髋关节运动过程中产生的液压促使关节液和聚乙烯磨损碎屑到达"有效关节间隙"[2]。

如果没有形成周围骨接触、骨整合或聚甲基丙烯酸甲酯（PMMA）骨水泥在宿主骨—假体界面产生封闭，聚乙烯、金属、陶瓷或 PMMA 颗粒就会进入到假体—骨界面。当颗粒磨损碎屑存在时，在初始稳定假体周围巨噬细胞被激活，并出现破骨细胞介导的骨吸收[3, 4]。核因子 kappaB 配体（RANKL）是由成骨基质细胞、成纤维细胞或活化的 T 细胞产生的，与破骨细胞前体细胞表面的受体结合并刺激其转化为活性破骨细胞[5, 6]。THA 使用的生物材料中，聚乙烯具有极高的诱导骨溶解能力，亚微米级颗粒同溶骨过程相关性比大直径碎屑更密切[7]。骨溶解也与聚乙

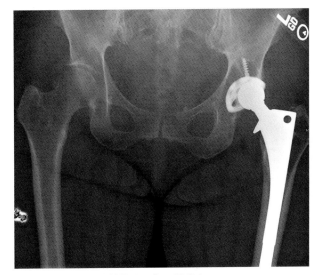

图 13.1　病例（术前骨盆正位 X 线片）

烯碎屑更快地从界面释放、更高的容积磨损和线性磨损有关，线性磨损速度 > 0.2 mm/ 年，同影像学上明显骨溶解形成相关[8]。

骨溶解的 X 线表现有所不同，与颗粒进入水泥型和生物型人工髋关节假体周围有效关节间隙的方式有关。对于水泥型假体来说，骨溶解线性方式沿着骨水泥—骨界面进展，从关节表面开始，延伸到骨—植入物接触的最远处。股骨柄和髋臼假体周围的线性骨溶解方式首先分别由 Gruen 和 DeLee 报道[9, 10]。当骨溶解发生于固定良好的生物型假体时，这个过程导致颗粒能够到达的宿主骨界面区域内溶解扩大（**图 13.2**），而假体最初可能存在机械稳定性，进展性（膨胀性）的骨溶解会逐渐破坏假体固定并导致后期松动。

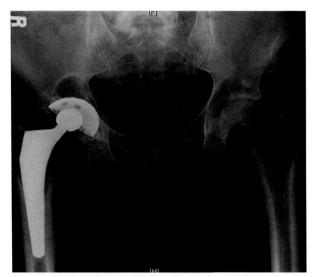

图13.2　生物型髋臼杯背侧的局部骨溶解

并发症相关危险因素

磨损过快或灾难性聚乙烯内衬失效与多种因素有关。Kennedy 等[11] 报道髋臼外展角太大的对位不良同较高的骨溶解率和线性聚乙烯磨损有关。Patil 等[12] 采用有限元分析模型，估算出放置聚乙烯内衬外展角 > 45° 时线性磨损增加了 40%。在 THA 中使用更大直径的股骨头和更薄的聚乙烯内衬同高磨损率和骨溶解有关[13]。Berry 等[14] 报道的灾难性聚乙烯内衬失效仅限于小于 5 mm 厚度。聚乙烯的降解可在材料内源性环境下加速。在 20 世纪末使用的消毒方法是在有氧环境中进行的，这与更高的磨损率和骨溶解有关[15, 16]。当聚乙烯未植入体内的库存（货架期）延长时，聚乙烯在体内磨损会加速。Puulalka 等[17] 指出，聚乙烯内衬货架期 > 3 年时的磨损率和骨溶解明显增加。

预防

超高分子聚乙烯（UHMWPE）灭菌过程中使用辐照，有效地降低了聚乙烯的线性和体积磨损率[18]。这种交联处理提高了聚乙烯材料的耐磨性，然而降低了材料的抗断裂性能。数项研究证明当代 THA 使用的高交联聚乙烯磨损率在植入后的前 10 年显示大幅降低，即使在年轻患者中也是如此[19-21]。使用陶

瓷股骨头能显著降低普通聚乙烯界面磨损率，但当同高交联聚乙烯组合时，益处尚未证实。对于初次 THA，高交联聚乙烯的高耐磨性利于使用大直径股骨头。个性化的股骨头尺寸选择应考虑以下几个因素：与髋关节脱位相关的患者因素（女性，非骨性关节炎诊断），髋臼大小，最薄聚乙烯内衬厚度，以及在患者生存期内的髋臼内衬磨损风险。尽管使用大直径的股骨头可以提高髋关节的稳定性，然而较大的股骨头与聚乙烯内衬接触面积增加会产生更高的聚乙烯容积磨损率。

诊断

聚乙烯内衬磨损的诊断可以通过回顾研究影像学资料明确，尤其出现股骨头向外上方移位时（图13.3）。髋臼假体线性磨损量在假体放置于 < 40° 的外倾角时可能很难明确，这是由于髋臼内衬磨损发生在更偏内或中心部位。可以通过骨量减少和假体周围正常骨小梁结构的缺失了解骨溶解程度。髂骨斜位及闭孔斜位有助于明确骨溶解的存在，骨缺损大小，以及前后柱的连续性。使用 CT 横断面扫描有助于更详细地明确骨溶解缺损特征和范围[25]（图13.4）。

治疗

1. 非手术治疗

无症状的包容性溶骨性骨缺损可以采用非手术治疗。髋关节无力症状可以通过康复锻炼改善，轻度不适症状可以通过止痛药或消炎药来缓解。如果对初时诊断为骨溶解的患者考虑采用非手术治疗，应进行早期 X 线随访（3~6 个月），尤其是病变较大时。对非手术治疗患者建议每年至少一次的影像学监测。关于手术干预的恰当时机，尚未形成共识。需要考虑的因素包括患者的年龄和活动水平，假体的追踪记录情况和患者的手术意愿。例如，对于年轻、健康、活动量大的患者，即使出现小范围的骨溶解，也建议进行翻修手术，而对于有较多内科并发症（包括活动受限和手术风险增加）的老年患者，

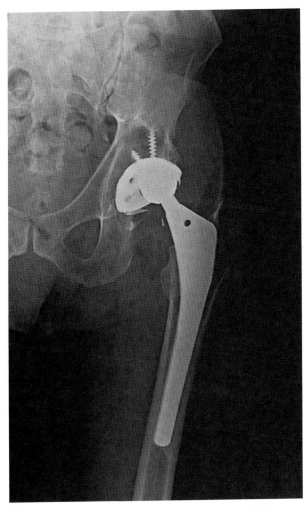

图 13.3 无症状的外上方聚乙烯磨损并伴有局部骨溶解

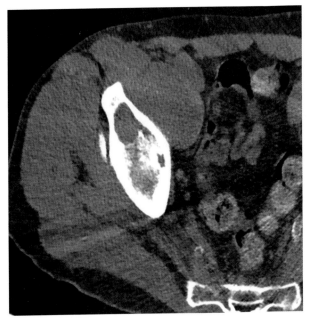

图 13.4 CT 扫描可见后柱溶骨性骨缺损

则建议选择持续观察。

2. 手术治疗

对于假体松动并有临床症状以及大范围溶骨性骨缺损影响假体长期稳定性的患者，应采用手术治疗。对于聚乙烯磨损和骨溶解的治疗，可以考虑多种手术方法。选择个性化治疗方案取决于溶骨性病变的大小、关节假体的稳定性、假体锁定机制的完整性，以及可供翻修假体生物固定的结构性骨量，并考虑需要手术治疗患者的年龄和整体身体健康情况。如果决定移除固定良好的假体，则应该仔细考虑假体周围的骨质量，并选用最适合处理髋臼或股骨侧缺损范围的假体。考虑到单独更换界面通常存在关节不稳的并发症，必须仔细考虑假体位置来决定是翻修还是保留。不论怎样选择治疗方法，更换聚乙烯内衬和股骨头是翻修手术的核心内容，以此

解决负重面的"磨损产生源"问题。

3. 保留假体

如果锁定机制失效但假体位置良好，也可考虑将新的髋臼内衬使用骨水泥黏合于保留的金属髋臼内，金属臼杯需要足够大以便将所需内衬使用骨水泥固定在位[21-26, 27, 28]。保留假体治疗方法的主要并发症有术后脱位，小髋臼使用骨水泥固定的内衬可能存在较高的机械失败率[29, 30]。

决定髋关节翻修术中假体是否保留的 3 个主要因素：①聚乙烯材料和设计；②股骨头材料；③股骨头尺寸。选择假体时应考虑避免假体不稳（单纯更换股骨头、髋臼内衬最常见的并发症），同时也要考虑到将新的股骨头安放于保留的股骨柄上时的界面磨损和潜在的不利影响。

聚乙烯材料与设计

即使是年轻、活动量大的患者使用的不超过 32 mm 股骨头也有较低的聚乙烯磨损率，这与高交联聚乙烯材料的改进有关[19, 31-33]。现在聚乙烯界面针对不同翻修情况提供多种选择：平边或高边、中心或外侧偏距，限制性，或使用可活动的聚乙烯股骨头与金属髋臼内衬相配（双动全髋）。Kremers 等研究显

示当使用高交联聚乙烯内衬时，有较低的中期再翻修率，使用带高边聚乙烯内衬也不会增加失败风险[34]。可提供选择的特殊髋臼假体包括限制性内衬或双动股骨头同金属髋臼内衬的组合。这两种方法对于那些髋臼假体位置尚可、髋外展肌无力的病例可能是有益的。

股骨头材料

与传统的聚乙烯髋臼内衬相组合时，陶瓷股骨头的磨损率已被证明低于钴铬合金股骨头[22]。尽管目前在评估陶瓷头搭配高交联聚乙烯的研究中，未证实具有更低的磨损率，但对于年轻患者因聚乙烯磨损（伴或不伴有骨溶解）而接受髋关节翻修术时，仍应考虑使用陶瓷头。当保留的股骨柄是由钴－铬合金制成时，选择钴铬球头能够避免潜在的头－颈锥面相关不良反应。当保留的股骨柄是由钛合金制成时，可以考虑使用陶瓷股骨头，尤其是选择大直径或加长的股骨头时[35]。当翻修考虑使用陶瓷头时，应该使用由股骨假体制造商提供的钛合金袖套适配器。

股骨头尺寸

尽管在 THA 翻修时股骨头直径 ≥ 36 mm 可以增加髋关节的稳定性，但研究显示大直径股骨头可增加容积磨损[24, 36]。选择大直径的股骨头有助于降低单纯更换股骨头和聚乙烯内衬的翻修术后脱位的风险。在翻修术中决定选择直径 36 mm 或更大尺寸的股骨头应考虑 3 个主要方面：①股骨头直径 ≤ 32 mm 时是否能获得足够的稳定性？②翻修使用直径 ≥ 36 mm 的股骨头时，髋臼假体是否有足够厚度的聚乙烯内衬？③随着患者年龄增长、体重增加，是优先考虑髋关节稳定性还是从长远角度考虑聚乙烯磨损？

本章作者采用后入路进行翻修手术。如果髋臼假体前倾角较小（＜20°），且股骨假体没有过度的前倾，应考虑使用带有高边的聚乙烯内衬。如果股骨和髋臼联合前倾角＞45°，则选择平边聚乙烯内衬

试模。对于髋关节外展肌无力（结构或功能）的患者，选择可使用限制性内衬髋臼假体。如果髋臼假体系统合适，同样可考虑使用双动全髋。对于髋臼假体直径小于 60 mm 年轻或活动量大的患者，强烈推荐使用 32 mm 股骨头。对于髋臼假体直径 ≥ 56 mm 的老年患者（＞70 岁），通常选用 36 mm 的股骨头。对于 60~75 岁患者，使用生理年龄来指导股骨头尺寸的选择。除去极少数情况下在移除的钴铬股骨头处出现颈锥部的腐蚀，大多数病例使用钴铬合金股骨头。

假体翻修入路

对于假体松动或位置不良的患者，需要进行假体翻修。充分掌握髋臼和股骨侧宿主骨结构对假体生物固定的支撑能力，以指导选择假体固定技术。本章作者倾向于采用外科分类系统来指导选择假体和治疗大块骨缺损[37-39]。对于大范围骨溶解的髋臼翻修，可考虑多种技术，包括使用高孔隙率的假体，腔隙性或结构性骨缺损使用同种异体骨移植，结构性骨缺损使用多孔金属垫块，骨盆不连续利用髋臼牵张术使用高孔隙率的翻修假体，打压植骨，以及使用 cage 重建[40-46]。对于股骨侧翻修，常用的治疗方法包括广泛涂层的股骨柄，柱状一体化或组配式锥形柄，打压植骨并使用骨水泥柄，以及肿瘤假体重建[47-50]。

髋臼假体翻修

包容性髋臼缺损可采用局部植骨配合翻修杯处理。髋臼假体缘超过 30% 的后上方骨缺损应考虑使用结构性支持，可选用同种异体骨或结构性垫块。大块内壁或内上方结构性缺损的治疗有多种翻修选择，包括生物型翻修杯，Cup-cage 技术，cage 重建，或定制型髋臼假体（图 13.5）。

股骨假体翻修

本章作者倾向于在股骨干骺端支撑存在情况下，

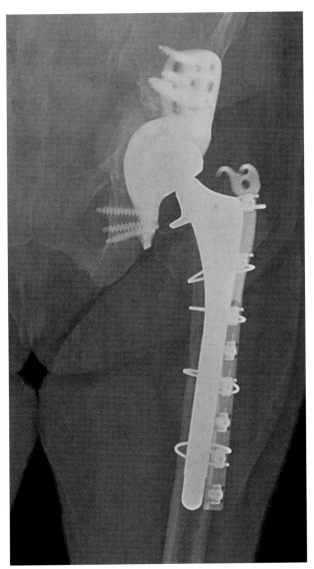

图 13.5 使用定制三翼假体进行髋臼缺损重建

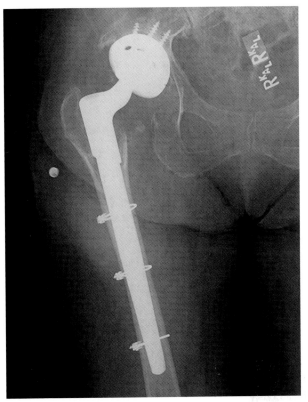

图 13.6 Paprosky ⅢB 型股骨缺损使用组配式锥形柱状柄

使用一体化生物柄进行大部分股骨翻修，并在骨干部获得 5~6 mm 固定。对于股骨近端完整且使用 ≥ 200 mm 长度带前弓的股骨假体的病例，有必要使用股骨干软钻扩髓至比选择的假体型号大 0.5~1.5 mm，以避免在试模和假体植入过程中发生骨折。股骨峡部预防性的捆扎钢缆可有助于预防术中骨折。股骨缺损未累及峡部，但可提供生物固定的长度 < 5 mm，通常使用组配式锥形柄（图 13.6），其跨越较短的股骨峡部即可获得较好的轴向和旋转稳定性。对于股骨近端严重缺损患者可考虑组配式锥形柄或肿瘤替代型假体。对于股骨干骺端和骨干区严重缺损的患者，我们首选肿瘤型假体。

病例分析

该患者出现聚乙烯磨损颗粒和固定良好的髋臼周围局灶性骨溶解，因此采用髋臼假体翻修来治疗。决定假体翻修的影响因素包括患者相对年轻，有效锁定机制失效，以及由于聚乙烯内衬的缺损而造成髋臼金属杯的损坏。髋臼假体使用专用工具去除，然后扩大髋臼，包容性髋臼缺损进行植骨。使用高交联的聚乙烯内衬取代原有内衬，并且增大内径以容纳大直径的股骨头来获得关节的稳定性（**图 13.7**）。

总结

THA 后晚期失败最常见原因有聚乙烯磨损、骨溶解和假体松动。当代 THA 寿命已随着高交联聚乙烯的使用而得到改善，但需要更长时间来确定使用大直径股骨头是否安全，而不增加与聚乙烯磨损、局部骨溶解，或线性骨溶解和假体松动相关的晚期

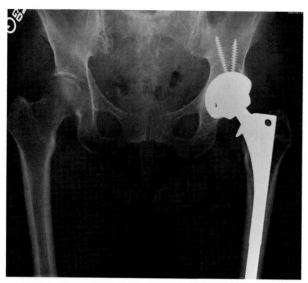

图 13.7 病例（术后骨盆 X 线片）：初次 THA 髋臼假体太小且没有良好的锁定机制，因此进行了髋臼侧翻修，原有钴铬合金的股骨柄选用 36 mm 钴铬股骨头

失败风险。如果髋臼假体固定和位置良好，当锁定机制完好，只要假体周围稳定性得到良好的评估和确认，就可以采用保留假体方法进行治疗。如果髋臼位置不良、翻修的髋臼内衬无法获得机械稳定性、髋臼内衬的翻修导致假体不稳，则需要考虑髋臼假体翻修。

参考文献

[1] Clohisy JC, Calvert G, Tull F, McDonald D, Maloney WJ. Reasons for revision hip surgery: a retrospective review. Clin Orthop Relat Res. 2004;429:188-192.

[2] Schmalzried TP, Jasty M, Harris WH. Periprosthetic bone loss in total hip arthroplasty. Polyethylene wear debris and the concept of the effective joint space. J Bone Joint Surg Am. 1992;74(6):849-863.

[3] Purdue PE, Koulouvaris P, Potter HG, Nestor BJ, Sculco TP. The cellular and molecular biology of periprosthetic osteolysis. Clin Orthop Relat Res. 2007;454:251-261.

[4] Jasty M, Bragdon C, Jiranek W, Chandler H, Maloney W, Harris WH. Etiology of osteolysis around porouscoated cementless total hip arthroplasties. Clin Orthop Relat Res. 1994;308:111-126.

[5] Yasuda H, Shima N, Nakagawa N, Yamaguchi K, Kinosaki M, Mochizuki S, Tomoyasu A, Yano K, Goto M, Murakami A, et al. Osteoclast differentiation factor is a ligand for osteoprotegerin/ osteoclastogenesisinhibitory factor and is identical to TRANCE/ RANKL. Proc Natl Acad Sci U S A. 1998;95:3597-3602.

[6] Quinn JM, Horwood NJ, Elliott J, Gillespie MT, Martin TJ. Fibroblastic stromal cells express receptor activator of NF-kappa B ligand and support osteoclast differentiation. J Bone Miner Res. 2000;15:1459-1466.

[7] Matthews JB, Besong AA, Green TR, Stone MH, Wroblewski BM, Fisher J, Ingham E. Evaluation of the response of primary human peripheral blood mononuclear phagocytes to challenge with in vitro generated clinically relevant UHMWPE particles of known size and dose. J Biomed Mater Res. 2000;52:296-307.

[8] Orishimo KF, Claus AM, Sychterz CJ, Engh CA. Relationship between polyethylene wear and osteolysis in hips witha second-generation porouscoated cementless cup after seven years of follow-up. J Bone Joint Surg Am. 2003;85(6):1095-1099.

[9] Gruen TA, McNeice GM, Amstutz HC. "Modes of failure" of cemented stem-type femoral components: a radiographic analysis of loosening. Clin Orthop Relat Res. 1979;141:17-27.

[10] DeLee JG, Charnley J. Radiological demarcation of cemented sockets in total hip replacement. Clin Orthop Relat Res. 1976;121:20-32.

[11] Patil S, Bergula A, Chen PC, Colwell Jr CW, D'Lima DD. Polyethylene wear and acetabular component orientation. J Bone Joint Surg Am. 2003;85-A(Suppl 4):56-63.

[12] Kennedy JG, Rogers WB, Soffe KE, Sullivan RJ, Griffen DG, Sheehan LJ. Effect of acetabular component orientation on recurrent dislocation, pelvic osteolysis, polyethylene wear, and component migration. J Arthroplast. 1998;13(5):530-534.

[13] Jasty M, Goetz DD, Bragdon CR, Lee KR, Hanson AE, Elder JR, Harris WH. Wear of polyethylene acetabular components in total hip arthroplasty. An analysis of one hundred and twenty-eight components retrieved at autopsy or revision operations. J Bone Joint Surg Am. 1997;79(3):349-358.

[14] Berry DJ, Barnes CL, Scott RD, Cabanela ME, Poss R. Catastrophic failure of the polyethylene liner of uncemented acetabular components. J Bone Joint Surg Br. 1994;76(4):575-578.

[15] Hopper Jr RH, Young AM, Orishimo KF, Engh Jr CA. Effect of terminal sterilization with gas plasma or gamma radiation on wear of polyethylene liners. J Bone Joint Surg Am. 2003;85-A(3):464-468.

[16] Sychterz CJ, Orishimo KF, Engh CA. Sterilization and polyethylene wear: clinical studies to support laboratory data. J Bone Joint Surg Am. 2004;86-A(5):1017-1022.

[17] Puolakka TJ, Keränen JT, Juhola KA, Pajamäki KJ, Halonen PJ, Nevalainen JK, Saikko V, Lehto MU, Järvinen M. Increased volumetric wear of polyethylene liners with more than 3 years of shelf-life time. Int Orthop. 2003;27(3):153-159.

[18] McKellop H, Shen FW, Lu B, Campbell P, Salovey R. Effect of sterilization method and other modifications on the wear resistance of acetabular cups made of ultra-high molecular weight polyethylene. A hip- simulator study. J Bone Joint Surg Am. 2000;82-A(12):1708-1725.

[19] Babovic N, Trousdale RT. Total hip arthroplasty using highly cross-linked polyethylene in patients younger than 50 years with minimum 10-year follow-up. J Arthroplast. 2013;28(5):815-817.

[20] Ranawat CS, Ranawat AS, Ramteke AA, Nawabi D, Meftah M. Long-term results of a first-generation annealed highly cross-linked polyethylene in young, Active Patients. Orthopedics. 2016a;22:1-5.

[21] Snir N, Kaye ID, Klifto CS, Hamula MJ, Wolfson TS, Schwarzkopf R, Jaffe FF. 10-year follow-up wear analysis of first-generation highly crosslinked polyethylene in primary total J Arthroplast. 2014;29(3):630-633.

[22] Meftah M, Klingenstein GG, Yun RJ, Ranawat AS, Ranawat CS. Long-term performance of ceramic and metal femoral heads on conventional polyethylene in young and active patients: a matched-pair analysis. J Bone Joint Surg Am. 2013;95(13):1193-1197.

[23] Sato T, Nakashima Y, Akiyama M, Yamamoto T, Mawatari T, Itokawa T, Ohishi M, Motomura G, Hirata M, Iwamoto Y. Wear resistant performance of highly cross-linked and annealed ultra-high molecular weight polyethylene against ceramic heads in total hip arthroplasty. J Orthop Res. 2012;30(12):2031-2037.

[24] Lachiewicz PF, Soileau ES, Martell JM. Wear and osteolysis of highly crosslinked polyethylene at 10 to 14 years: the effect of femoral head size. Clin Orthop Relat Res. 2016;474(2):365-371.

[25] Leung S, Naudie D, Kitamura N, Walde T, Engh CA. Computed tomography in the assessment of periacetabular osteolysis. J Bone Joint Surg Am. hip arthroplasty. 2005;87(3):592-597.

[26] Maloney WJ, Herzwurm P, Paprosky W, Rubash HE, Engh CA. Treatment of pelvic osteolysis associated with a stable acetabular component inserted without cement as part of a total hip replacement. J Bone Joint Surg Am. 1997;79(11):1628-1634.

[27] Lim SJ, Lee KH, Park SH, Park YS. Medium-term results of cementation of a highly cross-linked polyethylene liner into a well-fixed acetabular shell in revision hip arthroplasty. J Arthroplast. 2014;29(3):634-637.

[28] Rivkin G, Kandel L, Qutteineh B, Liebergall M, Mattan Y. Long term results of liner polyethylene cementation technique in revision for Peri-acetabular osteolysis. J Arthroplast. 2015;30(6):1041-1043.

[29] Tan TL, Le Duff MJ, Ebramzadeh E, Bhaurla SK, Amstutz HC. Long-term outcomes of liner cementation into a stable retained Shell: a concise followup of a previous report. J Bone Joint Surg Am. 2015;97(11):920-924.

[30] Park MS, Yoon SJ, Lee JR. Outcomes of polyethylene liner cementation into a fixed metal acetabular shell with minimum follow-up of 7 years. Hip Int. 2015;25(1):61-66.

[31] Garvin KL, White TC, Dusad A, Hartman CW, Martell J. Low wear rates seen in THAs with highly crosslinked polyethylene at 9 to 14 years in patients younger than age 50 years. Clin Orthop Relat Res. 2015;473(12):3829-3835.

[32] Greiner JJ, Callaghan JJ, Bedard NA, Liu SS, Gao Y, Goetz DD. Fixation and wear with contemporary acetabular components and cross-linked polyethylene at 10-years in patients aged 50 and under. J Arthroplast. 2015;30(9):1577-1585.

[33] Ranawat CS, Ranawat AS, Ramteke AA, Nawabi D, Meftah M. Long-term results of a first-generation annealed highly cross-linked polyethylene in young, Active Patients. Orthopedics. 2016b;39(2):e225-229.

[34] Kremers HM, Howard JL, Loechler Y, Schleck CD, Harmsen WS, Berry DJ, Cabanela ME, Hanssen AD, Pagnano MW, Trousdale RT, Lewallen DG. Comparative long-term survivorship of uncemented acetabular components in revision total hip arthroplasty. J Bone Joint Surg Am. 2012;94(12):e82.

[35] Meneghini RM, Lovro LR, Wallace JM, ZiembaDavis M. Large metal heads and vitamin E polyethylene increase frictional torque in total hip arthroplasty. J Arthroplast. 2016;31(3):710-714.

[36] Selvarajah E, Hooper G, Grabowski K, Frampton C, Woodfield TB, Inglis G. The rates of wear of X3 highly cross-linked polyethylene at five years when coupled with a 36 mm diameter ceramic femoral head in young patients. Bone Joint J. 2015;97-B(11):1470-1474.

[37] Paprosky WG, Perona PG, Lawrence JM. Acetabular defect classification and surgical reconstruction in revision arthroplasty. A 6-year follow-up evaluation. J Arthroplast. 1994;9(1):33-44.

[38] Della Valle CJ, Paprosky WG. The femur in revision total hip arthroplasty evaluation and classification. Clin Orthop Relat Res. 2004;420:55-62.

[39] 39. Della Valle CJ, Paprosky WG. Classification and an algorithmic approach to the reconstruction of femoral deficiency in revision total hip arthroplasty. J Bone Joint Surg Am. 2003;85-A(Suppl 4):1-6.

[40] 40. Del Gaizo DJ, Kancherla V, Sporer SM, Paprosky WG. Tantalum augments for Paprosky IIIA defects remain stable at midterm followup. Clin Orthop Relat Res. 2012;470(2):395-401.

[41] 41. Gross AE. Revision arthroplasty of the acetabulum with restoration of bone stock. Clin Orthop Relat Res. 1999;369:198-207.

[42] 42. Ilyas I, Alrumaih HA, Kashif S, Rabbani SA, Faqihi AH. Revision of type III and type IVB acetabular defects with Burch-Schneider anti-Protrusio cages. J Arthroplast. 2015;30(2):259-264.

[43] Schreurs BW, Busch VJ, Welten ML, Verdonschot N, Slooff TJ, Gardeniers JW. Acetabular reconstruction with impaction bone-grafting and a cemented cup in patients younger than fifty years old. J Bone Joint Surg Am. 2004;86-A(11):2385-2392.

[44] Siegmeth A, Duncan CP, Masri BA, Kim WY, Garbuz DS. Modular tantalum augments for acetabular defects in revision hip arthroplasty. Clin Orthop Relat Res. 2009;467(1):199-205.

[45] Sporer SM, Bottros JJ, Hulst JB, Kancherla VK, Moric M, Paprosky WG. Acetabular distraction: an alternative for severe defects with chronic pelvic discontinuity? Clin

Orthop Relat Res. 2012;470(11):3156-3163.

[46] Taunton MJ, Fehring TK, Edwards P, Bernasek T, Holt GE, Christie MJ. Pelvic discontinuity treated with custom triflange component: a reliable option. Clin Orthop Relat Res. 2012;470(2):428-434.

[47] Konan S, Garbuz DS, Masri BA, Duncan CP. Nonmodular tapered fluted titanium stems in hip revision surgery: gaining attention. Bone Joint J. 2014;96B(11 Suppl A):56-59.

[48] Ovesen O, Emmeluth C, Hofbauer C, Overgaard S. Revision total hip arthroplasty using a modular tapered stem with distal fixation: good shortterm results in 125 revisions. J Arthroplast. 2010;25(3):348-354.

[49] te Stroet MA, Rijnen WH, Gardeniers JW, van Kampen A, Schreurs BW. The outcome of femoral component revision arthroplasty with impaction allograft bone grafting and a cemented polished Exeter stem: a prospective cohort study of 208 revision arthroplasties with a mean follow-up of ten years. Bone Joint J. 2015;97-B(6):771-779.

[50] Thomsen PB, Jensen NJ, Kampmann J, Bæk HT. Revision hip arthroplasty with an extensively porous-coated stem—excellent long-term results also in severe femoral bone stock loss. Hip Int. 2013;23(4):352-358.

第十四章　陶对陶界面的并发症：碎裂、线性磨损、异响

Yadin David Levy, William Lindsay Walter

病例

患者女性，81 岁，体健，右髋初次 THA 后 15 年，近期右髋屈曲时出现研磨感来诊。右髋置换时使用生物型 SecurFit（stryker；Mahwah，NJ）7 号股骨柄（stryker）、52 mm 生物型 SecurFit 臼杯（stryker）、32+0 mmAlumina Forte（BIOLOX forte,CeramTec AG, Plochingen, Germany）第三代陶瓷股骨头及陶瓷内衬。这种异响可在做瑜伽运动过程中闻及，常伴随短暂的急性疼痛。临床检查：髋关节屈曲活动范围为 0°~110°，患髋无疼痛。然而，当从屈曲 110° 体位伸直髋关节时，可重复引发碎裂异响及金属声。X 线片（**图 14.1**）和 CT 扫描（**图 14.2**）证实陶瓷内衬碎裂，陶瓷碎片嵌入关节囊。假体位置评估提示：髋臼杯外展 40°，前倾 19°。

流行病学

陶瓷有优秀的耐磨特性，但这种承重界面也会有其特有的并发症——碎裂。自第一代陶瓷开始发展，人们为降低碎裂率而进行了不断的努力。总体而言，随着陶瓷的更新换代，在工艺方面明显改进，可以获得更小的颗粒直径和成分变化，从而生产出更加抗碎裂的材料。对第三代陶瓷头的大样本评估证实其已显著降低了碎裂率[1, 2]。类似的，来自法国国家药品与卫生产品安全局的临床数据评估证实第四代陶瓷头比早期第三代陶瓷头碎裂率更低[3]。然而，这些评估也显示在髋臼内衬的碎裂率没有显著差异。总

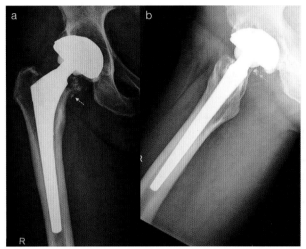

图 14.1　a. 右髋正位 X 线片。b. 侧位 X 线片。显示陶瓷碎裂，碎片嵌入关节囊

体而言，在当代假体界面中，陶瓷碎裂的发生率极低[1]。据估计，随着第四代陶瓷的出现，陶瓷碎裂率非常低，内衬碎裂的发生率通常较股骨头碎裂发生率更高（内衬与股骨头碎裂发生率分别为 0.03% 和 0.003%）[3]。陶瓷碎裂率的大量研究报道陶瓷碎裂的情况汇总在**表 14.1**。由于陶瓷碎裂率在新一代陶瓷中很低，只有零星的病例报道和少量的回顾性研究。低样本量可能导致记录碎裂率高达 13.4%[4]，这可能会误导实际急性碎裂率。尽管现代陶瓷碎裂率已非常低，但仍然有文献报道，这需要进一步手术干预。

危险因素

陶瓷球头和内衬均可发生碎裂。可以是自发的，

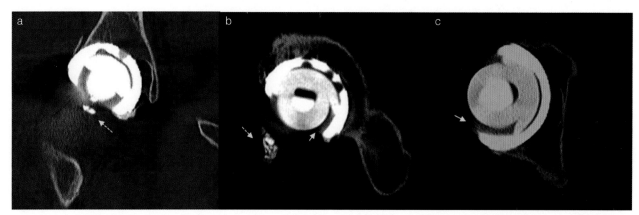

图 14.2 a. 右髋陶瓷关节 CT 扫描冠状面。b. 矢状面。c. 横断面。显示陶瓷碎片（虚线箭头）和碎裂的陶瓷内衬（实线箭头）

表 14.1 陶瓷头和陶瓷内衬的材料属性以及碎裂率

陶瓷类型	晶粒大小（μm）	碎裂率：头（%）		碎裂率：内衬（%）
		Willmann[2]	Massin 等[3]	
第一代	7.2	0.026	–	–
第二代	4.5	0.014	–	–
第三代	1.8	0.004	0.18	0.086
第四代	0.6	–	0.0013	0.025

也可以是创伤引起的。危险因素可以按假体设计、手术技术因素、假体位置和 / 或材料特性进行分类。

陶瓷球头碎裂

与球头碎裂有关的设计因素是球头的直径和球头的长度。与 32 mm 或 36 mm 直径的球头相比，28 mm 球头碎裂的风险更高。类似的，短颈较长颈碎裂的风险更高。这些发现有临床支持，并认为是减少了球头钻孔角（口径角）和球头表面的距离，由于裂纹扩展容易，这使其更易于引起碎裂[5-7]。因此，在实践中，我们应尽量避免使用 28 mm 短颈陶瓷头，以减少陶瓷球头碎裂的并发症。另外，为了减少球头碎裂的发生率，使用大直径球头，增加头颈比率是有益的。它能增加活动范围，同时减少头颈之间的微动和颈与臼杯边缘的撞击，这可减少陶瓷内衬的碎裂[8]。

技术因素与股骨颈锥面的清洁和敲击球头的力量有关。假体锥面被碎屑或血迹污染，会导致球头

应力不均，从而更易引发碎裂[9]。应力集中于特定区域（点应力）会导致陶瓷爆裂。连续线形图案的锥面设计，能使应力均匀地分布于股骨球头。当球头安全地植入锥面，这些线形结构会产生永久形变，将球头锁定在柄的锥面上。将股骨球头中心植入锥面非常重要，如此方可获得满意的球头力线和位置。根据厂家操作指南，这可通过将股骨头植入锥面时进行微旋转，然后给予足够敲击力来实现[10]。没有额外敲击的球头将不能为球头与柄的锥度提供足够的安全锁定[10]。

内衬碎裂

在装入球头之前须确保股骨颈锥面清洁，为了避免点应力，在植入内衬之前确保臼杯清洁也非常重要。内衬植入技术及其在臼杯中的位置在避免内衬碎裂方面很关键。意识到臼杯在植入过程中有可能导致多达 0.6mm 的形变非常重要[11]。为了在相对小号的臼杯中装入相对大号假体球头，则需要减少

内衬的厚度。因此在用大号假体球头时，组配式臼杯的形变可能更加严重[8]。在这些病例中，预装臼杯试模以避免在敲击真臼杯过程中导致细微形变是非常有益的。

聚乙烯内衬能承受形变以适应臼杯，相反，陶瓷内衬固有的硬度则不能承受这种形变。因此，在一些骨质坚硬的病例中，采用同号磨挫，而不是小于假体型号磨锉，来减少臼杯的总体形变是有帮助的。内衬在臼杯内位置不良或倾斜，将导致应力不均匀，发生碎裂或松脱。在内衬松脱的病例中，内衬可能被重新倾斜植入臼杯，这可能导致碎裂[12]。为了避免陶瓷在植入过程中产生碎裂，推荐使用有金属背面且金属超过陶瓷边缘的陶瓷内衬。然而，这也不能解决所有问题，同时也会产生新的问题，如颈与边缘的撞击，活动度减少，异响。在敲击之前确保内衬位于臼杯中心，敲击后，检查内衬缘与臼杯缘齐平亦是非常重要的。

臼杯位置不良与撞击、边缘应力，过度磨损，金属沉着病，异响有关[13]。有限元分析模型的应用，将臼杯位置、撞击、边缘应力的重要性更进一步地显现[14, 15]。这模型证实，臼杯的前倾或外展角过大，将增加撞击、松动、边缘应力，导致内衬碎裂的风险。这也与临床回顾性研究相符合[16-18]。尽管专门报道陶瓷碎裂和臼杯位置的文献有限，但认识到良好的臼杯位置将减少内衬碎裂和前文所述的风险非常重要。总之，为了预防陶瓷内衬碎裂，在THA中确定臼杯位置，植入过程和陶瓷假体保护，均应非常小心。

诊断

临床上，陶瓷假体碎裂可以伴或不伴临床症状。症状可以多种多样，有可能是急性的刺痛，或听到响声（异响或其他噪音），这些可贯穿髋关节的整个活动中。病情评估需包括详细的病史、体格检查和影像评估。临床体格检查可能会发现活动受限、金属声、摩擦，和 / 或新的噪音。影像评估通过前后位的骨盆平片和髋关节影像来完成，可以发现陶瓷碎块埋入滑膜和关节囊（**图 14.1**）。另外，还可以发现假体

头位于偏心的位置。CT 扫描通常用来进一步评估碎裂类型，如果怀疑内衬碎裂，CT 是非常重要的检查，因为通过临床体格检查很难发现[19]。再者，CT 对于评价假体位置是有益的，同时对于新出现类似异响患者的评估非常重要。新出现的异响在临床上常与陶瓷碎裂有关[20, 21]。已有报道，关节穿刺和滑液的显微分析可作为陶瓷内衬碎裂的早期诊断依据[17]。一个 5 μm 直径的陶瓷碎片可提示内衬碎裂。当然，关节穿刺作为陶瓷内衬碎裂的早期诊断工具需要更进一步的大宗病例队列的临床评价。

治疗

一旦陶瓷碎裂，建议尽快行翻修手术。在翻修术中，应该彻底地进行关节腔的冲洗和滑膜清除。如此可减少关节腔中陶瓷碎片的残留，最终减少第三方颗粒的磨损风险。清除陶瓷碎片后，检查假体颈锥面和臼杯。在陶瓷内衬碎裂的病例中，金属臼杯可能损坏或变形，如此则要更换。在陶瓷头碎裂的病例中，由于陶瓷内衬应力直接作用其上，假体颈锥面可能变形。对于这些病例，我们建议进行假体柄的置换，即便取出假体柄很可能导致医源性损伤和髋关节功能受损。

一般情况下，如果假体颈锥面没有肉眼可见的损坏，文献支持采用带颈锥度袖套的新假体头来翻修。假如假体颈锥面损坏，则需更换假体柄[22, 23]。假如保留颈锥面损伤的假体，理论上将导致假体头受力不均匀，应力集中而导致碎裂[2, 24]。

如果臼杯或股骨假体旋转位置不良，建议移除假体。

对于翻修手术中界面的选择，文献支持选用陶对陶或陶瓷对聚乙烯界面[25, 26]。反对选用金属对聚乙烯界面，因为陶瓷碎片可刮伤金属假体头，导致假体头和聚乙烯过度磨损[25, 26]。研究发现翻修手术中陶对陶界面的应用获得了良好的临床疗效[27, 28]。

文献回顾

19 世纪 70 年代，为减少与传统金属对聚乙烯界

面相关的磨损和骨溶解，陶瓷对陶瓷界面得到发展。关于陶对陶界面的两大摩擦学性能是它的硬度和润湿性。较高的硬度使得陶瓷可高度抛光，并减少表面的粗糙度，因此可较好地抗刮擦和抗磨损。然而，陶瓷是一种易碎的材料。良好的润湿性能可使摩擦面之间均匀分布薄层液体（薄层液体在摩擦面之间均匀分布），这可减少界面相对运动时的摩擦力。

陶瓷是非金属材料，可分类归于结晶或非结晶的结构[29]。局部密度差异，颗粒尺寸分布以及陶瓷的孔隙决定了它的机械性能差别[29]。19世纪70年代早期，铝被选择作为陶瓷氧化物。关于铝陶对陶界面的临床报道显示有较高的临床失败率，主要原因是无菌性松动和碎裂率高[30-32]。这主要与缺少表面（假体－骨界面）的长入机制和铝的材料工艺标准差别有关[8, 33]。

1985年，由于与铝相比较，锆有更好的生物力学性能，而逐渐发展起来[34, 35]。锆具有3个不同的（晶体）形态：单斜晶相；四边形晶相；立体晶相。四边形（晶）阶段具有最强的生物机械性能。然而，它不稳定。将单斜晶相转化成四边形晶相，能制造出更坚固的陶瓷。然而，这将发生体积改变。因此，氧化钇（氧化钇作为稳定剂）被用来与氧化锆相结合。在温度变化的情况下，钇的应用能使小的的四边形晶体片断处于一个稳定的状态。一旦有撞击产生，当被仍处于四边形晶相的相邻晶粒挤压时，模型中的四边形晶粒将避免撞击的形成。这种制造过程，提高了抗碎裂的性能。然而，这将增加表面的粗糙程度，可能会导致过度磨损[36, 37]。氧化锆/氧化铝和氧化锆/氧化锆的早期临床经验显示会产生大量的磨损。因此，氧化锆仅能与聚乙烯搭配[38, 39]。因为氧化锆的磨损特性，20世纪末，氧化锆开始退出市场[40, 41]。

氧化锆高断裂韧性和氧化铝的高硬度及耐磨特性是现代陶瓷需具有的两个关键材料特性。现代陶瓷有更好的材料控制和更优的工艺流程，这能优化颗粒直径和密度。目前，临床应用最多的是氧化铝模型复合材料。氧化铝 FORTE（BIOLOX forte，CeramTec AG，Plochingen，Germany）是第三代陶瓷材料，由超纯的氧化铝、氧化锆、氧化钇组成。为进一步提高陶瓷抗碎裂性能，目前已开发出第四代陶瓷，它在氧

化铝为主体基础上增加了片晶形态的氧化锶。注入氧化锶晶片能使陶瓷碎裂路径产生传导偏离，同时需要更高的能量来引发灾难性破裂的传导，因此可提高抗碎裂性能。

表14.2罗列出了陶瓷内衬和陶瓷头碎裂问题的不同研究结果。然而，正如前所述，碎裂率的波动与研究队列规模有关。

表14.2 不同类型陶瓷头及内衬碎裂率

作者	髋例数	碎裂率（%）		
		球头	臼杯	合计
第一代和第二代陶瓷				
Winter 等[42]	100	8	0	8
Hannouche 等[43]	3300	0.2	0.2	0.4
Boutin 等[32]	560	0.5	0	0.5
Griss 等[30]	130	6.9	0	6.9
Boehler 等[4]	67	13.4	0	13.4
第三代陶瓷				
Koo 等[6]	367	5	0	1.4
Lee 等[44]	86	2.3	0	2.3
Par 等[7]a	577	2.4	1.2	3.6
Lusty 等[45]	301	0	0	0
Choi 等[46]	173	0	0.6	0.6
Traina 等[47]	61	0	1.6	1.6
第四代陶瓷				
Baek 等[48]b	94	0	0	0
Hamilton 等[49]	345	0	0.9	0.9
Hwang 等（个案报道）[50]	1	–	+	
Morlock 等（个案报道）[51]	1	–	+	

a.11/14 碎裂球头为 28 mm
b.1 例内衬分裂

因陶瓷碎裂而翻修手术的临床结果各异。一个多中心的研究报道了因为早期陶瓷头碎裂而进行翻修的105例患者，平均随访3.5年，有33例（31%）需要进一步翻修。当臼杯没有更换，新的假体头选用金属头，滑膜没有彻底切除或患者年龄＜50岁

时，它的成功率更低，其差别有统计学意义[26]。另一个研究报道了 8 例因为陶瓷碎裂进行翻修患者的长期随访结果。翻修术后 10.5 年随访，无患者需要再次翻修。关联两组结果，推荐在翻修手术中进行彻底的滑膜切除[52]。

用新一代陶瓷进行翻修的临床结果有限。一项研究评估患者用第三代陶对陶假体因为碎裂进行翻修的 24 例 THA 患者证实，股骨柄保留与更换股骨柄的患者相比，其结果较差。本章作者分析可能的原因与新一代陶瓷更加坚硬，能使得 MORS 锥度损害更大有关，因此，本章作者建议更换假体柄[23]。

病例治疗

诊断为内衬碎裂后，行翻修手术治疗患者。术中发现陶瓷假体碎裂，尽量将陶瓷碎片清理干净，包括扩大范围进行滑膜切除。术中未发现假体颈—轴撞击痕迹。将原臼杯取出，重新装入新的臼杯，并用两枚螺钉固定，随后植入陶瓷内衬。评估股骨柄锥度没有发现明显的形变。因此，装入一个配套合适的袖套，并植入一个新的陶瓷头。翻修手术后，患者髋部的噪音消失，同时在髋部各个方向的活动时无疼痛。术后 X 线片满意（图 14.3）。碎裂的陶瓷碎片和陶瓷头被送往实验室做进一步的研究分析。分析显示假体头有线性磨损，总体磨损体积高达 19 mm³。磨损的区域表现为表面粗糙和颗粒脱落。电镜下，陶瓷内衬表面类似地变得粗糙。陶瓷内衬表现为边缘区域磨损的特点，在陶瓷回收时常见。

边缘应力，线性磨损，磨损反应

在陶瓷内衬的制作过程中，其边缘是锐利的[53]。当髋关节活动时，假体头对髋臼杯边缘的撞击将引起边缘应力[8]。这种反作用力沿着假体头与臼边缘形成狭长形的损伤（线性磨损）（图 14.4）。据报道，线性磨损常在第一代、第二代陶瓷界面中发生，主要与金属臼杯角度、翻修手术、年轻患者有关[54]。因为在早期陶瓷界面配套使用的臼杯没有涂层，假体松动移位很普遍。因此，起初的假说是线性磨损

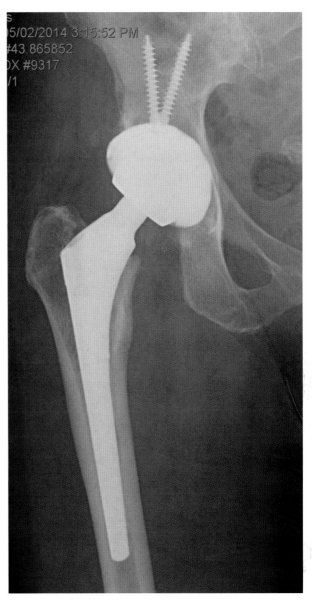

图 14.3　右髋关节行新的陶对陶界面翻修手术后的正位 X 线片。注意关节囊内的碎片已较前减少

与臼杯移位有关。然而，类似的线性磨损在固定牢靠、位置良好的第三代陶瓷关节中也有发生[55]。关于第三代陶瓷界面的回顾性研究证实，磨损在髋臼假体中总是发生在其边缘[53]。磨损斑块的位置提示边缘应力在髋极度屈曲（后方边缘应力），还是在步行和髋过伸（前上方边缘应力）时发生[53]。也有报道，前倾不足将引起后方边缘应力，前方边缘应力与臼杯前倾角、外展角增大有关[53, 56]。与前方边缘应力相比，后方边缘应力更为常见，这可能与在迈步期时假体头的微动有关[55]。颈边缘撞击、骨性

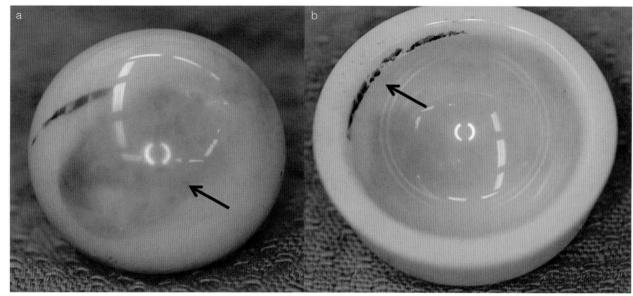

图 14.4 检查陶瓷假体所见。a.陶瓷头上的条纹磨损。b.相应的陶瓷内衬边缘压力痕迹

撞击、内侧软组织填充、软组织力量减弱均能导致半脱位运动，这能沿着假体头形成宽大的线性磨损和擦伤[53]。总体而言，边缘磨损在陶对陶关节假体中是常见的机制。边缘应力产生的磨损是不可避免的[45, 53, 57]，但被认为无临床意义，因为其产生的磨损颗粒数量很少会导致骨溶解[8]。

　　磨损增加与假体位置不良有关。因此，术中正确放置臼杯位置和软组织情况及假体撞击很关键。陶瓷磨损碎片产生的生物学反应与金属（软组织坏死）或聚乙烯磨损碎片（骨坏死）产生的反应不同。从回收陶瓷中的滑膜证实，少量的巨噬细胞在纤维组织中占优势。多核巨细胞很少，极少的破骨细胞，提示在陶对陶关节的假包膜中炎性改变可能无临床意义[58]。进一步提示假体颈与臼杯缘的撞击可能是金属碎片产生的原因。另外有观点认为陶瓷界面产生的碎片是有益的，因为，它产生了保护性纤维组织，这能在陶对陶THA翻修手术中见到，这些纤维组织可能在关节稳定性和预防脱位方面有一定的作用[59]。

异响

病例

　　患者男性，78岁，因"右髋出现间歇性异响6个月"来诊。患者于11年前因骨关节炎行右THA，术后恢复好。手术使用4号ABG II生物型股骨柄（Stryker），54 mmABG II臼杯（Stryker），54/32 mm氧化铝第三代陶瓷内衬，32+4 mm氧化铝陶瓷股骨头。近来，患者在从座椅上起身和打保龄球做深度屈曲动作时可间歇性地闻及异响。患者步行时无疼痛或异响，行体格检查在全范围能活动时均无疼痛。临床评估中异响未能重复。影像检查提示假体固定良好，无损伤迹象，外展51°（图14.5）。

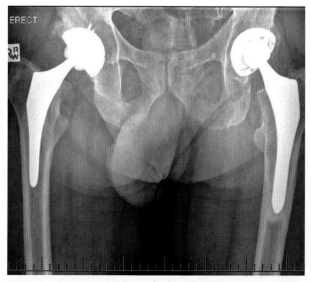

图14.5 右髋正位X线片中可见陶对陶假体关节，外展51°

流行病学

异响是一种可闻及的现象，在陶对陶人工关节中最常见，也与金对金假体界面有关[12, 60-63]。异响的定义是在髋关节活动过程中产生的可闻及的高音调。它是由能产生动力反应的驱动力形成的力的共振产生的[64]。力的共振可由边缘应力，第三体碎片，边缘撞击和关节表面润滑减少所导致[65]。动力反应是这些假体中的共振的放大。当放大到人类听阈范围时，即可闻及异响。来自澳大利亚关节登记中心近期的 META 分析指出，患者自诉的异响的发生率是 1.2%，而问卷调查的异响发生率为 4.2%[66]。因为异响而行翻修手术的患者约占 0.2%[67]。尽管 THA 陶瓷关节有优秀的摩擦学特性，但其异响并发症使得医生在选择时存在顾虑。这也许可部分解释英格兰国家关节登记以及美国 THA 陶对陶界面使用率减少的趋势[68]。

风险因素

异响是多因素的，不同的因素互相关联，可能不会单独存在[64, 69]，这些因素可分成假体因素、患者因素和手术技术因素。

1. 假体因素

陶瓷耐磨功能基于其润湿性。因为其天然的亲水性，在假体表面可形成一薄层滑液膜[70]。若在这关节表面的润滑层缺失，则会减少其光滑度、增加摩擦力。还有其他因素可能增加关节表面的摩擦（例如：边缘应力，线性磨损，金属接触传递，以及过多的碎屑），这都能激发形成强烈振动[53, 64, 71]。如果振动频率被放大到听阈范围，即可闻及异响。实验室测试，使用未受腐蚀的界面不会产生异响。然而，当边缘应力和线性磨损存在时，异响即可产生[57, 72]。临床和回顾性研究发现，异响在 THA 后 6 个月形成，而不是在术后即刻出现，提示活动水平的增加与线性磨损的形成有关[45, 53, 57, 73-75]。异响髋关节与无异响髋关节的回顾性研究对比显示：两者均存在边缘应力和线性磨损，只是异响髋关节线性磨损更严重，相对磨损率高达 45 倍[57]。柄的设计和冶金技术对异响与异响的形成有关。临床研究显示当使

用较薄的柄和颈时异响的发生率高[63, 73, 74]。一研究报道使用 Omnifit 柄（Stryker）比使用 Accolade 柄（Stryker）发生异响的概率低很多。假体柄不同的几何特点、成分、锥度可以解释两者之间异响发生率的差异。这些设计因素会影响假体回声的频率特性。通常，陶瓷假体的自然频率在人的听阈之外。然而，前文提及的情况会产生共振，这能在柄和臼杯中放大。共振放大到一定程度，其声音频率即可被闻及。例如柄直径更小的 Accolade 柄更具有弹性，同时其锥度小使其折弯刚度更小。这两方面的因素能增大振幅，从而引起柄的回声增强[76]。基于这些发现的支持，一个体外实验研究表明刚度更强（钴铬合金对比钛），柄更细小使得摩擦因素更高，这与临床异响的发生有关[45, 77]。在 2008 年底，更大直径（> 36 mm）的第四代陶瓷假体面世 / 开始用于临床。关于这些假体界面的临床结果报道有限，报道的异响发生率高达 20.7%[78]。这些发现将进一步强调柄固有的回声特性[79]。大直径的球头产生过度的应力作用于柄锥面。在润滑环境欠佳的情况下，这些因素能放大柄的低频率回声，从而增加异响发生的可能。

2. 患者因素

部分人口统计学因素，如年龄、性别、身高、体重等可能在异响的产生中起一定作用。最近的 META 分析显示仅 BMI 增加是最重要的患者因素[80]。但另外一些研究显示无类似的趋向性，然而，这些研究发现异响与年轻[69]、男性[46]、个高[63, 69]有关联。相反，另外一些研究发现异响与任何人口统计学因素无关[74, 75]。因此，这些偶尔矛盾和混乱的结论会妨碍明确特殊的患者人口统计学特点与异响的发生之间的关联。另外，有报道称一些关节松弛的患者出现异响的概率更高[71, 78]。这与过度活动范围有关，它将导致撞击、微动和边缘应力。

3. 手术技术因素

假体角度被认为对异响的形成有影响。臼杯位置不良理论上更易引起撞击、边缘应力和磨损增加。一篇回顾性研究报道[57]，臼杯位置不良将更易引起假体颈与髋臼边缘直接撞击，这将导致钛金属异响（与经典的陶瓷异响相反）[56]。一些研究显示当髋臼

杯置于前倾 25°±10°，外展 45°±10° 的位置时，可减少异响发生的风险[56, 81]。另外一些研究没有得出类似的规律[46, 63, 74, 75, 80]。其他因素与髋关节软组织紧张度有关，松弛的关节将加重微动和假体头半脱位，这更容易引起边缘磨损。

预防

主要预防异响的措施是处理好上述提及的可能导致异响形成的因素。这些因素包括患者因素、假体选择、细致的手术操作。尽管没有统一的临床报道，但个高、体重、男性或关节松弛的患者，应该提高警惕。为了减少锥度连接部的应力、假体柄的共振以及经骨传导至假体柄表面的应力，应该优先选择相对更长、坚硬同时锥度更大的假体，且应用大直径（＞36 mm）陶瓷球头很重要。细致的手术操作，尤其是重视髋臼假体的安放，能够减少边缘应力、预防过度磨损和异响。尽管如此，作为显而易见的并发症，异响仍会对患者造成精神影响（比如沮丧、焦虑），因此，术前良好的沟通非常关键[62]。据报道，陶对陶 THA 后出现异响的患者占 24.6%，仅有 7.5% 的患者回忆术前被告知可能存在异响的并发症[62]。为患者设置一个合理的实际的临床期望，恰当地告知其可能的并发症非常重要。更深入地让患者理解并同意使用陶瓷界面。另外，提高患者心理承受能力并给予恰当的咨询，能避免其对医生的诉讼。

诊断

临床和影像学评估是评价异响患者的诊断方法。临床评估涉及详细的病史和体格检查，包含患者因素，如年龄、性别、身高、体重[46, 64, 69, 71]和韧带松弛[78]。在详细的病史中，尤其要关注异响的特点、重复性、频率、与疼痛及与特殊活动的关系。大部分的异响都是良性的，这类异响通常无痛，偶尔发作，髋关节极度屈曲时发生，如深蹲或从矮凳上起身时[53]。病理性的异响通常是可重复的，发生在每个正常步态周期。常伴随疼痛，髋关节活动受限，

它相对少见。一般而言，它让患者无法忍受，通常需要手术干预。病理性异响通常是由假体位置不良导致前方边缘应力引起的。而良性的异响是由力线良好的假体伴随后方边缘应力引起的[53]。患者有时会主诉单一的或片段性的异响。然而，这些情况通常不会重复，它的原因尚未清楚。关节活动受限或疼痛也可以发生在其他界面的病理改变中，如撞击和陶瓷碎裂，这些与噪音的产生关系密切[20, 71]。

影像诊断应在 X 线片上评估明显的假体位置不良，假体松动（内植物失效），或骨折。对于存在持续异响、活动受限或可疑陶瓷碎裂的病例，需进一步行 CT 检查，这能更精确地测量假体位置（前倾角和外展角），发现陶瓷碎裂[19-21]。

治疗

对患者评估诊断后，可以更好地理解异响的发生原因、相关病理以及患者活动受限的程度。当异响属于良性且不常出现时，可在门诊密切随访观察。在少数病例中，当诊断为病理性异响其严重影响患者生活质量时，则需进一步手术干预。在那些病例中，摩擦界面需要重新调整至理想的位置，附加软组织平衡，和／或修正骨性撞击。在假体力线良好的病例中，为了处理异响，可以将陶瓷内衬更换为聚乙烯内衬。诊断和治疗流程见**图 14.6**。

文献回顾

在文献报道中，异响的发生率存在很大差异（1%~20.7%）（**表 14.3**）。这种差异的存在，可以用患者和植入物因素的差异、陶瓷代别、异响的定义和调查问卷的不同来解释。

病例治疗

因为该患者的异响是间歇性的，仅出现在深度屈髋时，不伴疼痛，活动度良好，无影像学异常（**图 14.5**），所以考虑属于良性的异响，采用保守治疗方案，每半年定期随访。

感谢 Selin Munir 教授为本章节内容所做的贡献。

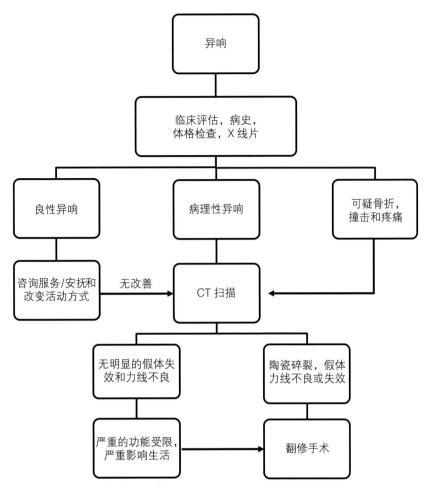

图 14.6 全髋关节置换术后异响的诊断及治疗策略

表 14.3 第三代和第四代陶瓷界面异响发生率

作者	髋例数	异响发生率（%）
第三代陶瓷		
Choi 等 [46]	173	5
Cogan 等 [60]	284	2.6
Jarrett 等 [73]	149	10.7
Park 等 [7]	577	1.4
Mai 等 [63]	336	10
Sexton 等 [69]	2406	3.1
第四代陶瓷		
Hamilton 等 [49]	345	7.5
Wang 等 [82]	177	1.1
McDonnell 等 [78]a	208	20.7
Tai 等 [79]a	206	7.3

参考文献

[1] Sentuerk U, von Roth P, Perka C. Ceramic on ceramic arthroplasty of the hip: new materials confirm appropriate use in young patients. Bone Joint J. 2016;98B(1 Suppl A):14–17.

[2] Willmann G. Ceramic femoral head retrieval data. Clin Orthop Relat Res. 2000;379:22–28.

[3] Massin P, et al. Does Biolox Delta ceramic reduce the rate of component fractures in total hip replacement? Orthop Traumatol Surg Res. 2014;100(6 Suppl):S317–321.

[4] Boehler M, et al. Long-term results of uncemented alumina acetabular implants. J Bone Joint Surg Br. 1994;76(1):53–59.

[5] Callaway GH, et al. Fracture of the femoral head after ceramic-on-polyethylene total hip arthroplasty. J Arthroplast. 1995;10(6):855–859.

[6] Koo KH, et al. Isolated fracture of the ceramic head after third-generation alumina-on-alumina total hip arthroplasty. J Bone Joint Surg Am. 2008;90(2):329–336.

[7] Park KS, Seon JK, Yoon TR. The survival analysis in third-generation ceramic-on-ceramic total hip arthroplasty. J Arthroplast. 2015;30(11):1976–1980.

[8] Jeffers JR, Walter WL. Ceramic-on-ceramic bearings in hip arthroplasty: state of the art and the future. J Bone Joint Surg Br. 2012;94(6):735–745.

[9] Weisse B, et al. Influence of contaminants in the stem- ball interface on the static fracture load of ceramic hip joint ball heads. Proc Inst Mech Eng H. 2008;222(5):829–835.

[10] Hartmuth Kiefer SU, Scheuber LF, Atzrodt V. Practical guide for the use of ceramic implants. In: Clinical Management of Hip Arthroplasty. Heidelberg: Springer-Verlag; 2014.

[11] Squire M, et al. Acetabular component deformation with press-fit fixation. J Arthroplast. 2006;21(6 Suppl 2):72–77.

[12] Hamilton WG, et al. THA with Delta ceramic on ceramic: results of a multicenter investigational device exemption trial. Clin Orthop Relat Res. 2010;468(2):358–366.

[13] Lusty PJ, et al. Wear and acetabular component orientation in third generation alumina-on-alumina ceramic bearings: an analysis of 33 retrievals [corrected]. J Bone Joint Surg Br. 2007;89(9):1158–1164.

[14] Elkins JM, et al. Fracture propagation propensity of ceramic liners during impingement-subluxation: a finite element exploration. J Arthroplast. 2012;27(4):520–526.

[15] Elkins JM, et al. Do obesity and/or stripe wear increase ceramic liner fracture risk? An XFEM analysis. Clin Orthop Relat Res. 2013;471(2):527–536.

[16] Ha YC, et al. Ceramic liner fracture after cementless alumina-on-alumina total hip arthroplasty. Clin Orthop Relat Res. 2007;458:106–110.

[17] Toni A, et al. Early diagnosis of ceramic liner fracture. Guidelines based on a twelve-year clinical experience. J Bone Joint Surg Am. 2006;88(Suppl 4):55–63.

[18] Park YS, et al. Ceramic failure after total hip arthroplasty with an alumina-on-alumina bearing. J Bone Joint Surg Am. 2006;88(4):780–787.

[19] Endo Y, et al. Imaging of ceramic liner fractures in total hip arthroplasty: the value of CT. Skelet Radiol. 2015;44(8):1189–1192.

[20] Abdel MP, et al. Ceramic liner fractures presenting as squeaking after primary total hip arthroplasty. J Bone Joint Surg Am. 2014;96(1):27–31.

[21] Dacheux C, et al. Incidental discovery of an undisplaced ceramic liner fracture at total hip arthroplasty revision for squeaking. Orthop Traumatol Surg Res. 2013;99(5):631–634.

[22] Berry DJ, Abdel MP, Callaghan JJ. What are the current clinical issues in wear and tribocorrosion? Clin Orthop Relat Res. 2014;472(12):3659–3664.

[23] Koo KH, et al. Revision of ceramic head fracture after third generation ceramic-on-ceramic total hip arthroplasty. J Arthroplast. 2014;29(1):214–218.

[24] Pulliam IT, Trousdale RT. Fracture of a ceramic femoral head after a revision operation. A case report. J Bone Joint Surg Am. 1997;79(1):118–121.

[25] Lee SJ, et al. Bearing change to metal-on- polyethylene for ceramic bearing fracture in total hip arthroplasty; does it work? J Arthroplast. 2016;31(1):204–208.

[26] Allain J, et al. Revision total hip arthroplasty performed after fracture of a ceramic femoral head. A multicenter survivorship study. J Bone Joint Surg Am. 2003;85-A(5):825–830.

[27] Jack CM, et al. The use of ceramic-on-ceramic bearings in isolated revision of the acetabular component. Bone Joint J. 2013;95-B(3):333–338.

[28] Chang JD, et al. Third-generation ceramic-on-ceramic bearing surfaces in revision total hip arthroplasty. J Arthroplast. 2009;24(8):1231–1235.

[29] Rodriguez-gonzalez FA. Biomaterials in orthopaedic surgery. Materials Park: ASM International; 2009.

[30] Griss P, Heimke G. Five years experience with ceramicmetal-composite hip endoprostheses. I. Clinical evaluation. Arch Orthop Trauma Surg. 1981;98(3):157–164.

[31] Mittelmeier H, Heisel J. Sixteen-years' experience with ceramic hip prostheses. Clin Orthop Relat Res. 1992;282:64–72.

[32] Boutin P, et al. The use of dense alumina-alumina ceramic combination in total hip replacement. J Biomed Mater Res. 1988;22(12):1203–1232.

[33] Macdonald N, Bankes M. Ceramic on ceramic hip prostheses: a review of past and modern materials. Arch Orthop Trauma Surg. 2014;134(9):1325–1333.

[34] Cales B. Zirconia as a sliding material: histologic, laboratory, and clinical data. Clin Orthop Relat Res. 2000;379:94–112.

[35] Piconi C, Maccauro G. Zirconia as a ceramic biomaterial. Biomaterials. 1999;20(1):1–25.

[36] Clarke IC, Manaka M, Green DD, et al. Current status of zirconia used in total hip implants. J Bone Joint Surg Am. 2003;58-A(4):73–84.

[37] Dearnley PA. A review of metallic, ceramic, and surface- treated metals used for bearing surfaces in human joint replacements. Proc Inst Mech Eng H. 1999;213(2):107–133.

[38] Allain J, et al. Poor eight-year survival of cemented zirconia-polyethylene total hip replacements. J Bone Joint Surg Br. 1999;81(5):835–842.

[39] Haraguchi K, et al. Phase transformation of a zirconia ceramic head after total hip arthroplasty. J Bone Joint Surg Br. 2001;83(7):996–1000.

[40] Fruh HJ, Willmann G, Pfaff HG. Wear characteristics of ceramic-on-ceramic for hip endoprostheses. Biomaterials. 1997;18(12):873–876.

[41] Willmann G, Fruh HJ, Pfaff HG. Wear characteristics of sliding pairs of zirconia (Y-TZP) for hip endoprostheses. Biomaterials. 1996;17(22):2157–2162.

[42] Winter M, et al. Ten- to 14-year results of a ceramic hip prosthesis. Clin Orthop Relat Res. 1992;282:73–80.

[43] Hannouche D, et al. Fractures of ceramic bearings: history and present status. Clin Orthop Relat Res. 2003;417:19–26.

[44] Lee YK, et al. Alumina-on-alumina total hip arthroplasty: a concise follow-up, at a minimum of ten years, of a previous report. J Bone Joint Surg Am. 2010;92(8):1715–1719.

[45] Lusty PJ, et al. Third-generation alumina-on-alumina ceramic bearings in cementless total hip arthroplasty. J Bone Joint Surg Am. 2007;89(12):2676–2683.

[46] Choi IY, et al. Incidence and factors associated with squeaking in alumina-on-alumina THA. Clin Orthop Relat Res. 2010;468(12):3234–3239.

[47] Traina F, et al. Modular neck prostheses in DDH

patients: 11-year results. J Orthop Sci. 2011;16(1):14–20.

[48] Baek SH, et al. Do alumina matrix composite bearings decrease hip noises and bearing fractures at a minimum of 5 years after THA? Clin Orthop Relat Res. 2015;473(12):3796–3802.

[49] Hamilton WG, et al. Midterm results of delta ceramicon-ceramic total hip arthroplasty. J Arthroplast. 2015;30(9 Suppl):110–115.

[50] Hwang SK, et al. Fracture-dissociation of ceramic liner. Orthopedics. 2008;31(8):804.

[51] Morlock MM, et al. Wear of a composite ceramic head caused by liner fracture. Orthopedics. 2014;37(7):e653–656.

[52] Sharma V, et al. Revision total hip arthroplasty for ceramic head fracture: a long-term follow-up. J Arthroplast. 2010;25(3):342–347.

[53] Walter WL, et al. Edge loading in third generation alumina ceramic-on-ceramic bearings: stripe wear. J Arthroplast. 2004;19(4):402–413.

[54] Nevelos JE, et al. Comparative analysis of two different types of alumina-alumina hip prosthesis retrieved for aseptic loosening. J Bone Joint Surg Br. 2001;83(4):598–603.

[55] Nevelos J, et al. Microseparation of the centers of alumina-alumina artificial hip joints during simulator testing produces clinically relevant wear rates and patterns. J Arthroplast. 2000;15(6):793–795.

[56] Walter WL, et al. Squeaking in ceramic-on-ceramic hips: the importance of acetabular component orientation. J Arthroplast. 2007;22(4):496–503.

[57] Walter WL, et al. Retrieval analysis of squeaking alumina ceramic-on-ceramic bearings. J Bone Joint Surg Br. 2011;93(12):1597–1601.

[58] Esposito CI, et al. Wear in alumina-on-alumina ceramic total hip replacements: a retrieval analysis of edge loading. J Bone Joint Surg Br. 2012;94(7):901–907.

[59] Sedel L, Walter WL, Pitto RP. Clinical faceoff: ceramic-on-ceramic THA: do the advantages outweigh the limitations? 2014;472(10):2927–2931.

[60] Cogan A, Nizard R, Sedel L. Occurrence of noise in alumina-on-alumina total hip arthroplasty. A survey on 284 consecutive hips. Orthop Traumatol Surg Res. 2011;97(2):206–210.

[61] Schroder D, et al. Ceramic-on-ceramic total hip arthroplasty: incidence of instability and noise. Clin Orthop Relat Res. 2011;469(2):437–442.

[62] Owen D, et al. The natural history of ceramicon-ceramic prosthetic hip squeak and its impact on patients. Eur J Orthop Surg Traumatol. 2014;24(1):57–61.

[63] Mai K, et al. Incidence of 'squeaking' after ceramicon-ceramic total hip arthroplasty. Clin Orthop Relat Res. 2010;468(2):413–417.

[64] Walter WL, et al. Squeaking hips. J Bone Joint Surg Am. 2008;90(Suppl 4):102–111.

[65] Levy YD, et al. Review on squeaking hips. World J Orthop. 2015;6(10):812–820.

[66] Owen DH, et al. An estimation of the incidence of squeaking and revision surgery for squeaking in ceramic-on-ceramic total hip replacement: a metaanalysis and report from the Australian Orthopaedic Association National Joint Registry. Bone Joint J. 2014;96-B(2):181–187.

[67] UK National Joint Registry Annual Report. http://www.njrcentre.org.uk/njrcentre/Reports,PublicationsandMinutes/Annualreports/tabid/86/Default.aspx, 2014.

[68] Lehil MS, Bozic KJ. Trends in total hip arthroplasty implant utilization in the United States. J Arthroplast. 2014;29(10):1915–1918.

[69] Sexton SA, et al. The role of patient factors and implant position in squeaking of ceramic-onceramic total hip replacements. J Bone Joint Surg Br. 2011;93(4):439–442.

[70] Su EP. Ceramic-ceramic bearing: too unpredictable to use it regularly. HSS J. 2012;8(3):287–290.

[71] Walter WL, Yeung E, Esposito C. A review of squeaking hips. J Am Acad Orthop Surg. 2010;18(6):319–326.

[72] Taylor S, Manley MT, Sutton K. The role of stripe wear in causing acoustic emissions from alumina ceramic-on-ceramic bearings. J Arthroplast. 2007;22(7 Suppl 3):47–51.

[73] Jarrett CA, et al. The squeaking hip: a phenomenon of ceramic-on-ceramic total hip arthroplasty. J Bone Joint Surg Am. 2009;91(6):1344–1349.

[74] Keurentjes JC, et al. High incidence of squeaking in THAs with alumina ceramic-on-ceramic bearings. Clin Orthop Relat Res. 2008;466(6):1438–1443.

[75] Restrepo C, et al. The noisy ceramic hip: is component malpositioning the cause? J Arthroplast. 2008;23(5):643–649.

[76] Restrepo C, et al. The effect of stem design on the prevalence of squeaking following ceramic-onceramic bearing total hip arthroplasty. J Bone Joint Surg Am. 2010;92(3):550–557.

[77] Fan N, et al. The influence of stem design on critical squeaking friction with ceramic bearings. J Orthop Res. 2013;31(10):1627–1632.

[78] McDonnell SM, et al. The incidence of noise generation arising from the large-diameter Delta motion ceramic total hip bearing. Bone Joint J. 2013;95-B(2):160–165.

[79] Tai SM, et al. Squeaking in large diameter ceramicon-ceramic bearings in total hip arthroplasty. J Arthroplast. 2015;30(2):282–285.

[80] Stanat SJ, Capozzi JD. Squeaking in third- and fourthgeneration ceramic-on-ceramic total hip arthroplasty: meta-analysis and systematic review. J Arthroplast. 2012;27(3):445–453.

[81] Sariali E, Klouche S, Mamoudy P. Ceramic-onceramic total hip arthroplasty: is squeaking related to an inaccurate three-dimensional hip anatomy reconstruction? Orthop Traumatol Surg Res. 2014;100(4):437–440.

[82] Wang W, et al. Fourth-generation ceramic-on-ceramic total hip arthroplasty in patients of 55 years or younger: short-term results and complications analysis. Chin Med J. 2014;127(12):2310–2315.

第十五章　金对金界面的并发症

Keith A. Fehring, Thomas K. Fehring, Edwin P. Su

病例

51 岁男性，生物型 THA 后 2 年出现腹股沟区的活动痛。患者过去 6 个月持续隐隐作痛。患者诉疼痛位于腹股沟区域，活动后加重。患者髋部有间歇性弹响和机械性症状。否认有发热及寒战。患者术后疼痛完全缓解，没有出现并发症。右髋的前后位照片显示患者使用了 Depuy ASR 髋臼假体及 Corail 柄的金对金的全髋关节置换（**图 15.1**）。详细的评估显示血清钴水平为 18 ng/mL（正常值 < 3 ng/mL），血清铬为 9.1 ng/mL（正常值 < 3 ng/mL），红细胞沉降率为 8 mm/h（正常值 < 20 mm/h），c – 反应蛋白 < 0.5 mg/L（正常值 < 1 mg/L）。使用抑制金属伪影的磁共振显示大转子区域可见一个 5 mm × 1.1 cm × 2 cm 大小的液性区域，没有发现假瘤或者肿块。

流行病学：问题的本质

金对金的 THA 由于其优良的磨损特性，长的使用寿命，低的脱位率，在 2000 年初期有复苏的迹象[1, 2]。截至 2006 年，全美 35% 的全髋关节置换为金对金关节。自 1996 年来，估计全球已经植入了超过 1 000 000 例金对金关节[3]。除了那些传统的失效机制，近年来，与界面相关的局部不良软组织反应（ALTRs）已经抑制了人们对金对金界面的热情。

必须对失效的金对金全髋关节置换进行系统性的评估，类似于有疑问的 THA 的评估。在将问题归因于金对金界面前，必须全面地评估传统的失效机

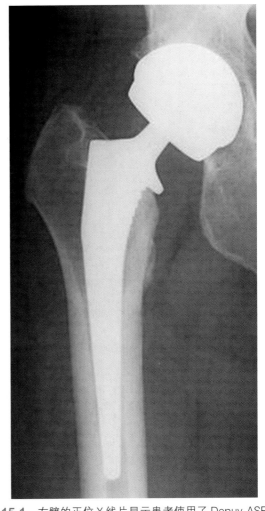

图 15.1　右髋的正位 X 线片显示患者使用了 Depuy ASR 髋臼假体及 Corail 柄的金对金的全髋关节置换

制例如不稳、感染、肌腱炎、无菌性松动、假体周围骨折，以及牵涉痛这些可能的潜在的痛因（**表 15.1**）[2, 4, 5]。一旦这些原因已经排除，则应该考

表 15.1 传统的失效机制也应该纳入金对金 THA 的评估中

失效模式
假体周围感染
骨溶解
无菌性松动
脱位
假体周围骨折
髂腰肌肌腱炎
放射状牵涉痛
大转子滑囊炎

表 15.2 以下因素有助于外科医生对患者进行风险分级 [5]

风险分级应该考虑的因素
假体周围感染
患者因素
症状
临床检查
植入物类型
植入物位置
影像学
感染检查
金属离子水平
穿桌位影像

表 15.3 处理指南

风险分级有助于指导处理
哪些人需要钴及铬离子水平检测
哪些人需要进行去金属伪影磁共振检查
随访的频率
哪些人需要进行 THA 翻修

虑界面相关的问题，例如软组织坏死、模块结合部腐蚀、皮肤的超敏反应以及全身性的钴离子。

组织学上，ALTRs 表现为淋巴细胞炎症反应，可导致血管炎，进而引起的软组织和骨坏死。术语"无菌性淋巴细胞性血管炎相关病变（Aseptic Lymphocytic Vasculitis Associated Lesions, ALVAL）"、"假瘤和金属沉积症"已用来描述 THA[1, 2, 4-10] 中由于金属—金属结合部和关节界面引起的软组织破坏。更被广泛接受的术语是局部软组织不良反应。本章节介绍了 THA 金对金界面的这种特殊并发症的评估及治疗。

风险分级

风险分级在诊断和治疗疼痛性金对金 THA 患者中非常重要。因为临床表现的差异性，评估过程是多因素的。临床、实验室以及影像学因素有助于临床医生将患者分为低、中、高风险，这些会影响对患者的观察和治疗（**表 15.2 和表 15.3**）。无症状，血清离子水平正常，假体位置合适，植入物低的失效率的患者不同于症状性的，较高的钴铬离子水平，假体位置不良，较高的失效率的患者。Kwon 等 [5] 就风险分级进行了描述。

预防措施

在这一点上，防止金对金界面磨损的最主要治

疗方式是在 THA 中不再使用这种界面。

诊断

疼痛性 THA 金对金的评估是多方面的，主要集中在体格检查、平片评估、实验室评估以及横断面影像。必须进行全面系统的评估，包括之前报道的全身钴离子水平 [11]。

患者病史

完整的病史在疼痛性金对金 THA 评估中非常重要（**表 15.4**）。

• 疼痛的部位、持续时间、严重程度在评估中非常重要。

• 应询问患者的机械症状，例如弹响声、咔咔声或者绞锁感。

• 应记录加重或者减轻症状的因素。

• 感染的表现或者症状必须在病史里描述，因为

表 15.4　无症状性的金对金患者的评估应该考虑的问题

疼痛部位？
疼痛的持续时间？
疼痛的间隔？
随访的频率？
存在起步痛？
是否大腿痛？（大腿干疼痛或者套索样疼痛）
腹股沟区疼痛？（套索样疼痛）
是否有机械性症状？
加重的运动？
减轻的运动？
全身症状？
不稳定事件？

这个将会改变你的诊断和治疗方案。

• 应该检查既往皮肤瘢痕，皮肤反应，感染的迹象。

• 完整地、系统地回顾有可能揭示金属沉着症引起的全身性的问题（**表 15.5**）。

表 15.5　系统回顾时提出的问题

由于钴和铬的多器官毒性，请考虑以下问题
你的视力有没有变化？
你是否有耳鸣、听力困难或头晕？
你有过复发性皮疹吗？
你是否有一种颤抖，难以记忆的东西，或者你的手和脚有麻木和刺痛？
你呼吸急促吗？
你有情绪波动，容易疲劳，或最近体重增加吗？

体格检查

体格检查在评估疼痛性全髋关节置换术中非常重要，主要包括以下几个方面：

• 应该检查既往皮肤瘢痕，皮肤反应，以及感染的迹象。

• 触诊以便发现疼痛区域或者软组织肿块。

• 完整的神经血管检查。

• 应该检查髋关节的活动范围及测试外展肌的力量。

• 任何异常的步态，例如臀中肌步态应该提及。

• 仰卧位或者俯卧位直腿抬高实验可以诱发疼痛？

• 疼痛可以通过转子区域的触诊再现？

• 疼痛可以通过髋关节对抗性后伸检测再现？（髂腰肌肌腱炎）

影像学评估

完整的病史，体格检查完成后，应该对疼痛性金对金 THA 继续进行标准的影像学检查，以检查假体的类型和位置，以及松动和骨溶解的迹象。一个必须密切关注的是假体的位置不良已经证明同增加的离子水平以及磨损率相关[12]。大的外展角或者大的联合前倾角会导致界面的润滑减少，进而增加离子的释放以及软组织的反应[12-16]。

影像学分析

• 失效的 THA 的影像学评估包括骨盆的正位以及患髋侧方的穿桌位成像。

• 应该仔细检查髋臼和股骨假体的松动，骨溶解和骨长入的迹象。

• JUDET 位在评估骨溶解或者松动方面也是必要的。

实验室评估

以上评估完成后，实验室检测在疼痛性金对金 THA 评估中也是非常重要（**表 15.6**）。动态血沉

表 15.6　实验室评估

实验室指标
• CRP
• ESR
• 关节穿刺
• 钴
• 铬

和 c – 反应蛋白用来排除假体周围感染。不同于金对聚乙烯 THA，动态血沉和 c – 反应蛋白在评估金对金 THA 中更加具有非特异性。因为患者如果伴有异常的局部软组织反应，没有感染，也会显示指标较高[17]。同样，疼痛性金对金 THA 的关节穿刺也有可能会误导，所以需要额外注意。传统的 3000 WBC/mL 合并中性粒细胞 ＞ 80%，提示假体周围感染，但这些不能用于金对金 THA 合并有异常软组织反应评估中，否则可能会产生错误的阳性结果[18, 19]。因此，重要的是需要手动的，而不是自动化的细胞计数，因为自动计数可能误将金属碎片计数而导致虚假计数提高。不幸的是，在这些患者中，α 防御素测试也可能是假阳性。因此，我们需要一个较低的阈值去进行术前的关节腔穿刺，以便在手术干预前确定或者排除感染。因为术中的表现也有可能被通常容易确认的脓性物质所误导。血清钴、铬的测定用于金对金 THA 的评估[1, 8, 20]。这些金属离子不仅因从关节接触界面释放，同样可以由于模块结合部的腐蚀导致。2010 年，英国医学和医疗保健产品监管机构表示关注金对金髋关节植入物，提出了安全性修改建议，任何金对金髋关节置换术的患者钴或者铬金属离子水平大于 7 ppb[10]，推荐进行横断面影像学检测。尽管它有辅助作用，但是金属离子不能单独作为翻修的理由，因为它在预测金对金 THA 的软组织损害方面具有不确定性。对金属离子水平以及其同金对金 THA 的关系了解尚少，翻修手术中在预测软组织损害方面是不可靠的[4, 10, 16]。不幸的是，目前没有研究能预测关节周围的软组织坏死，但是用来发现不良软组织反应的生物学标志物目前正在研究中[4, 10]。

对金对金患者的评估类似于潜在的假体周围感染的评估（**图 15.2**）。临床医生不能仅依靠一个变量来确定干预的需要，必须考虑多个变量并将其作为一组来考虑。

高级成像

以超声成像或者金属去伪影序列磁共振的横断面已经被用来评估不良软组织反应（**图 15.3 和图 15.4**）[21, 22]。超声可以用来发现软组织病变，将这些病变区分为实性或者囊性。然而，这种成像方式

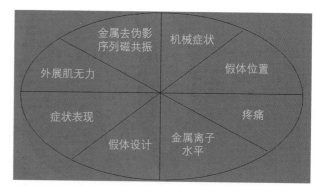

图 15.2 评估金对金 THA 后患者，需要考虑各种因素

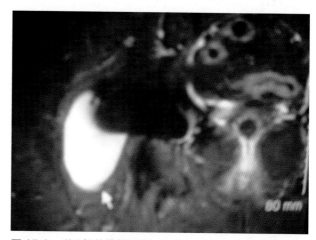

图 15.3 磁共振的横断面显示金对金 THA 的 ALTR 囊性病变

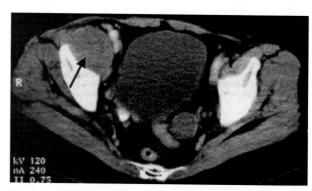

图 15.4 横断面 MRI 可见金对金 THA 中的炎性假瘤

仍然依赖于操作者，限制了其在软组织病变的详细评估中的持续使用。它可以作为一种高效的、经济的且有高度敏感性的筛选手段[21]。

金属去伪影磁共振（MARS MRI）已成为评估金对金 THA 相关的不良软组织反应的可行的成像方式[21, 22]。金属去伪影序列磁共振可早期检测软组织病变，可以对金对金 THA 患者进行纵向系列评估。

临床表现

　　每个患者的局部不良软组织反应的临床表现是不同的，因为每个患者对金属碎片都有个体化的反应。始发症状可能是疼痛、机械症状、外展肌无力、不稳定或皮疹（**图 15.5**）[4, 5]。

　　除了症状性的患者，ALTR 也被发现存在于无症状性的患者中。一项最近的研究显示无症状性金对金患者的磁共振及 MARS 中 31% 有囊性的 ALTR[7]。这些囊性病变的病因未明，但是可以质疑疼痛作为指示界面功能不良的可靠性。

治疗

　　治疗的重点在于清理金属碎屑和移除金对金界面。治疗方式可能因为金属碎屑导致的软组织及骨破坏而改变（**图 15.6**~**图 15.8**）。因为金属沉着症而行 THA 翻修手术中应对滑膜切除及病变组织进行清创。在金对金的 THA 中，简单直接的处理方式是将金对金界面换成陶瓷对高交联聚乙烯界面。选择去除了钴的金属对聚乙烯的界面使术后的金属离子水平更容易解释，一些病例的结合部位的金属腐蚀将会导致 ALTR。当使用陶瓷头时，使用钛的锥形套筒能减少陶瓷碎裂的风险，这些风险在使用耳轴的时候较高。

　　髋臼翻修是指我们翻修 THA 金对金时仅仅翻修

髋臼部分。如果植入物假体位置不良，或者植入物的内表面有一个锐利的边缘（**图 15.9**），在因为松

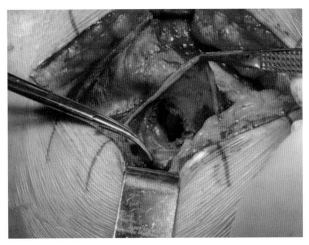
图 15.6　术中的金属沉着

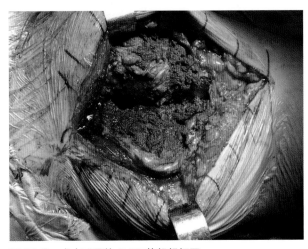
图 15.7　术中可见的 ALTR 软组织坏死

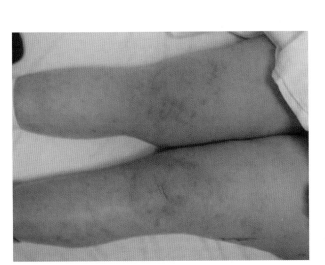
图 15.5　金属中毒引起的皮疹

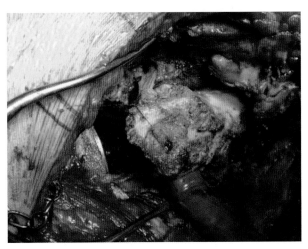
图 15.8　ALTR 引起的外展肌缺陷及骨坏死

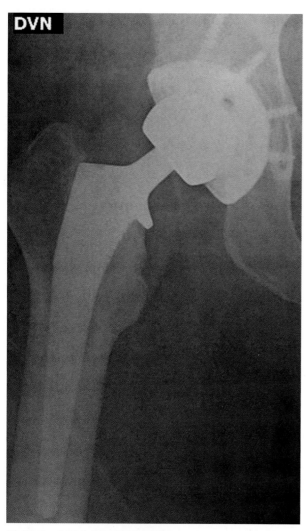

图 15.9　金对金 THA 的髋臼翻修

动或者不稳作为翻修主要原因的大宗金对金的翻修病例中，有 20% 的并发症发生率[23]，因此髋臼的翻修具有挑战性。如果残留的臼杯内面没有锐利的边缘或者位置优良，可以考虑使用双极聚乙烯结构进行翻修[24]。如果外展肌因为金属沉着症导致缺陷，使用双极的或者限制性假体也许是必要的。在因为金属沉着症而行 THA 翻修中，股骨侧的翻修通常不是必要的。

治疗结果

　　因为金属沉着症而行金对金 THA 翻修手术的结果是不理想的。金对金 THA 翻修的早期结果已经显示了较高的并发症（20%~38%）[23-30]。最常见的并发症包括不稳及翻修的髋臼的无菌性松动，两者被

认为仅次于软组织及骨坏死（**图 15.10**）[23-30]。失效的金对金 THA 翻修的感染率为 8.1%[17]。

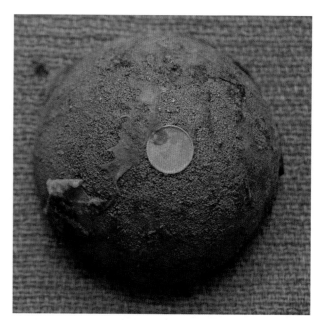

图 15.10　翻修手术中的 ASR 臼杯的纤维组织长入

文献回顾

金对金 THA 的生物学失效机制

　　金属碎屑颗粒的生物学反应可分为局部的和系统的。THA 中大部分关注的是由于金属碎屑导致的炎症反应所引起的局部软组织不良反应。局部的反应能导致软组织坏死和软组织不良反应。金属碎屑导致的生物学效应尚未完全清楚。它可能是第 4 型的超敏反应，由 T 淋巴细胞和巨噬细胞启动产生的细胞毒性炎症反应[1, 2, 23]。每个个体对于金属碎屑有独特的反应。T 淋巴细胞驱动的延迟的高敏反应起初被描述为淋巴细胞主导的血管炎相关的无菌病变（ALVAL）[24]。组织学上，这些病损有大量的环绕血管的淋巴细胞反应，会导致血管的收缩及坏死。

ALVAL/ALTR

　　淋巴细胞主导的血管炎相关的无菌性病变（ALVAL）、局部不良软组织反应（ALTR）、假瘤及

金属沉着症都被用来描述由于 THA 中金对金界面以及结合部产生的金属碎屑导致的局部软组织不良病变。淋巴细胞主导的血管炎病变相关的无菌性病变（ALVAL）是组织学术语，表示无菌性淋巴细胞血管炎相关病变。另一方面，对于任何金对金 THA 的局部不良软组织反应，局部软组织不良反应 ALTR 则是一个更容易被接受的术语。

ALTR 是由界面碎屑或者金对金全髋关节系统各种类型的腐蚀引起的。这种腐蚀不仅仅发生在金对金界面，也可能发生在金对金模块结合处颈部，例如头颈以及颈干结合处。

皮肤超敏反应

据报道，金属诱发的超敏反应发生率为 1%。金对金引发的超敏反应较少，但外科医生在评估有症状的金对金 THA 时，应该意识到这种金属颗粒导致的迟发性的淋巴细胞反应的可能 [24]。

关节失效模式

金对金植入物的独特磨损特性导致了与金属离子释放和金属沉着相关的问题。关节磨损产生的颗粒非常多，但尺寸比金属对聚乙烯界面产生的颗粒更小。金对金 THA 通常使用大头，有较大的表面积。这些设计导致可溶性离子如钴和铬的溶解，进而增加它们在关节和血液中的水平。这些升高的金属离子水平可以引发炎症级联反应，引起组织和骨的坏死。无菌性松动和臼杯的骨长入缺乏等并发症是由于臼杯和大头之间的赤道抓握造成的。

如果有较好的润滑，金对金植入物表现会非常优越。大的外展角及较大的联合前倾角会导致承重界面的润滑减少，进而导致离子释放水平及软组织反应增加 [12-17]。相对水平的臼杯位置可能会增加润滑，改善界面磨损的特性。不幸的是，与金对金界面相关的临床问题不能通过模拟测试来预测。这些测试没有考虑在体内可见的边缘负荷，而这是磨损增加的主要因素之一 [25]。

系统性钴中毒

据报道，金对金 THA 引起的金属沉着症会导致全身性的钴中毒。钴中毒的全身症状包括耳鸣、疲劳、视力障碍、焦虑、听力丧失、神经病变和心肌病 [11]。一位医生在肾功能受损的患者中观察到非常高的钴水平 [11]。当评估症状性金对金 THA 患者时，外科医生应该认识到这种罕见却又非常严重的情况的钴离子的水平通常超 200 mcg/L [11]。大多数钴酸盐引起的症状在翻修手术后得以解决，钴和铬水平也正常化。

病例治疗

THA 翻修去除了髋臼假体，植入了另一个髋臼假体。完整的滑膜切除以及金属沉着症的清创，更换为陶瓷头，使用了锥度适配器，以及高交联的聚乙烯内衬。随访这个患者术后的钴及铬离子的水平，翻修手术后 3 个月恢复正常。

结论

金对金 THA 症状性患者的评估仍然具有挑战性。考虑与常规 THA 相同失效机制是非常重要的，此外也需要考虑金对金界面的独特失效模式。全面的临床评估、特定的检测以及影像学检查，对于正确的诊断是非常重要的。早期识别局部软组织的不良反应对于成功治疗金对金患者是非常重要的。对每一个金对金的患者都应该进行系统性的检查，包括询问详细的病史和进行体格检查及影像学检查。金属离子的水平以及断层成像在需要翻修的病例中有辅助作用。如在评估假体周围感染患者时，孤立的变量不应触发外科干预，而在做出这样的决定时应该使用多个临床和诊断变量。

利益冲突声明

Dr. Keith Fehring —— 无。

Dr. Thomas Fehring — DePuy- 强生，膝关节协会董事会，AAHKS——研究支持，顾问，和版税。

Dr. Edwin Su — Smith and Nephew —— 顾问及研究支援。

参考文献

[1] Jacobs JJ, Urban RM, Hallab NJ, et al. Metal-onmetal bearing surfaces. J Am Acad Orthop Surg. 2009;17(2):69–76.

[2] Browne JA, Bechtold CD, Berry DJ, et al. Failed metal-on-metal hip arthroplasties: a spectrum of clinical presentations and operative findings. Clin Orthop Relat Res. 2010;468(9):2313–2320.

[3] Bozic KJ, Kurtz S, Lau E, et al. The epidemiology of bearing surface usage in total hip arthroplasty in the United States. J Bone Joint Surg Am. 2009;91(7):1614–1620.

[4] Kwon YM, Jacobs JJ, MacDonald SJ, et al. Evidencebased understanding of management perils formetalon metal hip arthroplasty patients. J Arthroplast. 2012;27(8 Suppl):20–25.

[5] Kwon YM, Lombardi AV, Jacobs JJ, et al. Risk stratification algorithm for management of patients with metal-on-metal hip arthroplasty: consensus statement of the American Association of Hip and Knee Surgeons, the American Academy of Orthopaedic Surgeons, and the Hip Society. J Bone Joint Surg Am. 2014;96(1):e4.

[6] Bisseling P, Tan T, Lu Z, et al. The absence of a metalon-metal bearing does not preclude the formation of a destructive pseudotumor in the hip: a case report. Acta Orthop. 2013;84(4):437–441.

[7] Fehring TK, Odum S, Sproul R, et al. High frequency of adverse local tissue reactions in asymptomatic patients with metal-on-metal THA. Clin Orthop Relat Res. 2014;472(2):517–522.

[8] Engh Jr CA, MacDonald SJ, Sritulanondha S, et al. 2008 John Charnley award: metal ion levels after metal-on-metal total hip arthroplasty: a randomized trial. Clin Orthop Relat Res. 2009;467(1):101–111.

[9] Haddad FS, Thakrar RR, Hart AJ, et al. Metal-on metal bearings: the evidence so far. J Bone Joint Surg Br. 2011;93(5):572–579.

[10] Kwon YM, Ostlere SJ, McLardy-Smith P, et al. "Asymptomatic" pseudotumors after metal-on-metal hip resurfacing arthroplasty: prevalence and metal ion study. J Arthroplast. 2011;26(4):511–518.

[11] Tower SS. Arthroprosthetic cobaltism: neurological and cardiac manifestations in two patients with metalon-metal arthroplasty: a case report. J Bone Joint Surg Am. 2010;92(17):2847–2851.

[12] Angadji A, Royle M, Collins SN, et al. Influence of cup orientation on the wear performance of metalon-metal hip replacements. Proc Inst Mech Eng H. 2009;223(4):449–457.

[13] Kennedy JG, Rogers WB, Soffe KE, et al. Effect of acetabular component orientation on recurrent dislocation, pelvic osteolysis, polyethylene wear, and component migration. J Arthroplast. 1998;13(5):530–534.

[14] Langton DJ, Sprowson AP, Mahadeva D, et al. Cup anteversion in hip resurfacing: validation of EBRA and the presentation of a simple clinical grading system. J Arthroplast. 2010;25(4):607–613.

[15] Langton DJ, Joyce TJ, Jameson SS, et al. Adverse reaction to metal debris following hip resurfacing: the influence of component type, orientation and volumetric wear. J Bone Joint Surg Br. 2011;93(2):164–171.

[16] Hart AJ, Sabah SA, Bandi AS, et al. Sensitivity and specificity of blood cobalt and chromium metal ions for predicting failure of metal-on-metal hip replacement. J Bone Joint Surg Br. 2011;93(10):1308–1313.

[17] Wyles CC, Van Demark 3rd RE, Sierra RJ, et al. High rate of infection after aseptic revision of failed metalon-metal total hip arthroplasty. Clin Orthop Relat Res. 2014 Feb;472(2):509–516.

[18] Ghanem E, Parvizi J, Burnett RS, et al. Cell count and differential of aspirated fluid in the diagnosis of infection at the site of total knee arthroplasty. J Bone Joint Surg Am. 2008;90(8):1637–1643.

[19] Schinsky MF, Della Valle CJ, Sporer SM, et al. Perioperative testing for joint infection in patients undergoing revision total hip arthroplasty. J Bone Joint Surg Am. 2008;90(9):1869–1875.

[20] MacDonald SJ. Can a safe level for metal ions in patients with metal-on-metal total hip arthroplasties be determined? J Arthroplast. 2004;19(8 Suppl 3):71–77.

[21] Garbuz DS, Hargreaves BA, Duncan CP, et al. The John Charnley award: diagnostic accuracy of MRI versus ultrasound for detecting pseudotumors in asymptomatic metal-on-metal THA. Clin Orthop Relat Res. 2014;472(2):417–423.

[22] Potter HG, Nestor BJ, Sofka CM, et al. Magnetic resonance imaging after total hip arthroplasty: evaluation of periprosthetic soft tissue. J Bone Joint Surg Am. 2004;86-A(9):1947–1954.

[23] Stryker LS, Odum SM, Fehring TK, et al. Revisions of monoblock metal-on-metal THAs have high early complication rates. Clin Orthop Relat Res. 2014;473(2):469–474.

[24] Plummer DR, Botero HG, Berend KR, Pritchett JW, Lombardi AV, Della Valle CJ. Salvage of monoblock metal-on-metal acetabular components using a dualmobility bearing. J Arthroplast. 2016 Apr;31(4):846–849.

[25] Willert HG, Buchhorn GH, Fayyazi A, et al. Metal-onmetal bearings and hypersensitivity in patients with artificial hip joints. A clinical and histomorphological study. J Bone Joint Surg Am. 2005;87(1):28–36.

[26] Watters TS, Cardona DM, Menon KS, et al. Aseptic lymphocyte-dominated vasculitis-associated lesion: a clinicopathologic review of an underrecognized cause of prosthetic failure. Am J Clin Pathol. 2010;134(6):886–893.

[27] Underwood RJ, Zografos A, Sayles RS, et al. Edge loading in metal-on-metal hips: low clearance is a new risk factor. Proc Inst Mech Eng H. 2012;226(3):217–226.

[28] Pastides PS, Dodd M, Sarraf KM, et al. Trunnionosis: a pain in the neck. World J Orthop. 2013;4(4):161–166.

[29] Huang DC, Tatman P, Mehle S, et al. Cumulative revision rate is higher in metal-on-metal THA than metal- on- polyethylene THA: analysis of survival in a community registry. Clin Orthop Relat Res. 2013;471(6):1920–1925.

[30] Munro JT, Masri BA, Duncan CP, et al. High complication rate after revision of large-head metal-on-metal total hip arthroplasty. Clin Orthop Relat Res. 2014;472(2):523–528.

第十六章　组配颈式股骨假体柄的并发症

Ming Han Lincoln Liow, Young-Min Kwon

病例

67 岁男性患者，24 个月前接受了左全髋关节置换术（THA），使用了组配颈式股骨柄假体。术后 20 个月有轻微外伤史，左髋关节和腹股沟区持续疼痛。症状逐渐加重，医生通知他的股骨假体柄已被召回，需行翻修手术。

体格检查见患者疼痛步态行走。切口愈合良好，没有感染迹象。髋关节运动受限并疼痛。髋关节外展无力。左下肢未发现神经血管损伤症状。骨盆正位、左侧髋关节正侧位 X 线片显示出组配式股骨假体柄 THA 固定良好（**图 16.1**）。血沉（ESR）和 c - 反应蛋白（CRP）均在正常范围内。患者血清钴（17 μg/L）和铬（2 μg/L）水平升高（实验室参考范围为 Co < 0.3 μg/L，Cr < 0.3 μg/L）。髋关节金属伪影还原序列（MARS）磁共振成像（MRI）显示大量的积液聚集，提示局部组织不良反应（ALTR）（**图 16.2**）。

组配式锥面理论

组配式假体使外科医生在进行全髋关节置换术（THA）时能感觉患者实际解剖形态进行适当优化调整 [1]。组配颈式的股骨颈柄假体可调整颈部，增加了一个颈—柄界面 [2, 3]。通过组配式锥面设计可优化和调整肢体长度、股骨颈的前倾角和髋关节的偏心距，精确重建髋关节的旋转中心，从而优化髋关节生物力学参数 [4]。其他的好处包括便于翻修关节置换术 [5] 和微创手术技术 [6] 的手术操作，降低假体库

存，提高经济效益 [7]。组配颈式假体相关的失效模式可分为 4 种：锥面腐蚀相关局部不良反应（ALTR），组配颈假体断裂，颈柄脱位，头颈脱位 [8-13]。近年来，由于这种组配颈式假体柄的设计而出现颈—柄连接的微动和腐蚀 [这个过程被描述为机械性缝隙腐蚀（MACC）] 所引起的临床失败越来越引起人们的关注 [14]。

组配式锥面腐蚀的研究

第一个颈柄组配式假体柄（ANCA-Fit）由 Cremascoli（Milan, Italy）设计，其拥有可抗旋转的椭圆形锥面设计 [15]。随后推出一系列的双锥面组配式颈假体 [4]。有部分双锥面颈柄设计在颈柄和头颈连接处出现了锥面腐蚀的问题 [16-21]。然而，锥面腐蚀其实并不是一个新问题。1991 年 Mathiesen 等 [22, 23] 描述了一体钛（Ti）柄与钴铬（Cor）假体小头之间的头颈锥面腐蚀。随后，MACC 被认为是多种因素作用的过程，包括锥面几何结构、冶金学因素、机械性因素和金属合金间的溶液化学反应。事实上，20 世纪 70 年代和 80 年代的几项研究都告诫不要在骨科假体中使用不同的金属组合，并描述了 Ti 和 CoCr 合金离子的不同电流组合的耐腐蚀性 [24, 25]。

组配式 THA 假体采用钛和钴铬合金组配，因对钛合金股骨组件的偏爱，几乎所有的 "柄身" 都是用钛制造的。虽然钛颈可以防止混合金属的腐蚀，但更容易断裂。另外，钴铬合金组配颈更坚固，降低了断裂风险；然而作为一种与假体柄组件不同的

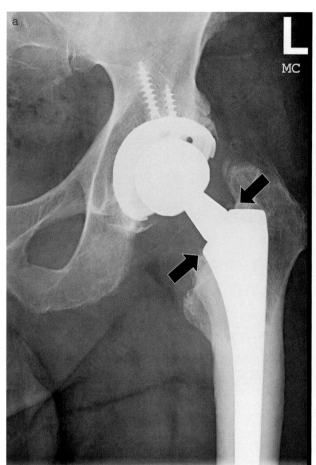
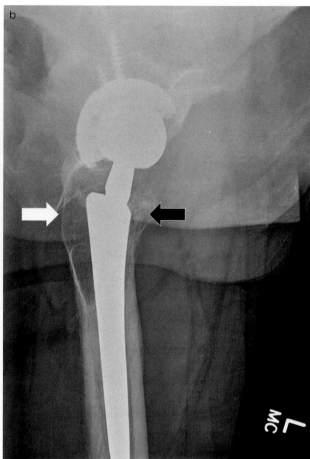

图 16.1 一例组配式的假体柄召回病例。a. 正位 X 线片。b. 侧位 X 线片。显示转子间（白色箭头）与组配颈柄连接部（黑色箭头）骨溶解

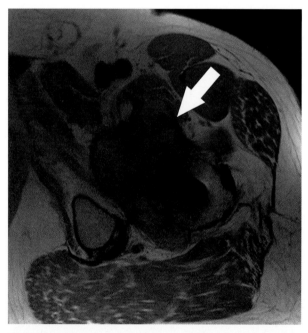

图 16.2 轴 T1MARS MRI 图像显示局部组织不良反应（假瘤）（白色箭头）

金属合金，组配组件之间连接可能会发生腐蚀，继发局部组织不良反应（ALTR），导致早期失败[26]。这些连接受到轴向和悬臂式压应力的作用，导致金属间的微动。因此，产生金属离子碎片，导致血清 Co 和 Cr 离子水平升高[14, 26]。在评估一个组配颈式假体引起疼痛时，了解假体颈金属成分是非常重要的。而令人迷惑的是，制造商制造假体颈时有时使用了钛，有时则使用钴铬合金。

锥面腐蚀的流行病学研究

2015 年澳大利亚骨科协会的全国关节置换登记年度报告指出，9289 个组配颈式股骨柄假体被用于初次全髋关节置换[27]。报告显示组配式股骨假体柄的 10 年翻修率为 9.7%（95% CI: 8.8, 10.7），明显高于整体式股骨假体柄的 5.1%（95% CI: 4.9, 5.2）。组

配式假体早期翻修的主要原因是松动 / 骨溶解、脱位和假体颈断裂。2012 年，一家制造商开始主动召回两个组配颈式假体柄。而据估计，当时在世界范围内已有超过 30 000 名患者植入了这种被召回的组配颈式假体[28]。

组配颈锥面腐蚀的假体因素

假体、外科手术和患者因素被认为是导致组配式假体柄锥面腐蚀的可能因素。假体因素包括锥面角度、锥面表面粗糙度、颈柄锥面的冶炼技术、锥面的几何形状、股骨头尺寸等因素，这些因素对锥面腐蚀程度有重要影响。窄锥面设计的假体有更高的潜在微动趋势，在锥形底座中，与 12/14 和 14/16 锥面相比，11/13 锥面设计报告的微动分数更高[29]。粗糙的锥表面最初开发用于陶瓷头，表面粗糙度与陶对陶头颈锥面组合微动增加有关[30]。

体内腐蚀和 MACC 现象在不同合金配对中更加常见（例如钛合金柄和钴铬合金球头），且同时影响头—颈连接和颈—柄连接[31]。相反，据报道，使用陶瓷球头则可以减少锥面腐蚀[32]。锥度几何参数例如长度、锥面接触面积和力臂可引起头—颈部和颈—柄处锥面腐蚀。较长的组配颈具有更高的腐蚀分数[33]。这与较高的微动分数相对应，在短锥度基底部加载时应注意到这一点[34, 35]。此外，"高偏心距"的颈部弯曲力矩比"低偏心距"大 32.7%[11]，后者增强了在活动、微动、微振磨损和腐蚀产生的抗弯曲弹性载荷能力[33]。与此有关，β 钛合金（Ti12Mo6Zr2Fe, TMZF）弯曲刚度降低，与微动和腐蚀增加有关[36]。使用更大的头部尺寸（> 32 mm）可能会加剧这些影响，增加了锥杆处的扭转力[37]。较大的假体球头尺寸可能会增大偏心距和颈干角，从而导致杠杆臂的增加[35]，这已被证明是金对金（Metal-On-Metal, MOM）假体失败率增加的因素之一[38]。

组配颈锥面腐蚀的术中组装因素

术中的假体组装有很大影响。体外试验已经证明，与表面粘上杂质的组件相比，干洁的组件大大

降低了负载（> 50%）[39]，并且已经表现出对双组配式柄的悬臂式微动的影响[40]。虽然已经对组装技术和组装时的打击力度对头颈锥面腐蚀的影响进行了研究，但至今还没有研究过组装效果对组配式颈—杆接头的影响。人们认识到在装配前清理界面，避免颈部和柄之间的角度错配，以及同类合金在颈部和柄上的使用是防止假体颈锥面腐蚀的关键。

组配颈锥面腐蚀的患者因素

在与组配颈锥面腐蚀相关的局部组织不良反应（ALTR）中，潜在的患者因素包括金属过敏体质、体重指数和活动水平。假体金属过敏自 20 世纪 90 年代以来开始报道[22]。虽然 ALTR 与 MACC 继发的锥面腐蚀有关，但在没有高磨损或金属沉着病的情况下也观察到了 ALTR[41-43]。在双组配式假体 THA 患者的翻修中，对取出周围组织的组织学检查显示出金属过敏的特征[44, 45]。虽然体重指数和活动水平的增加可能会潜在加大双组配式假体所承受的应力，但到目前为止，还没有关于在组配颈式假体 THA 后 ALTR 与 BMI 或活动水平增加之间相互关系的报道。

系统评估

一个术后出现疼痛的双组配式假体 THA 可以表现出无数的症状，并可归因于各种内在和外部原因。一般来说，临床医生应该排除疼痛或失败的共同原因，包括感染和植入松动，然后才开始评估组配式假体所引起的特定假体失败因素。系统评估应包括有关的临床病史、详细的体格检查、实验室检查和横断层面成像，以对双组配式 THA 病例的术后疼痛病因进行鉴别诊断[46-48]。一致系统性风险分层评分可根据现有指征[49]指导医生开始及时和恰当的治疗。

临床评估

医生在评估双组配式全髋关节置换术的患者时，应获取完整的病史。疼痛的特征、部位、严重程

度、持续时间和发作方式为医生评估提供了重要的信息[48, 49]。对于有伤口延迟愈合、近期胃肠道或牙科手术病史后髋关节疼痛的患者，必须高度考虑髋关节感染。医生也应该询问任何由臀部周围肿胀引起的不适，因为这可能是由 ALTR 的继发性积液导致的。体格检查应从皮肤检查开始，检查感染征象和既往的疤痕。髋关节周围的触诊可明确软组织肿块的存在，这可能再次提示 ALTR。应检查患者髋关节的运动范围，被动活动和主动屈曲引起疼痛可能提示髂腰肌撞击。髋关节外展的肌力也应检查。全面的脊柱和神经血管检查对于排除潜在的神经源性和血管性疼痛病因是必不可少的[48]。

假体的组合

组配颈式假体的颈—柄结合处有不同类型的材料组合[49]。包括：

（1）钛合金假体颈对钛合金柄（Ti/Ti）。

（2）钴铬合金颈对钛合金柄（CoCr/Ti）。

（3）钴铬合金颈对钴铬合金柄（CoCr/CoCr）。

目前，在组配颈式假体中发现的大多数锥面腐蚀相关的不良组织反应都是在钴铬合金颈和钛合金柄（Cor/Ti）的组合里。

炎症标志物与髋关节穿刺

血清炎症标志物（ESR 和 CRP）在锥面腐蚀的环境中经常升高，这可能是孤立发生的，也可能提示并发假体周围感染（PJI）[50, 51]。锥面腐蚀也可能误诊为 PJI，这就需要进行髋关节液穿刺细菌培养和细胞分类计数[52]。然而，关节液计数会受到金属碎片影响，这需要人工计数以减少金属碎片污染或者死亡白细胞而造成的误差[53]。虽然 ESR 和 CRP 在组配颈假体锥面腐蚀诊断 PJI 中的价值有限，但这些炎症标记物可有助于排除 PJI。此外，在炎症标志物升高的情况下，应该尽快行髋关节穿刺，因为在术中可能被常见的一些脓性物质所误导，做出错误诊断。因此，术前关节穿刺行细胞计数和细菌培养对于术前避免手术时的混淆是非常有用的。新的检测感染的方法，

如白细胞酯酶条试验、α 防御素法和聚合酶链反应法，可能对双锥面组配 THA 假体患者中锥面腐蚀的情况下检测 PJI 有潜在的实用价值。但也有报道指出，在有腐蚀反应的患者中，α 防御素试验会出现假阳性[54]。

血清金属离子水平

钴和铬离子水平受假体类型、冶金制造、颈和柄的锥面设计、小头尺寸和假体位置等因素的影响[49]。组配颈式 THA 系统患者出现与锥面腐蚀相关的不良组织反应都会记录其金属离子水平[4, 14, 55]。然而总的来说，组配颈式 THA 患者与金对金界面 THA 患者相比，金属离子水平要低得多[49]。此外，在有症状的锥面腐蚀患者中，钴相对于铬的离子水平较高，导致 Co/Cr 比值的增加，也是常见的现象[56]。一项基于美国髋关节外科医师协会、美国骨科医师协会和髋关节学会的一致性风险共识报告中提出的诊疗原则里指出，虽然不应仅以金属离子水平作为判断外科手术的唯一标准，但当钴水平 > 5μg/L 和 Co/Cr 比值 > 5 时，可以将其作为评估组配颈式假体锥面腐蚀所导致不良组织反应的一项临床指标[49]。

导致钴相对于铬离子水平升高的机制仍然很不清楚[26]。据推测，与金对金界面磨损相比，假体锥面结合部的主要离子释放可能是化学腐蚀过程，包括铬析出为正磷酸盐铬，可溶性钴析出为游离离子[57]。有报道显示，THA 翻修手术并取出组配式假体颈柄后在 3 个月内，金属离子水平已经下降到接近正常水平[58]。此外，在系统性肾脏疾病患者，使用金对金界面结合组配颈假体的患者，以及双侧使用组配颈假体的患者中，金属离子水平会相对难以判断。因此，虽然金属离子作为一种辅助检查是有用的，但不应孤立地使用金属离子水平来作为外科手术的临床判断指征。

X 线和横断面成像

应重点回顾系列 X 线片，以确定松动、骨溶解、转子和 / 或股骨矩的侵蚀，因为它们可能与锥面腐蚀

有关（**图 16.1**）。目前超声（US）或金属伪影复位序列（MARS）磁共振成像（MRI）是首选的横断面成像方式。常见的 MARS MRI 异常包括囊膜增厚并伴有积液（**图 16.2**）。其他典型的发现包括髂腰肌和外展肌腱病，肌腱周围的金属碎屑聚集。

报道指出超声和 MARS MRI 敏感性较高（92%~100%），并且对诊断与金对金界面 THA 有关的假瘤具有特异性（96%~100%）[59]。超声不受软组织伪影的影响，可区分实体与囊性病变。超声评估依赖于操作者，不允许外科医生进行术前计划或纵向比较[60]。此外，它在评估深部结构时容易出现偏差，特别是对于肥胖患者，这是超声潜在的一个缺点[61]。MARS MRI 是一种高灵敏度的检测实体和囊性 ALTR（假瘤）的方法；然而，其缺点包括扫描时间长，金属伪影对假体周围组织的遮蔽作用，以及较高成本[62]。

手术治疗

一个出现疼痛的双组配式假体 THA 患者，出现金属离子水平升高，并有骨或肌肉损害的假瘤证据，对其应行翻修手术治疗。双组配式假体的翻修手术需要一个详细的术前规划，以尽可能减少术中并发症。在保护神经血管结构的同时，须细致地清创以去除假瘤。摘除固定良好的假体柄在技术上是有挑战性的，需要使用诸如高速磨钻、柔韧性好的薄骨刀和定制的柄取出工具。有文献报道了诸如转子延长截骨（ETO）、高速针点状磨钻和克氏针技术用于取出假体柄[63, 64]。假体柄的取出可能会对股骨近端骨储备造成损失，从而影响翻修假体柄的固定。

取出组配式柄后，如果术中评估髋臼假体是松动的，可用一个高孔隙率多孔钽金属臼杯和高交联聚乙烯内衬进行翻修。在反应性组织坏死的情况下，除神经血管结构邻近处外，应对坏死区进行广泛清创。在有明显组织坏死的翻修中常采用组配柄（如组配式锥形钛柄）以保证稳定性。使用与髋臼假体兼容的最大直径陶瓷股骨头，使头颈比最大化以进一步优化术中稳定性。

在股骨柄固定良好而需要取出和发生不良组织

反应的情况下，由于假体脱位和 ALTR 复发，翻修手术可能导致并发症和翻修率增加。对于症状性 ALTR 的翻修，其术后复发的确切病因目前仍不清楚。ALTR 复发的潜在因素可能与手术、患者或假体因素有关。初次翻修术中不完全的手术清创和假瘤的去除不充分可能导致 ALTR 复发。然而，广泛的清创需要安全地保护神经血管结构。患者固有的金属过敏可能是一个因素。ALTR 复发也被认为是由继发于翻修使用金属对聚乙烯界面或者是组配锥面连接处的腐蚀所引起。

对于接受双组配式假体 THA 手术的患者，经常要考虑到全身金属离子水平的升高，并随访至其恢复正常。大多数钴和铬离子升高的患者经翻修手术后，其金属离子水平下降到很低或检测不到的水平，手术后 6 周血清钴、铬平均下降 32% 和 21%。双组配式假体 THA 患者行翻修手术后的长期疗效和手术并发症目前尚需要进一步的数据才能确定。

组织病理学分析

最近的研究报道了在双组配式假体 THA 中发生的与腐蚀相关的 ALTR（假瘤）或无菌淋巴细胞为主的血管炎相关病变（ALVAL），最初其被描述为金对金（MOM）界面的并发症[14, 16-18, 20, 33, 65, 66]。虽然 ALTR 与假体连接机械缝隙腐蚀（MACC）以及升高的金属离子水平有关，但在没有高磨损或金属病的情况下也观察到了 ALTR[41-43]。目前的证据表明，这一过程是复杂的、多因素的，在双组配式假体 THA 患者的假体周围组织中可发现一系列的组织学特征。组织学特征表明组织反应与金属磨损和金属过敏反应一致[44, 45]。尽管金属离子水平升高与假瘤患者之间存在相关性，但金属离子水平与组织学反应之间则没有剂量依赖关系。

假体回收分析

通过对双组配式假体的回收分析，可以对其进行详细的检查并研究颈—柄结合处的损坏机制。目前已有关于头—颈和颈—柄界面处反复的悬臂微动和颈部弯曲的相关研究[33]。根据文献报道，从回收假体分析结果来看，高接触面积、锥面表面粗糙度增加、窄锥角锥面、钛板弯曲刚度降低、假体颈过长，以及大尺寸球头均可导致微动腐蚀指数增加[29, 30, 33-35, 37, 40, 67]。

病例治疗

告知患者相关的风险和益处，行翻修手术治疗。通过后外侧入路进行了左髋关节翻修手术。进入关节囊后，从关节内溢出大量金属糊浆。对大面积假瘤病变和明显外展肌坏死部位进行广泛清创。采用高速磨钻"顶出"技术取出股骨柄，不需要转子延长截骨术（ETO）。由于近端干骺端骨缺损，需要使用钛合金组配翻修假体柄，以改善因广泛外展肌坏死而导致的不稳定（图16.3）。术中检查白杯位置及稳定性，故予保留。摩擦界面采用陶瓷股骨头和高交联聚乙烯内衬。患者对手术过程耐受性好，术后无神经损伤。

结果

患者术后可再次进行高尔夫球运动。术前患者血清钴和铬金属离子水平分别为 17 μg/L 和 2 μg/L，到术后 6 个月，已分别降至 0.4 μg/L 和 0.4 μg/L。

总结

对于双组配式 THA 患者，应尽可能行系统的临床评估，因为早期识别和诊断可以更及时被恰当地治疗。由于双组配式假体全髋关节置换术引起疼痛有其内在和外在的原因，应使用一致系统性风险分层评分对患者进行评估。虽然有金属离子分析以及像 MARS MRI 和超声这样的横断面成像等专门的检查可被用来优化临床诊疗，但在临床决策过程中，应避免过度依赖任何单一的检查方式。目前需要进一步的研究，以了解假体、外科手术以及患者等相关危险因素与锥面腐蚀在双组配式假体 THA 中的关系。

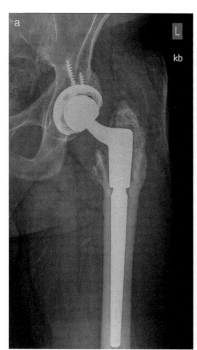
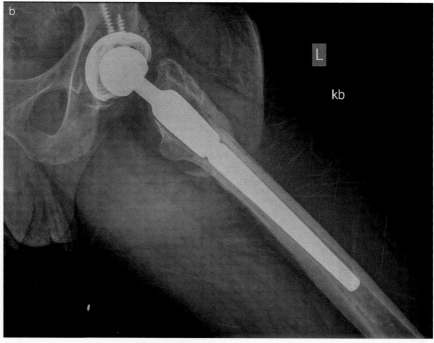

图 16.3 翻修术后。a. 正位 X 线片。b. 侧位 X 线片。采用组配式带棱锥形翻修柄

参考文献

[1] Srinivasan A, Jung E, Levine BR. Modularity of the femoral component in total hip arthroplasty. J Am Acad Orthop Surg. 2012;20(4):214-222.

[2] Cameron HU, Keppler L, McTighe T. The role of mod~ularity in primary total hip arthroplasty. J Arthroplast. 2006;21(4 Suppl 1):89-92.

[3] Restrepo C, Mashadi M, Parvizi J, Austin MS, Hozack WJ. Modular femoral stems for revision total hip arthro~plasty. Clin Orthop Relat Res. 2011;469(2):476-482.

[4] Krishnan H, Krishnan SP, Blunn G, Skinner JA, Hart AJ. Modular neck femoral stems. Bone Joint J. 2013;95~B(8):1011-1021.

[5] Kotwal RS, Ganapathi M, John A, Maheson M, Jones SA. Outcome of treatment for dislocation after pri~mary total hip replacement. J Bone Joint Surg Br. 2009;91(3):321-326.

[6] Imamura M, Munro NA, Zhu S, Glazener C, Fraser C, Hutchison J, et al. Single mini~incision total hip replacement for the management of arthritic disease of the hip: a systematic review and meta~analysis of randomized controlled trials. J Bone Joint Surg Am. 2012;94(20):1897-1905.

[7] Berry DJ. Utility of modular implants in primary total hip arthroplasty. J Arthroplast. 2014;29(4):657-658.

[8] Sotereanos NG, Sauber TJ, Tupis TT. Modular femo~ral neck fracture after primary total hip arthroplasty. J Arthroplasty. 2013;28(1):196e7-9.

[9] Ellman MB, Levine BR. Fracture of the modular femoral neck component in total hip arthroplasty. J Arthroplasty. 2013;28(1):196e1-5.

[10] Kop AM, Keogh C, Swarts E. Proximal component modularity in THA—at what cost? An implant retrieval study. Clin Orthop Relat Res. 2012;470(7):1885-1894.

[11] Skendzel JG, Blaha JD, Urquhart AG. Total hip arthroplasty modular neck failure. J Arthroplasty. 2011;26(2):338e1-4.

[12] Sporer SM, DellaValle C, Jacobs J, Wimmer M. A case of disassociation of a modular femoral neck trunion after total hip arthroplasty. J Arthroplasty. 2006;21(6):918-921.

[13] Esposito CI, Wright TM, Goodman SB, Berry DJ, Clinical B. Bioengineering Study Groups from Carl TBW. What is the trouble with trunnions? Clin Orthop Relat Res. 2014;472(12):3652-3658.

[14] Cooper HJ, Urban RM, Wixson RL, Meneghini RM, Jacobs JJ. Adverse local tissue reaction arising from corrosion at the femoral neck~body junction in a dual~taper stem with a cobalt~chromium modular neck. J Bone Joint Surg Am. 2013;95(10):865-872.

[15] Toni A, Sudanese A, Ciaroni D, Dallari D, Greggi T, Giunti A. Anatomical ceramic arthroplasty (AN. C.A.): preliminary experience with a new cementless pros~thesis. Chir Organi Mov. 1990;75(1):81-97.

[16] Lombardi Jr AV. Case studies in management of THA failure secondary to taper corrosion, modular junc~tions and metal~on~metal bearings. J Arthroplast. 2014;29(4):663-667.

[17] Meftah M, Haleem AM, Burn MB, Smith KM, Incavo SJ. Early corrosion~related failure of the rejuvenate modular total hip replacement. J Bone Joint Surg Am. 2014;96(6):481-487.

[18] Molloy DO, Munir S, Jack CM, Cross MB, Walter WL, Walter Sr WK. Fretting and corrosion in modular~neck total hip arthroplasty femoral stems. J Bone Joint Surg Am. 2014;96(6):488-493.

[19] Restrepo C, Ross D, Restrepo S, Heller S, Goyal N, Moore R, et al. Adverse clinical outcomes in a primary modular neck/stem system. J Arthroplast. 2014;29(9 Suppl):173-178.

[20] Ghanem E, Ward DM, Robbins CE, Nandi S, Bono JV, Talmo CT. Corrosion and adverse local tissue reac~tion in one type of modular neck stem. J Arthroplasty. 2015;30(10):1787-1793.

[21] Walsh CP, Hubbard JC, Nessler JP, Markel DC. Revision of recalled modular neck rejuvenate and ABG femoral implants. J Arthroplast. 2015;30(5):822-826.

[22] Mathiesen EB, Lindgren JU, Blomgren GG, Reinholt FP. Corrosion of modular hip prostheses. J Bone Joint Surg Br. 1991;73(4):569-575.

[23] Jacobs JJ, Gilbert JL, Urban RM. Corrosion of metal orthopaedic implants. J Bone Joint Surg Am. 1998;80(2):268-282.

[24] Rostoker W, Galante JO, Lereim P. Evaluation of couple/ crevice corrosion by prosthetic alloys under in vivo conditions. J Biomed Mater Res. 1978;12(6): 823-829.

[25] Kummer FJ, Rose RM. Corrosion of titanium/cobalt~ chromium alloy couples. J Bone Joint Surg Am. 1983;65(8):1125-1126.

[26] Pivec R, Meneghini RM, Hozack WJ, Westrich GH, Mont MA. Modular taper junction corrosion and fail~ure: how to approach a recalled total hip arthroplasty implant. J Arthroplast. 2014;29(1):1-6.

[27] https://aoanjrr.dmac.adelaide.edu.au/docu~ments/10180/217745/Hip%20and%20Knee%20 Arthroplasty. Accessed 30 Nov 2015.

[28] Frei H, Oxland TR, Rathonyi GC, Nolte LP. The effect of nucleotomy on lumbar spine mechanics in compres~sion and shear loading. Spine. 2001;26(19):2080-2089.

[29] Tan SC, Teeter MG, Del Balso C, Howard JL, Lanting BA. Effect of taper design on Trunnionosis in metal on polyethylene Total hip arthroplasty. J Arthroplast. 2015;30(7):1269-1272.

[30] Panagiotidou A, Meswania J, Hua J, Muirhead~Allwood S, Hart A, Blunn G. Enhanced wear and corrosion in modular tapers in total hip replacement is associated with the contact area and surface topog~raphy. J Orthop Res. 2013;31(12):2032-2039.

[31] Collier JP, Surprenant VA, Jensen RE, Mayor MB. Corrosion at the interface of cobalt~alloy heads on titanium~alloy stems. Clin Orthop Relat Res.

1991;271:305-312.

[32] Kurtz SM, Kocagoz SB, Hanzlik JA, Underwood RJ, Gilbert JL, MacDonald DW, et al. Do ceramic femoral heads reduce taper fretting corrosion in hip arthroplasty? A retrieval study. Clin Orthop Relat Res. 2013;471(10):3270-3282.

[33] De Martino I, Assini JB, Elpers ME, Wright TM, Westrich GH. Corrosion and fretting of a modular hip system: a retrieval analysis of 60 rejuvenate stems. J Arthroplast. 2015;30(8):1470-1475.

[34] Nassif NA, Nawabi DH, Stoner K, Elpers M, Wright T, Padgett DE. Taper design affects failure of large~head metal~on~metal total hip replacements. Clin Orthop Relat Res. 2014;472(2):564-571.

[35] Langton DJ, Sidaginamale R, Lord JK, Nargol AV, Joyce TJ. Taper junction failure in large~diameter metal~on~metal bearings. Bone Joint Res. 2012;1(4):56-63.

[36] Goldberg JR, Gilbert JL, Jacobs JJ, Bauer TW, Paprosky W, Leurgans S. A multicenter retrieval study of the taper interfaces of modular hip prostheses. Clin Orthop Relat Res. 2002;401:149-161.

[37] Burroughs BR, Muratoglu OK, Bragdon CR, Wannomae KK, Christensen S, Lozynsky AJ, et al. In vitro comparison of frictional torque and torsional resistance of aged conventional gamma~in~nitrogen sterilized polyethylene versus aged highly crosslinked polyethylene articulating against head sizes larger than 32 mm. Acta Orthop. 2006;77(5):710-718.

[38] Higgs GB, Hanzlik JA, MacDonald DW, Gilbert JL, Rimnac CM, Kurtz SM, et al. Is increased modular~ity associated with increased fretting and corrosion damage in metal~on~metal total hip arthroplasty devices?: a retrieval study. J Arthroplast. 2013;28(8 Suppl):2-6.

[39] Jauch SY, Huber G, Hoenig E, Baxmann M, Grupp TM, Morlock MM. Influence of material coupling and assembly condition on the magnitude of micromotion at the stem~neck interface of a modular hip endopros~thesis. J Biomech. 2011;44(9):1747-1751.

[40] Grupp TM, Weik T, Bloemer W, Knaebel HP. Modular titanium alloy neck adapter failures in hip replace~ment—failure mode analysis and influence of implant material. BMC Musculoskelet Disord. 2010;11:3.

[41] Shulman RM, Zywiel MG, Gandhi R, Davey JR, Salonen DC. Trunnionosis: the latest culprit in adverse reactions to metal debris following hip arthro~plasty. Skelet Radiol. 2015;44(3):433-440.

[42] McGrory BJ, MacKenzie J, Babikian G. A high prevalence of corrosion at the head~neck taper with contemporary Zimmer non~cemented femoral hip components. J Arthroplast. 2015;30(7):1265-1268.

[43] Ebramzadeh E, Campbell P, Tan TL, Nelson SD, Sangiorgio SN. Can wear explain the histologi~cal variation around metal~on~metal total hips? Clin Orthop Relat Res. 2015;473(2):487-494.

[44] Perino G, Ricciardi BF, Jerabek SA, Martignoni G, Wilner G, Maass D, et al. Implant based differences in adverse local tissue reaction in failed total hip arthroplasties: a morphological and immunohisto~chemical study. BMC Clin Pathol. 2014;14:39.

[45] Kolatat K, Perino G, Wilner G, Kaplowitz E, Ricciardi BF, Boettner F, et al. Adverse local tissue reaction (ALTR) associated with corrosion products in metal~on~metal and dual modular neck total hip replace~ments is associated with upregulation of interferon gamma~mediated chemokine signaling. J Orthop Res. 2015;33(10):1487-1497.

[46] Pattyn CA, Lauwagie SN, Verdonk RC. Whole blood metal ion concentrations in correlation with activ~ity level in three different metal~on~metal bearings. J Arthroplast. 2011;26(1):58-64.

[47] Kwon YM, Jacobs JJ, MacDonald SJ, Potter HG, Fehring TK, Lombardi AV. Evidence~based under~standing of management perils for metal~on~metal hip arthroplasty patients. J Arthroplasty. 2012;27(8 Suppl):20-25.

[48] Kwon YM, Lombardi AV, Jacobs JJ, Fehring TK, Lewis CG, Cabanela ME. Risk stratification algo~rithm for Management of Patients with metal~on~metal hip arthroplasty: consensus statement of the American Association of Hip and Knee Surgeons, the American Academy of Orthopaedic Surgeons, and the Hip Society. J Bone Joint Surg. 2014;96(1):e4.

[49] Kwon YM, Fehring TK, Lombardi AV, Barnes CL, Cabanela ME, Jacobs JJ. Risk stratification algorithm for management of patients with dual modular taper total hip arthroplasty: consensus statement of the American Association of Hip and Knee Surgeons, the American Academy of Orthopaedic Surgeons and the Hip Society. J Arthroplast. 2014;29(11):2060–2064.

[50] Melvin JS, Karthikeyan T, Cope R, Fehring TK. Early failures in total hip arthroplasty—a changing para~digm. J Arthroplast. 2014;29(6):1285-1288.

[51] Judd KT, Noiseux N. Concomitant infection and local metal reaction in patients undergoing revision of metal on metal total hip arthroplasty. Iowa Orthop J. 2011;31:59-63.

[52] Natu S, Sidaginamale RP, Gandhi J, Langton DJ, Nargol AV. Adverse reactions to metal debris: histopathological features of periprosthetic soft tissue reactions seen in association with failed metal on metal hip arthroplasties. J Clin Pathol. 2012;65(5):409-418.

[53] Paul HY, Cross MB, Moric M, Levine BR, Sporer SM, Paprosky WG, et al. Do serologic and synovial tests help diagnose infection in revision hip arthro~plasty with metal~on~metal bearings or corrosion? Clin Orthop Relat Res. 2015;473(2):498-505.

[54] Deirmengian C, Kardos K, Kilmartin P, Cameron A, Schiller K, Booth Jr RE, et al. The alpha~defensin test for periprosthetic joint infection outperforms the leukocyte esterase test strip. Clin Orthop Relat Res. 2015;473(1):198-203.

[55] Gill IP, Webb J, Sloan K, Beaver RJ. Corrosion at the

neck~stem junction as a cause of metal ion release and pseudotumour formation. J Bone Joint Surg Br. 2012;94(7):895-900.

[56] Plummer DR, Berger RA, Paprosky WG, Sporer SM, Jacobs JJ, Della Valle CJ. Diagnosis and man~agement of adverse local tissue reactions secondary to corrosion at the head~neck junction in patients with metal on polyethylene bearings. J Arthroplasty. 2016;31(1):264-268.

[57] Kretzer JP, Jakubowitz E, Krachler M, Thomsen M, Heisel C. Metal release and corrosion effects of modular neck total hip arthroplasty. Int Orthop. 2009;33(6):1531-1536.

[58] Barlow BT, Assini J, Boles J, Lee YY, Westrich GH. Short~term metal ion trends following removal of recalled modular neck femoral stems. J Arthroplast. 2015;30(7):1191-1196.

[59] Garbuz DS, Hargreaves BA, Duncan CP, Masri BA, Wilson DR, Forster BB. The John Charnley award: diagnostic accuracy of MRI versus ultra~sound for detecting pseudotumors in asymptom~atic metal~on~metal THA. Clin Orthop Relat Res. 2014;472(2):417-423.

[60] Siddiqui IA, Sabah SA, Satchithananda K, Lim AK, Cro S, Henckel J, et al. A comparison of the diag~nostic accuracy of MARS MRI and ultrasound of the painful metal~on~metal hip arthroplasty. Acta Orthop. 2014;85(4):375-382.

[61] Hayter CL, Potter HG, Su EP. Imaging of metal~on~metal hip resurfacing. Orthop Clin North Am. 2011;42(2):195-205.

[62] Kwon YM. Cross~sectional imaging in evaluation of soft tissue reactions secondary to metal debris. J Arthroplasty. 2014;29(4):653-656.

[63] Chang EY, McAnally JL, Van Horne JR, Van Horne JG, Wolfson T, Gamst A, et al. Relationship of plasma metal ions and clinical and imaging findings in patients with ASR XL metal~on~metal Total hip replacements. J Bone Joint Surg. 2013;95(22):2015-2020.

[64] Masri BA, Mitchell PA, Duncan CP. Removal of solidly fixed implants during revision hip and knee arthroplasty. J Am Acad Orthop Surg. 2005;13(1):18-27.

[65] Walsh CP, Hubbard JC, Nessler JP, Markel DC. MRI Findings Associated with Recalled Modular Femoral Neck Rejuvenate and ABG Implants. J Arthroplasty. 2015;30(11):2021-2026.

[66] Burge AJ, Gold SL, Lurie B, Nawabi DH, Fields KG, Koff MF, et al. MR imaging of adverse local tis~sue reactions around rejuvenate modular dual~taper stems. Radiology. 2015;141967.

[67] Nganbe M, Khan U, Louati H, Speirs A, Beaule PE. In vitro assessment of strength, fatigue durability, and disassembly of Ti6Al4V and CoCrMo necks in modular total hip replacements. J Biomed Mater Res B Appl Biomater. 2011;97(1):132-138.

第十七章　组配式头颈部腐蚀

Michael B. Cross, Myra Trivellas, Joshua J. Jacobs

病例

80 岁女性，3 年前采用后侧入路进行初次全髋关节置换术（THA），近 9 个月出现腹股沟疼痛。植入的假体部件包括直径为 50 mm 的生物型髋臼杯、高交联聚乙烯内衬、生物型钛合金股骨柄和标准颈长直径为 36 mm 钴铬合金的股骨头。术前评估包括 X 线平片（**图 17.1**）显示假体固定良好、尺寸大小合格、位置良好。红细胞沉降率（ESR）为 30 mm/h，

血清 c - 反应蛋白（CRP）< 5.0 mg/L。由于没有松动迹象和感染评价呈阴性，测量血清金属离子浓度显示，血清钴为 9.54 ppb，血清铬为 0.72 ppb。

患者血清金属离子浓度升高是由于使用金属对聚乙烯界面的 THA 后组配式头颈处出现腐蚀，血清钴浓度高于血清铬且高于 1 ppb，进而引起局部组织不良反应（ALTR）。对 X 线片更加仔细地评估（**图 17.1**），显示正好在泪滴下方出现一个小范围溶骨性损伤，在髋臼侧片位上股骨距也可能存在小范围的骨溶解区

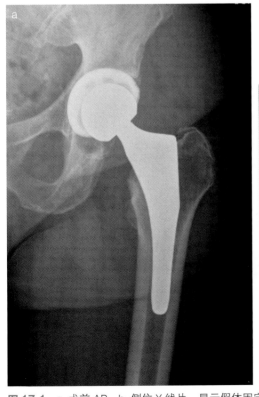
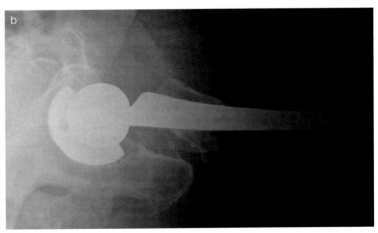

图 17.1　a. 术前 AP。b. 侧位 X 线片。显示假体固定良好、尺寸大小合格、位置良好

域。患者随后进行的 MRI 检查证实了 ALTR 的存在，并建议行翻修手术。术中在关节内发现脓性液体（**图17.2**），并在组配式头颈连接处出现明显的腐蚀性物质（**图17.3**）。与局部组织不良反应一致，局部软组

织可见破坏，但外展肌未受损伤。滑膜白细胞手工计数显示 30 个白细胞（WBC）/μL，然而，由于标本中大量的死亡细胞，无法进行分类计数。经过仔细的测试确保假体有足够的稳定性后，更换内衬，并使用纱布垫手工清洁股骨假体锥面后，股骨柄上植入 36 mm+4 的带钛质转换锥的 BIOLOX® 四代陶瓷头（CeramTec, Plochingen, Germany）（**图17.4**）。

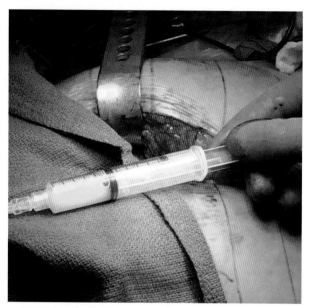

图 17.2 翻修手术中获取脓性液体

概述

组配式股骨头在 20 世纪 80 年代首次引入，并在 20 世纪 90 年代初成为标准方式[1]。头颈部组配式链接的优点是具备微调的能力，包括对股骨头的尺寸、偏心距、长度进行调整，以获得理想的软组织张力、关节稳定性、肢体长度及全面的髋关节生物力学。此外，组配式结构允许术者进行多样化的摩擦界面选择，个性化地选择钴铬合金（CoCr）或陶瓷。然而，尽管存在优点，本章进行组配式头—颈部交界处潜在缺点的讨论，并为近期出现的头—颈部连接

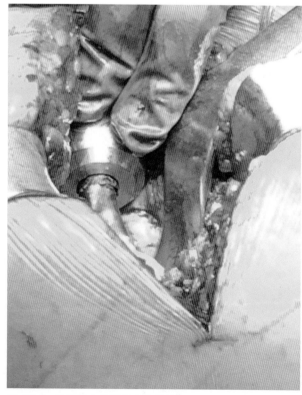

图 17.3 头颈结合处可见腐蚀性碎屑

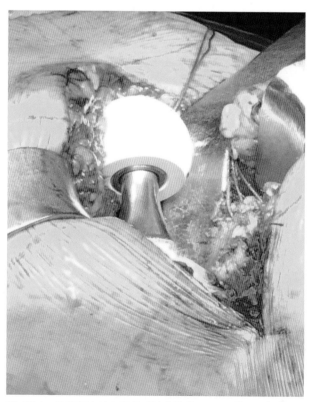

图 17.4 锥形柄上植入带钛质转化锥的 BIOLOX® 四代陶瓷头

处的腐蚀现象提供处理方案。

腐蚀

定义

腐蚀是指由于一系列电化学反应（氧化还原反应）在材料表面引起的环境性降解。对于金属材料，降解产物以金属离子、金属盐和/或金属离子复合物如金属蛋白的形式存在。钝化处理是指在金属表面上形成厚度为几十纳米的薄层，以阻止腐蚀的工序。对于手术内置物合金材料，该薄层由一种或多种合金元素的氧化物组成；对于钛合金植入物，钝化层由氧化钛组成；对于钴铬合金和不锈钢，钝化层由氧化铬组成。一般而言，在没有外力作用于内置物而破坏该钝化层时，离子和/或电子的转运受到阻碍，从而限制腐蚀所涉及的氧化还原反应。

有8种腐蚀模式：均匀、电偶、微动、缝隙、点蚀、晶粒间、选择性和应力性[2]。

• 均匀腐蚀是指当浸没于电解液中发生于所有金属表面不可避免的氧化还原反应。由于用于假体的合金具有高度抗腐蚀性，全髋关节置换术的金属均匀性腐蚀几乎无法检测到。

• 电偶腐蚀是发生于两种不同的金属之间，且需要在电解液中进行物理接触以实现离子转移。导电溶液中两种不同金属之间的接触与电化学差异有关，其中一种金属充当阴极，另一种作为阳极，促进腐蚀过程中的氧化还原反应。对于骨科合金内置物中具有自发钝化的金属，钝化层阻止了电偶腐蚀。

• 微动腐蚀是由于机械力破坏钝化层，从而无法阻止金属表面的氧化还原反应发生。

• 缝隙腐蚀是指在假体周围环境中隐蔽区域（如裂纹和裂缝）发生的腐蚀。以低pH和低氧张力为化学特征的局部缝隙内溶液，使钝化层失稳，再次导致的氧化还原反应可无阻碍地发生。

• 点腐蚀与缝隙腐蚀相似。但是，点腐蚀发生部位是对称的，在金属表面邻近具有高能量特性的金属深层部位产生向下延续的凹陷和小孔。

• 晶粒间腐蚀发生于晶粒间，是由于杂质破坏晶粒间的结合和晶体取向紊乱而导致局部高敏反应。晶间腐蚀常常发生于铸造合金中，比锻造合金更常见。

• 选择性腐蚀是合金内部特定结构的优先腐蚀。选择性腐蚀在多相合金中尤其多见，因为某些元素更易受到腐蚀。这些易感元素首先被溶解，留下更稳定的元素。虽然这种腐蚀导致表面材料的破坏，但由于残余元素固有的更高耐腐蚀性，这一过程也有助于钝化。

• 应力性腐蚀是指机械应力加速的氧化还原反应，导致材料破坏的加大。也被称为腐蚀增强疲劳，因为所施加的应力产生氧化还原反应和固体腐蚀产物形成相结合，裂纹可以沿着晶界和其他高能结构变大。

这8种不同的腐蚀模式可以同时发生，甚至可以协同作用发生。事实上，腐蚀过程中往往协同发生（如全髋关节置换术使用的组配式链接）。除了化学和机械环境（即pH、氧含量、微动和植入物上的应力）之外，制造工艺、假体设计、材料选择、冶炼技术和表面修饰都影响腐蚀的大小。

除了定义腐蚀和理解腐蚀定义外，材料降解的另一个重要类型是磨损。磨损指由于假体表面与其他组织的接触和相对运动而产生的损耗。微动磨损是与全髋关节植入物相关的一种特殊类型的磨损，它是由于在持续负荷下两种材料之间微动（通常 < 100 μm）造成的材料损耗。所有组配式的头颈连接处都易发生微动磨损。如上所述，微动破坏外部钝化氧化层，并促进头颈部接触区的氧化还原反应（腐蚀）发生。这也因接触区缝隙存在而加剧。由于微动引发和增强这种腐蚀过程，被称为"机械性辅助缝隙腐蚀"（MACC）[3-5]。颈锥和球头的几何形状、装配和材料特性的许多方面都会影响MACC，显示出这一过程的复杂性。

摩擦腐蚀是一个术语，越来越多地被用来描述发生在金属接触区组合和协同的机械和电化学的（氧化还原）过程。磨损腐蚀包括磨损和腐蚀，用于描述在金属负重界面与组配式链接金属接触区中的材料降解。

头颈连接部的腐蚀

发病率与概述

虽然金属对金属（MOM）在 THA 的使用已经几乎完全被摒弃，但由于金对金 THA 中发现的金属负重界面磨损导致的灾难性后果，在其他金属—金属接头，尤其是头部—颈部连接处，引起了更多的审视和谨慎。历史资料表明，随着组配材料的增加，金属与金属接触处，由于微动、腐蚀和磨损碎屑而引起的并发症可能随着时间的推移而同临床相关，因此必须进行临床研究和随访。虽然金属对金属的 THA 磨损诊断和处理的方案及临床共识已经存在，但对于磨损腐蚀的理想治疗方法尚未明确。锥面腐蚀之所以成为临床难题的部分因素是因为没有建立阈值来预测在颈锥处产生多少的摩擦磨损产物会产生显著的临床并发症，尤其是局部组织不良反应（ALTR）。

虽然组配式头颈锥面的显著临床腐蚀发生率尚未被量化，McGrory 等报道在某一特定设计的初次 THA 患者中，发生腐蚀的比例为 1.1%。一项 569 例 THA 翻修手术，1.8% 的翻修手术是由于选择金属对聚乙烯的摩擦界面中头颈连接处出现局部组织不良反应（ALTR）及机械性辅助缝隙腐蚀（MACC）而进行的。另一个研究中心报道，在 2011 年 11 月至 2013 年 12 月共 519 例 THA 翻修病例中，3.3% 是针对金属对聚乙烯界面中由于颈锥腐蚀而出现的 ALTR（例如炎性假瘤）[6-8]。然而，判定与 MACC 相关的 ALTR 发生的挑战之一，就是在头颈连接处的 MACC 的存在并不总是会导致显著临床上需要翻修手术来治疗的 ALTR。在对一款被召回的双组配股骨柄的临床研究中，甚至有些患者出现异常的影像学资料以及实验室评估，例如金属离子水平的异常升高，但该患者依然无临床症状出现。在因为假体被召回的所有无症状病例中，有宏观的证据证实腐蚀的存在。关于"无声"腐蚀的患者所关心的是，在检索研究中，在呈现临床症状与评估在检索的植入物中发现

的腐蚀和磨损损伤相关时，当腐蚀上升到一定量级时，会发现更严重的外展肌群破坏和骨量的丢失，而那些具有更多磨损和较少腐蚀性损伤的患者有更相对适度的软组织侵犯[10]。

头颈部连接摩擦磨损碎片的存在和数量是由多种因素决定的。材料性质，包括固有弹性模量、弯曲刚度和包含元素的反应性，被认为起着很大的作用。更进一步，这个锥度形态、尺寸、设计和偏心距也起作用。患者特异性因素也显示出会影响组配式头颈部连接的微动——男性、年轻和更长的植入时间都显示对微动的增加；然而，体重指数没有显示出相关性[11]。术者可控因素，如术中保持头锥连接的清洁和干燥状态及施加足够的冲击力来结合头颈连接等也被证明影响在这个位置的摩擦腐蚀[12-14]。

组件材料

股骨头材料可能是导致与 MACC 相关的 ALTR 的最重要因素。简单地说，股骨头要么由金属制成，要么由陶瓷制成。随着冶金和制造的改进，植入材料具有延长寿命和抗摩擦腐蚀的能力。然而，它们仍然具有摩擦腐蚀破坏的潜力。用于现代股骨柄假体的金属通常是钛合金，而少部分是钴铬钼合金。钛（Ti）化学活性上比钴铬合金更惰性，但具有较低的磨损性，较低的弹性模量（即不太硬）和耐磨性差（当其沿着另一金属滑动时更易出现表面变形和磨损）。

钴铬合金比钛合金具有更高的耐磨性，使它们更适合于金属—金属—头颈接头。钴铬及其外氧化物层也比钛硬，使其更耐微动。但是，对比钛对钛、钴铬合金对钴铬合金、钴铬合金对钛的头颈连接的研究中，钛对钛的假体组件呈现出最小的摩擦腐蚀，由于钛合金具有优异的耐蚀性。钛不仅是惰性的，而且已经假定钛在头颈连接中的优异的"冷焊接"能力胜过预期的劣质性能，例如对微动的抵抗力较低和较低的硬度。氮化处理，通过热处理使氮扩散到表面，致使金属表面硬化，也被认为是减少微动和腐蚀的量的措施。

陶瓷头或陶瓷化金属头（如施乐辉的黑晶头）具有良好的耐磨性能，具有高耐磨性或耐划伤性，化学本质更为稳固，与金属对应物相比具有更强的强度，并且使高交联聚乙烯（Highly Cross-Linked Polyethylene, HXLPE）具有较低的摩擦系数。黑晶®是一种锆合金金属基底，其表面通过氧化转化为氧化锆，使得外表面具有陶瓷材料的特性。这允许头部具有优异的陶瓷铰接表面的磨损性，同时保持金属的韧性（强度和延展性），从而降低对头部碎裂的风险。总的来说，报告指出黑晶的表面硬度比钴铬合金强2倍。此外，黑晶比氧化铝陶瓷脆性低，且比钴铬合金轻20%[15, 16]。

研究表明，金属头比陶瓷头具有更大的摩擦腐蚀损伤[17-19]。陶瓷对金属组配式头颈部连接的腐蚀产物的低水平可能是与此组合相关的ALTRs很少被报道的原因。

对于股骨柄，通常采用钛合金或钴铬合金。不锈钢（Stainless Steel, SS）由于其耐腐蚀性较差，目前在北美洲很少使用。在头颈部交界处不锈钢和钴铬合金之间的腐蚀甚至大于钴铬对钴铬合金配对所出现的腐蚀[20]。由于钛与钴铬相比硬度较低，弹性模量约为一半，钛的头颈连接锥预计会弯曲更多，因此，由于颈部和头部之间的弹性不相容性，具有更大的微动和腐蚀潜在风险。虽然钛的弹性模量较低，但与周围的骨更接近，这通常被认为是钛合金股骨柄在降低应力遮挡上的一个有利的特征。相比于钴铬合金，钛合金较低的弯曲刚度预示着与MACC更好的连接。当考虑这些优点和缺点时，与先前讨论的金属对金属组配式头—颈部的结合比较表明，钛对钛的组合与钴铬对钴铬和钴铬合金钛合金界面相比，具有最小的腐蚀量[11]。那么，选择金属对金属头颈连接时钛对钛的组配方式似乎更有理论优势。然而钛合金的头对聚乙烯摩擦界面时，与钴铬合金相比，前者具有更耐磨的性能。虽然如此，钛-钛组配接头的优异抗摩擦腐蚀性能为其治疗良好固定的股骨柄的锥面摩擦磨损提供了理论依据。在这种情况下，建议使用钛锥以及陶瓷球头，以降低在头—颈交界处持续腐蚀的潜在风险，同时避免了损坏的锥面上因应力集中产生陶瓷碎裂的发生风险。

锥度设计与尺寸

锥度的大小也被证明对头部—颈部交界处的MACC有影响。较小的"11/13"锥度与更大、更硬的"12/14"锥度相比，显示出微动的易感性[11]。较小的锥度通过最大限度地提高头颈比来提供更大的运动范围，从而防止错位。然而，因为有较小的接触表面积和弯曲刚度降低，较小的锥度会增加微运动从而导致MACC。此外，较短、较窄的锥面减小了裙部，并且允许更大范围的运动而避免了撞击。然而，当底座被带到靠近锥度时，这可以增加锥面基座上的边缘载荷[21, 22]。

股骨头的尺寸

据信，采用较大的股骨头是导致金属对金属THA并发症发生的一个主要因素。因此，各种研究已经观察到股骨头大小与头—颈部交界处摩擦腐蚀的发生率有关。一个被推荐的理论是较大的头部增加了关节承重界面上摩擦力矩，然后将其作为扭转力传递到组配式链接头，从而增加摩擦腐蚀。基于有限元建模，预测大于40 mm的股骨头会增加摩擦腐蚀[23]，但在< 40 mm股骨头的研究中显示出不同的结果。一些回顾性研究表明，头部尺寸的增加确实会影响头颈部连接的腐蚀量[23, 24]，而其他检索研究表明，头部大小对腐蚀量没有统计学意义的影响[12, 15]。因此，目前股骨头尺寸对头—颈部交界处腐蚀的影响尚待达成共识。

腐蚀产物的局部和系统效应

当THA后怀疑并发症是基于摩擦腐蚀产生时，使用标准的操作流程包括分类测试来排除引起这些症状的其他原因。检查手段应包括标准位置的X线片、金属伪影减少序列（MAS）磁共振成像（MRI）、血清金属水平（如钴、铬和钛水平），以及炎症标志物包括ESR和CRP排除感染。感染与金属沉积症有关，因此应在诊断工作中同时考虑。如果怀疑感染，可行关节穿刺以明确诊断。高级三维

（3D）成像，如 MARS MRI 可用于评估植入物周围的软组织，以寻找肌肉／肌腱损伤、炎性假瘤、滑膜炎、骨溶解和积液的证据。目前尚无金属水平量化指标提示破坏性 ALTRs 的存在，因此临床判断应用于评估患者的临床症状和体征、影像学和整体功能。如果患者对监测过程依从性好，可以进一步追踪血液的金属离子水平，以确保没有急剧的变化，因为急剧的变化提示假体失效及急切的并发症可能。如果选择进行翻修手术，金属水平将在 6~12 周内急剧下降，一般在 6~12 个月内恢复正常 [25, 26]。

钴、铬是关节置换装置中常用的金属，因此可以测量血液中钴和铬的含量。在腐蚀反应中，钴常常比血清中的铬浓度高，部分原因是钴本质上更易溶解。相反，铬有沉淀的趋势，并在回收的假体部分和假体周围组织会发现更大浓度的沉积。虽然血清钛水平也可以被绘制并随时间推移，但临床上的效用远远小于钴和铬。

钴、铬和钛可以参与氧化还原反应，因此可以释放活性氧化物质，其对细胞、蛋白质和细胞的氧化损伤具有细胞毒性作用 [27]。在周围组织中发现的钛磨损物通常与原始植入物的成分相同，不像钴、铬碎片可能不具有与基体合金相同的钴和铬的成分 [28]。钛比钴或铬的溶解性要低得多，或许至少部分地解释为什么钛碎片比钴铬碎片具有更好的耐受性。

由于金属对金属大股骨头 THA 假体的广泛失效，外科医生已经意识到当过量金属从人工关节释放到周围组织时可能出现的局部并发症。疼痛、不稳定、僵硬、ALTR [包括局部组织坏死、无菌淋巴细胞支配的血管炎相关病变（ALVALL）假瘤、骨溶解]、植入物松动和感染倾向都表现为金属磨损碎片的结果 [29, 30]。还报道了与摩擦腐蚀相关的系统效应和金属水平的系统性升高。然而，缺乏特异性的症状使其很难证明系统性表现是金属水平升高直接的结果。另一方面，几乎被公认的是由摩擦腐蚀引起的过量金属离子释放的直接后果是 ALTR，它的所有形式包括炎性假瘤、ALVAL、假体周围组织坏死和骨溶解。据报道，女性可能存在 ALTR 的风险更高，这可能是由于金属代谢、贮存能力（细

胞／细胞外和脂肪储存）的差异，以及肾脏排泄的差异 [31-33]。

手术治疗

当翻修一个由于头颈连接处 MACC 造成的 ALTR 的患者，或者因其他不相关原因进行髋关节翻修手术发现局部摩擦腐蚀时，治疗的总体目标是去除产生碎屑的部件，尽可能清洁锥面，并去除任何炎性或坏死的软组织和骨骼。应对受影响的组织进行彻底清创，以便于使剩余的健康组织和骨成功愈合。然而，应谨慎剔除有限的组织，以免关节变得不稳定。因为 ALTRs 的存在，浑浊、棕色或灰色关节液可以是广泛的，这可能与感染混淆。如果对局部感染存在与否表示怀疑，可以进行术中冰冻切片和关节液送检行手工细胞计数和分类。如果原股骨柄固定良好且校准良好，并且原来使用 Co-Cr 股骨理论上配合使用钛质适配器以尽可能减少将来在该界面发生的摩擦腐蚀。在将带有钛质适配器的陶瓷头压配于颈锥之前，应设法清除锥面上的腐蚀产物，而不进一步损坏锥面。如果外科医生认为锥面损伤严重，放置股骨颈有造成骨折的风险时，原股骨柄应该被移除更换，而不是使用上述技术。在大多数因头颈连接腐蚀的翻修手术后，疼痛和症状的缓解与金属水平的正常化均已经被报道。

结论

组配式头—颈连接处的摩擦腐蚀可以从轻度到严重，造成极大程度不同的破坏，因此临床结局也可以随之变化。患者可能无症状，又或有 ALTR 临床症状和体征，从而需要进行翻修。目前需要进一步研究来划定金属水平阈值，并优化临床流程以更好地治疗此类病情棘手的患者。

参考文献

[1] Cooper HJ, Della Valle CJ, Berger RA, et al. Corrosion at the head-neck taper as a cause for adverse local tissue

reactions after total hip arthroplasty. J Bone Joint Surg Am. 2012;94(18):1655-1661.

[2] Streicher RM. Corrosion and fretting corrosion. A glossary. CeramTec: Biolox inside; 2015. p. 48-50.

[3] Mutoh Y. Mechanism of fretting fatigue. JSME Int J. 1995;38(4):405-415.

[4] Bill RC. Review of factors that influence fretting wear. In:Materials evaluation under fretting condition, ASTM STP 780. New York: American Society for Testing and Materials; 1982. p. 165-182.

[5] Hexter A, Panayiotidou A, Singh J, Skinner J, Hart A. Mechanism of corrosion in large diameter head metal-on-metal total hip arthroplasty: a retrieval analysis of 161 components. Bone Joint J. 2013;95-B(Suppl 12):4.

[6] McGrory BJ, MacKenzie J, Babikian G. A high prevalence of corrosion at the head-neck taper with contemporary zimmer non-cemented femoral hip components. J Arthroplasty. 2015;30:1265-1268.

[7] Cooper HJ, Della Valle CJ, Berger RA, et al. Corrosion at the head-neck taper as a cause for adverse local tissue reactions after total hip arthroplasty. J Bone Joint Surg Am. 2012;94(18):1655-1661.

[8] Whitehouse MR, Endo M, Zachara S, et al. Adverse local tissue reactions in metal-on-polyethylene total hip arthroplasty due to trunnion corrosion: the risk of misdiagnosis. Bone Joint J. 2015;97-B(8):1024-1030.

[9] Restrepo C, Ross D, Restrepo S, et al. Adverse clinical outcomes in a primary modular neck/stem system. J Arthroplast. 2014;29(9 Suppl):173-178.

[10] Nassif NA, Nawabi DH, Stoner K, Elpers M, Wright T, Padgett DE. Taper design affects failure of large-head metal-on-metal total hip replacements. Clin Orthop Relat Res. 2014;472:564-571.

[11] Triantafyllopoulos GK, Elpers ME, Burket JC, Esposito CI, Padgett DE, Wright TM. Otto Aufranc Award: large heads do not increase damage at the head-neck taper of metal-on-polyethylene total hip arthroplasties. Clin Orthop Relat Res. 2016;474: 330-338.

[12] Jauch SY, Huber G, Hoenig E, Baxmann M, Grupp TM, Morlock MM. Influence of material coupling and assembly condition on the magnitude of micromotion at the stem-neck interface of a modular hip endoprosthesis. J Biomech. 2011;44:1747-1751.

[13] Mroczkowski ML, Hertzler JS, Humphrey SM, Johnson T, Blanchard CR. Effect of impact assembly on the fretting corrosion of modular hip tapers. J Orthop Res. 2006;24:271-279.

[14] Maurer AM, Brown SA, Payer JH, Merritt K, Kawalec JS. Reduction of fretting corrosion of Ti-6A1-4V by various surface treatments. Orthop Res. 1993;11: 865-873.

[15] Good V, Ries M, Barrack RL, Widding K, Hunter G, Heuer D. Reduced wear with oxidized zirconium femoral heads. J Bone Joint Surg Am. 2003;85-A(Suppl 4):105-110.

[16] Long M, Riester L, Hunter G. Nano-hardness measurements of oxidized Zr-2.5Nb and various orthopaedic materials. Trans Soc Biomaterials. 1998; 21:528.

[17] Kurtz SM, Kocagöz SB, Hanzlik JA, et al. Do ceramic femoral heads reduce taper fretting corrosion in hip arthroplasty? A retrieval study. Clin Orthop Relat Res. 2013;471(10):3270-3282.

[18] Munir S, Cross M, Esposito C, Sokolova A, Walter W. Corrosion in modular total hip replacements: an analysis of the head-neck and stem-sleeve taper connections. Semin Arthroplast. 2013;24(4):240-245.

[19] Hallab NJ, Messina C, Skipor AK, Jacobs JJ. Differences in the fretting corrosion of metal-metal and ceramic-metal modular junctions of Total hip replacements. J Orthop Res. 2004;22:250-259.

[20] Gilbert J, Mehta M, Pinder B. Fretting crevice corrosion of stainless steel stem-CoCr femoral head connections: comparisons of materials, initial moisture, and offset length. J Biomed Mater Res B Appl Biomater. 2009;88:162-173.

[21] Langton D, Sidaginamale R, Lord J, Joyce T, Natu S, Nargol A. Metal debris release from taper junctions appears to have a greater clinical impact than debris released from metal on metal bearing surfaces. Bone Joint J. 2012;95-B(Supp 1):1.

[22] Pastides PS, Dodd M, Sarraf KM, Willis-owen CA. Trunnionosis: a pain in the neck. World J Orthop. 2013;4(4):161-166.

[23] Moga I, Harrington MA, Ismaily S, Noble P. Trunnion surface damage in THR: MPE vs MOM articulations. Bone Joint J Br. 2013;95(Suppl 34):140.

[24] Dyrkacz RMR, Brandt J-M, Ojo OA, Turgeon TR, Wyss UP. The influence of head size on corrosion and fretting behaviour at the head-neck interface of artificial hip joints. J Arthroplasty. 2013;28(6):1036-1040.

[25] Moga I, Harrington MA, Noble P. Variables influencing tribo-corrosion of modular junctions in metal-on polyethylene THR? In: Proceedings of the American Academy of Orthopedic Surgeons Annual Meeting, Paper 614; 2014.

[26] Ebreo D, Khan A, El-meligy M, Armstrong C, Peter V. Metal ion levels decrease after revision for metallosis arising from large-diameter metal-on-metal hip arthroplasty. Acta Orthop Belg. 2011;77(6):777-781.

[27] Sansone V, Pagani D, Melato M. The effects on bone cells of metal ions released from orthopaedic implants. A review. Clin Cases Miner Bone Metab. 2013;10(1):34-40.

[28] Jacobs JJ, Gilbert JL, Urban RM. Current concepts review. Corrosion of metal orthopaedic implants. J Bone Joint Surg Am. 1998;80-A(2):268-282.

[29] Cooper HJ. The local effects of metal corrosion in total hip arthroplasty. Orthop Clin North Am. 2014;45(1):9-18.

[30] Oldenburg M, Wegner R, Baur X. Severe cobalt intoxication due to prosthesis wear in repeated total hip arthroplasty. J Arthroplasty. 2009;24:825.e15-20.

[31] Prosser GH, Yates PJ, Wood DJ, Graves SE, de Steiger RN, Miller LN. Outcome of primary resurfacing hip replacement: evaluation of risk factors for early revision. Acta Orthop. 2010;81(1):66-71.

[32] Svensson O, Mathiesen E, Reinholt F, et al. Formation of a fulminant soft-tissue pseudotumor after uncemented hip arthroplasty. A case report. J Bone Joint Surg Am. 1988;70:1238-1242.

[33] Meneghini RM, Hallab NJ, Jacobs JJ. Evaluation and treatment of painful total hip arthroplasties with modular metal taper junctions. Orthopedics. 2012;35(5):386-391.

第十八章　假体无菌性松动

作者：Nicholas M. Desy, Matthew P. Abdel

病例

83 岁女性患者，左髋关节明显疼痛。4 年前在外院因左髋骨性关节炎行左侧全髋关节置换术（THA）。术后一切正常，直至 4 个月前开始出现疼痛。1 个月前，她因为髋关节脱位和髋臼杯移位来本章作者所在医院就诊。她否认有全身性的症状，例如发热、寒战或夜间盗汗。外院的手术记录和假体标签显示她植入了一个直径 52 mm 带棘的生物型微孔髋臼杯和一个无领的锥形股骨柄以及 36 mm 直径的球头。影像学检查提示非骨水泥型人工全髋关节脱位，同时有髋臼杯移位和完全性松动（**图 18.1**）。患者的红细胞沉降率（ESR）和 c – 反应蛋白（CRP）分别是 30 mm/h 和 24.5 mg/L。髋关节穿刺液细胞计数912，中性粒细胞 57%，细菌培养 14 天无细菌生长。

流行病学

髋臼杯和 / 或股骨柄无菌性松动是 THA 后主要的并发症之一。一项针对登记在全国医疗费用及效率计划住院患者数据库的全髋关节置换翻修病例的研究发现，自 2005 年 10 月 1 日至 2006 年 12 月 31 日的所有翻修病例中，机械性松动的占 19.7%，排在第二位[1]。在一项包含两个中心，为期超过 6 年的独立研究中，Ulrich 等[2] 发现，在超过 5 年的随访中，无菌性松动是排第一位的手术失败原因，占总失败例数的 51.9%。一项囊括 2000 例髋关节置换的研究发现，假体生存时间达到 25 年且没有因无菌性松动而翻修或取出的初次 Charnley 骨水泥型 THA 病例占86.5%[3]。一项纳入了 33 例髋关节置换的研究发现，最早的 Exeter 骨水泥型股骨柄（Stryker Howmedica,

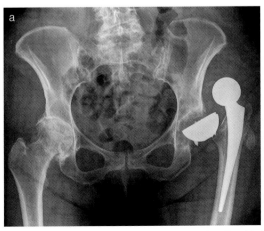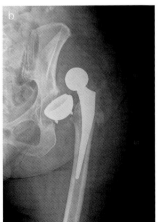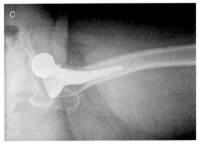

图 18.1 a. 骨盆前后位 X 线片。b. 左髋前后位 X 线片。c. 左髋水平侧位 X 线片。显示非骨水泥型左侧人工全髋关节脱位。髋臼杯假体翻转移位，股骨柄固定良好

Kalamazoo, MI），经过 33 年的随访，假体生存未出现无菌性松动的达到 93.5%[4]。而另一项纳入了 325 例髋关节置换的 17 年的随访研究发现，Exeter Univeral 骨水泥型股骨柄（Stryker Howmedica）未发生无菌性松动的生存率达到 100%[5]。混合型 THA（例如使用生物型髋臼杯和骨水泥型股骨柄）同样显示出令人满意的生存率[6]。而且，在年龄超过 80 岁的患者中使用骨水泥型股骨柄可获得更高的假体生存率[7]。

最近 5~10 年，THA 中非骨水泥型假体的使用率在世界范围内得以增加[8]。一些研究报道了各种非骨水泥型髋臼杯和股骨柄的优良的长期生存率[9-15]。一项针对骨水泥型和非骨水泥型假体初次 THA 的随机对照试验发现，经过长期的随访，非骨水泥型假体因为各种原因表现出更高的生存率[14]。一项北欧关节置换登记中心的分析报告认为非骨水泥型假体因无菌性松动而翻修的风险更小[16]。但是，一项囊括全世界多个登记系统的回顾研究发现，在 75 岁以上的老年患者中使用骨水泥固定的假体具有较低的翻修风险[8]。

危险因素

几个危险因素被认为与 THA 后无菌性松动相关。这些因素可以分为：①患者因素；②假体因素；③手术技术因素。

患者因素

迄今为止，患者因素中被认定为 THA 后无菌性松动的潜在风险因素的包括：

- 肥胖。
- 骨质量。
- 活动水平。
- 患者的遗传基因。

肥胖被认定为一些 THA 后并发症的危险因素，例如感染（浅表和深部）和脱位[17-19]。肥胖对无菌性松动产生的效应至今存在争议。一项近期的研究发现，肥胖（体重指数 > 30 kg/m²）与无菌性松动导致的早期全髋关节翻修相关[20]。本章作者发现肥胖患者因无菌性松动或骨溶解需行早期翻修的风险是

非肥胖患者的 4.7 倍。然而，近期一项针对 BMI 对 THA 并发症和再手术的影响的独立研究发现，BMI 的增高并非机械性失败或无菌性松动的危险因素[17]。

患者的骨质量不佳（例如骨质疏松），被认为与骨水泥型 THA 的无菌性松动相关[21]。一项对比了 78 位发生骨水泥型 THA 无菌性松动的患者和 49 位假体无松动的患者的研究发现，松动组患者的假体周围骨矿密度和腰椎骨矿密度明显较低[21]。然而，有研究发现男性患者行 Charnley 骨水泥型 THA 后发生无菌性松动的比例更高[3, 22-24]。这个结果可能是由于越坚硬的骨质骨水泥渗透越差。

患者的活动水平是否会影响 THA 的无菌性松动目前尚无结论。然而，更大的负重或受力有可能增加假体松动失败的风险。两个近期的有关研究证实，患者较高的活动水平是假体松动的一个危险因素[25, 26]。Flugsrud 等[25]发现进行更多体育活动的男性，髋臼杯的松动风险更高，无论是水泥型还是非骨水泥型都是如此。而 Lübbuke 等[26]证实，活动水平更高的患者，股骨柄松动翻修的概率更高。活动水平与无菌性松动之间的正相关可以用关节承重界面的磨损来解释。

最后，我们的基因构成也是 THA 后早期无菌性松动的潜在因素。对单核苷酸多态性（SNPs）的研究日益增加，希望破解导致骨水泥型和非骨水泥型 THA 无菌性松动的遗传变异。有几篇文献已经证实一些特殊基因的变异与骨溶解相关[27, 28]。并且，有一些研究已经发现一些特殊的基因多态性与 THA 无菌性松动相关[29-32]。

假体因素

THA 假体材料和设计的改进使得 THA 假体使用寿命得以延长。骨水泥型和非骨水泥型的假体都得到了各种改良以尽可能降低 THA 的失败率。目前我们有来自几个公司的各种类型的骨水泥型或非骨水泥型髋臼假体和股骨柄假体可供选择，这些假体的短期和长期生存率都良好[5, 10-13]。将髋臼内衬材料由传统聚乙烯更换为高交联聚乙烯（HXLPE）可能是延长 THA 假体使用寿命的最主要的假体材料方面

的进步。一项最近的研究对一些 THA 患者进行了 10 年的随访，发现髋臼内衬采用传统聚乙烯的病例比采用 HXLPE 的出现更多的骨溶解[33]。迄今为止最长的一项研究随访了 13 年，同样发现采用传统聚乙烯比 HXLPE 发生更多的骨溶解，而且翻修的比例也更高[34]。

金属对聚乙烯（HXLPE）已经是目前最普遍使用的人工关节界面，为了降低磨损率和延长假体使用寿命，尤其针对相对年轻和活跃的患者，其他的一些新的摩擦界面也已投入使用。这些摩擦界面包括金属对金属、陶瓷对陶瓷以及陶瓷对聚乙烯，然而有时候创新会付出代价，例如金属对金属界面造成的局部和全身的不良反应更新了人们的观念[35-38]。而且，一些医生观察到发生在假体头颈交界处的"轴颈效应"促使他们改用陶瓷对聚乙烯界面，然而这一改变在临床上是否能减少磨损以及假体失败率仍不明确[39-42]。有一项研究进行了 10 年的随访，对比了金属对聚乙烯（传统）、陶瓷对陶瓷和金属对金属界面，发现金属对金属界面相对陶瓷对陶瓷界面更容易发生无菌性松动[43]。

手术技术因素

良好的手术技术及假体位置对于 THA 的早期及远期成功都是至关重要的。很显然，翻修率与手术医生的手术量[44, 45]的多少或手术技术[46]的高低呈反比。一项研究发现，如果患者的主刀医生前一年的初次 THA 手术量 ≤ 35，那么该患者更有可能出现关节不稳或需要早期翻修[45]。假体位置不良可能会增加接触应力及边缘载荷，也就是说会增加磨损，引起无菌性松动。例如，最近一项长期研究发现 Crowe Ⅱ 型髋关节发育不良用骨水泥型髋臼杯行 THA，髋臼杯放置在生理旋转中心的比非生理旋转中心的更少出现无菌性松动[47]。

对于水泥型假体来说，不当的骨水泥技术，尤其在股骨柄一侧，易引起早期松动及 THA 失败。对运用第一代骨水泥技术的病例进行 10 年的随访，有30% 出现松动[48]。幸好，随着骨水泥技术的进步，骨水泥型股骨柄的无菌性松动率明显下降[49]。

对于非骨水泥型 THA 假体来说，初始稳定对于骨长入或骨长上都是至关重要的。选择合适的假体尺寸是获得良好压配和初始稳定的关键。因此，假体尺寸偏小是非骨水泥型髋臼杯或股骨柄发生无菌性松动的危险因素。

预防

考虑到 THA 含有机械装置，完全性地预防无菌性松动无法实现，一定程度上的假体磨损也无法避免。然而，我们可以努力减少早期松动，延长假体寿命。无菌性松动的预防取决于一丝不苟的外科技术以及最优化的患者和假体选择。

患者减肥已经成为日渐重要的术前优化准备工作之一[50, 51]。减肥不仅有益于患者的整体健康状况，而且可以减少 THA 并发症，包括感染、不稳以及早期无菌性松动。向患者宣教何种运动不影响假体寿命同样有帮助。应该鼓励患者术后继续参加体育运动，但可能要改变运动类型，例如应避免剧烈跑跳等导致关节强烈撞击的运动。

THA 假体的选择同样有助于减少无菌性松动的风险。如果要选用聚乙烯内衬作为关节界面，对于年轻和更加活跃的患者，HXLPE 很可能延长 THA 假体寿命。然而，如上所述，需要超过 10 年或更长时间的随访研究来证实 HXLPE 优于传统聚乙烯。一项近期的研究报道了他们至少 10 年的随访，在年轻活跃患者（≤ 65 岁）中无一例出现无菌性松动[52]。其他的摩擦界面同样可以降低磨损和松动的风险。然而它们也会导致其他的并发症，例如金属对金属界面引起的局部软组织不良反应及金属离子导致的全身性症状，还有陶瓷对陶瓷界面引起的摩擦异响以及陶瓷破裂。

良好的外科技术同样可以减少假体松动，延长假体寿命。正确的髋臼杯假体位置（前倾、俯倾和内置）以及股骨柄假体位置（前倾角、冠状面力线和矢状面力线）对于关节重建的成功至关重要。对于骨水泥型假体，尤其是骨水泥型股骨柄，第三代或第四代骨水泥技术被证实可延长 THA 假体寿命[5, 49]。当代骨水泥技术要点如下：良好的髓腔准备，包括脉冲冲洗和干燥髓腔；放置髓腔塞；使用骨水泥枪；真空搅拌；倒退式髓腔填充；使用股骨柄中置器；最重要的是在骨水泥挤入后预加压和假体植入期间维持对骨水泥加压[53]。最后，对于非骨水泥型假体，重要的是选择合适的假体尺寸以达到初始稳定。髋臼杯可以通过螺钉加强稳定性，这取决于手术医生的偏好[54]。

诊断

患者症状及体征

有些无菌性松动的病例难以确诊，有些则如同本章开篇的病例一般十分明确。完善的病史和体查是明确诊断的先决条件。患者的受累髋关节会表现出典型的疼痛。关节受力即站立或负重时疼痛加重。患者可能主诉有"开步痛"，就是从坐姿改变到站姿的一瞬间以及刚开始行走的几步疼痛剧烈。如果是髋臼杯的无菌性松动，疼痛多数位于腹股沟区的深部，而股骨柄松动疼痛主要表现为大腿痛。必须询问患者是否有感染相关的全身性症状，例如发热、寒战以及夜间盗汗。

影像学分析

对假体松动进行影像学分析首先要有适当的 X线片。包括骨盆前后位、患髋的前后位，以及水平侧位照片。阅读之前的照片（如果能够找到）同样有所帮助，医生可以观察假体周围的放射性透亮线、骨溶解情况以及假体位置的变化。之后重要的是细致观察这些照片中假体的每一部分，以寻找松动的证据。松动的影像学表现可能十分隐蔽，需要放大图像观察放射性透亮线，或者对一系列照片上的假体和解剖标志进行对比和特殊的测量。

阅读和分析髋臼杯的照片需要知道 Delee 和 Charnley 的分区法，该方法在前后位片上将骨水泥型髋臼杯周围分为 3 个区[55]。该方法以股骨头旋转中心为原点，向上发出纵轴线，向内侧发出水平线。1 区包含髋臼外上部分，2 区是髋臼的中央部分，3 区是髋臼的下部分。观察每一分区的放射性透亮线或骨溶解区域以评估松动的程度。假体整体移位是髋臼杯松动的明确指征（图 18.2）。该分区法最初用以描述骨水泥型髋臼杯的松动情况，现在也用于对非骨水泥型髋臼杯的评估（图 18.3）。

股骨柄松动的影像学评估需要对股骨柄的各个方位进行全面观察。Gruen 等[56]提出的方法在前后位照片上围绕股骨柄周围分为 7 个区以分析柄的松动（图 18.4 b）。该分区法早期是用以描述骨水泥型假体股骨柄的。而它同样可用于描述非骨水泥型股骨柄。可以观察每个分区，寻找放射性透亮线或骨

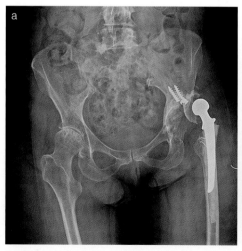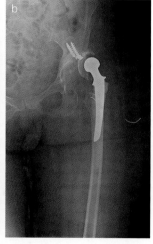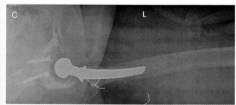

图 18.2 患严重类风湿性关节炎的 64 岁女性，术前照片提示左 THA 失败伴脱位。a. 骨盆前后位 X 线片。b. 左髋前后位 X 线片。c. 左髋水平侧位 X 线片。可见骨水泥型髋臼杯及骨水泥型一体化股骨柄。她的骨水泥型髋臼杯已经松动并向上方移位，两枚断裂的螺钉留在髂骨内

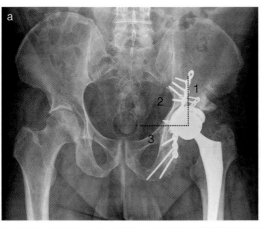
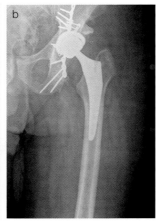
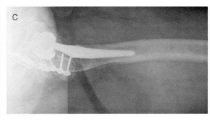

图 18.3 该片为一 56 岁男性，因创伤性关节炎在外院行 THA，术后左髋疼痛。a. 骨盆前后位 X 线片。b. 左髋前后位 X 线片。c. 左髋水平侧位 X 线片。可见整个髋臼杯周围的 3 个区域都存在放射性透亮线，提示髋臼杯的松动。注意钉在骨盆后柱和髋臼后壁的钢板螺钉，是用于固定其原本的髋臼骨折的。DeLee 和 Charnley 的 3 个分区在图中用垂直和水平的虚线标出，两条线的交会点为股骨头旋转中心

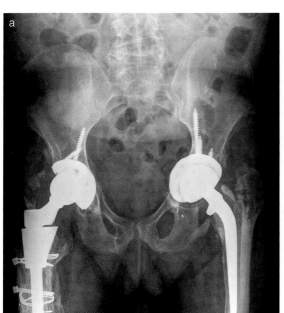
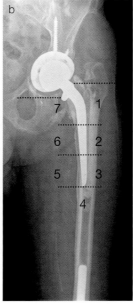
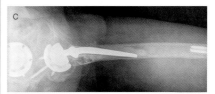

图 18.4 一位 54 岁男性。a. 骨盆前后位 X 线片。b. 左髋前后位 X 线片。c. 左髋水平侧位的 X 线片。该患者因幼年特发性关节炎于 30 年前行双侧 THA，并在 2012 年行左侧髋臼杯翻修。从他的 X 线片可见包绕整个股骨柄的假体—水泥界面的透亮线，股骨柄内翻移位，以及 b 图在 Gruen 第一分区的水泥—骨界面松动的表现。患者还曾接受了双侧膝关节翻修，所以在 b 图和 c 图上能看到股骨远端的金属影。b 图显示了围绕股骨柄的 7 个 Gruen 分区

溶解的表现。

Harris 等[57] 制定了一些标准以判断骨水泥型股骨柄松动的可能性。这些标准可以判断一个骨水泥型股骨柄是完全松动了，还是高度怀疑松动或者是有可能松动（表 18.1）。这些标准仅用于判断骨水泥型股骨柄的松动，而抛光的、带锥度的和无领的骨水泥型股骨柄发生下沉是正常现象，这有助于将应力传递到股骨[58-60]。因此，当这类股骨柄下沉的

时候，在 Gruen 第一分区可以观察到股骨柄—水泥界面的透亮线，该线位于股骨柄肩部外上方，而这并不意味着松动。而如果是水泥—骨界面出现了透亮线或移位，则提示股骨柄已经松动。

Engh 等[56] 描述了判断非骨水泥型股骨柄松动的标准（图 18.5）。股骨柄在髓腔内持续性移位或下沉可诊断为不稳。这种情况下还可以看到股骨距和股骨柄远端骨皮质密度增高。如果是纤维长入可以

观察到包绕股骨柄的放射性高密度影，同时假体柄不出现明显下沉，而如果已经有骨长入则既不会出现柄的下沉也没有包绕其边缘的放射性高密度影。

评估假体松动的另一个重要方面是对关节连接情况的影像学分析。传统的聚乙烯内衬出现磨损的表现和判断标准就是股骨球头在髋臼杯内的偏心性改变。这一表现对于判断假体松动十分关键，因为聚乙烯磨损导致的骨溶解会带来假体松动。密切随访出现偏心性磨损的患者对于识别进行性和症状性骨溶解至关重要，而进行性症状性骨溶解是翻修的手术指征，目的是防止病情进展和骨量丢失加剧。通常会将聚乙烯内衬更换为 HXLPE 的内衬，同时更换股骨球头。根据溶骨性缺损的大小和位置还可加以植骨。

表 18.1 Harris 等 [57] 制定的判断骨水泥型股骨柄松动的标准

股骨柄松动的可能性	标准 / 描述
完全松动	股骨柄移位
	骨水泥鞘移位
	股骨柄断裂
	骨水泥鞘断裂
高度怀疑松动	连续性的放射性透亮线包绕整个股骨柄的水泥—骨界面
可能松动	放射性透亮线位于股骨柄的水泥—骨界面，范围在 50%~100%

感染的分析

一旦确诊假体的一部分或全部松动，必须排除感染性松动（尤其是 THA 后 2 年内发生的早期松动）。诊断感染首先应检查红细胞沉降率（ESR）以及 c - 反应蛋白（CRP）。如果血液检查指标升高或临床高度怀疑感染，应进一步行髋关节穿刺以获取滑液行白细胞计数和分类检查以及培养。因为有一项研究证实有 4% 的关节周围感染患者的 ESR 和 CRP 正常 [61, 62]，所以关节穿刺为病史和体查都怀疑感染的患者提供了进一步明确的方法，尤其是对于计划行手术干预的患者。一旦通过术前评估和检查排除了感染，就可以诊断无菌性松动。然而，术中的病理检查以及培养仍应纳入考虑之中。

治疗

若确诊髋臼杯和 / 或股骨柄假体发生无菌性松动，患者可接受非手术治疗或手术治疗。根据患者的症状及并发症，对于髋臼杯和 / 或股骨柄假体无菌性松动的患者，可行非手术治疗。我们不妨进行探讨，对于轻症的尤其是身体虚弱或活动很少的患者，如果没有保守治疗方面的限制，是否能在密切随访的情况下进行保守治疗？当然，如果症状加重或影像学证实骨溶解加剧引起骨量丢失或报告有假体移

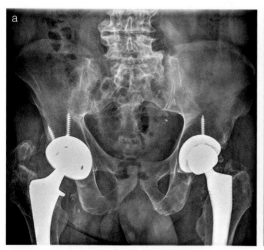
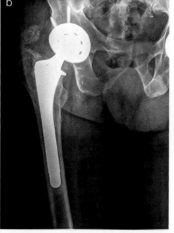
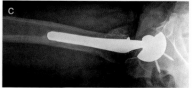

图 18.5 一位 69 岁男性。a. 骨盆前后位 X 线片。b. 左髋前后位 X 线片。c. 左髋水平侧位的 X 线片。该患者 8 年前于外院行右侧 THA，并在术后 1 个月就因关节不稳而翻修。片中可见 1 mm 厚度的放射性透亮线包绕整个股骨柄，提示纤维长入或松动

位，此时更倾向于进行手术干预。

一旦需要手术处理，明确排除关节周围感染（如上所述）尤为重要。然后适当地准备好所需的工具和翻修用的假体。首先要查阅上一次手术的记录和植入的假体的标签，尤其是在需要保留部分假体的情况下，要保证有匹配的试模和翻修组件。即使是两侧（骨盆侧和股骨侧）的假体都要取出，也应该这样准备，明确假体的型号有助于准备特殊的工具，往往能够容易地取出假体。

模板测量同样是手术成功的关键。术前计划和模板测量不仅对于松动的假体部分十分重要，对于看上去牢固的假体部分也很重要，因为这部分可能在术中证实松动，或者因各种原因需要取出，例如为了更好地暴露，假体位置不良，更换组件或者假体无法匹配。术中必须进一步排除感染，送标本做冰冻病理检查以排除急性炎症，还应该送多个组织做培养以确定无细菌生长。

文献回顾

大量的文献针对特定类型、尺寸、摩擦界面的假体，还有不同患者年龄段或原发病来分析 THA 的疗效，同时都会报道针对无菌性松动的假体生存率。目前已建立数个国家级和政府机构的登记系统，以进一步分析 THA 的并发症和假体生存率，包括骨水泥型和非骨水泥型假体以及不同摩擦界面的假体。因为大量的报道包含各自不同的临床背景，所以想要针对无菌性松动给出完善的总结十分困难。随着我们对患者危险因素认识的加深，对假体材料和手术技术的改进，骨水泥型和非骨水泥型 THA 的长期生存率得以不断提升。然而，随着年轻患者的 THA 不断增加，继续研究假体置换的远期疗效以明确这些机械装置的使用寿命十分重要。

最近几年，在全球范围内非骨水泥型假体的使用有所增加，非骨水泥固定同时也是北美地区最流行的固定方式[8]。并且，非骨水泥型假体联合 HXLPE 内衬显示出令人振奋的疗效，在中期和远期随访内很少出现骨溶解且无一例发生无菌性松动[33, 34, 52]。

对于为何一些患者出现早期无菌性松动而其他

患者不会，我们知之甚少。对特殊的遗传易感性加以鉴别引起了学者们的兴趣。如前所述，特定的基因变异及基因通路被揭示为假体松动的潜在原因。然而，这部分的认知才刚刚起步，还需进一步研究和了解[63]。

病例治疗

术前计划决定行髋臼侧翻修，使用非骨水泥型假体并用多个螺钉加强固定，而且计划用双联动关节增加稳定性，按照原切口行前外侧入路手术（**图 18.6**）。对股骨柄也进行了模板测量，以防术中发现松动、位置不良或其他原因需要翻修。术中所见，髋臼杯很容易取出，表面未见骨长入或骨长上痕迹（**图 18.7**）。术中冰冻病理排除了急性炎症，多个样本送培养均为阴性结果。股骨柄固定牢固且位置良好，因而得以保留；植入第四代陶瓷球头并镶嵌了翻修用的钛金属适配袖套。术后 2 年随访，患者髋关节功能良好（**图 18.8**）。

全文总结

无菌性松动是初次 THA 最常见的并发症之一，

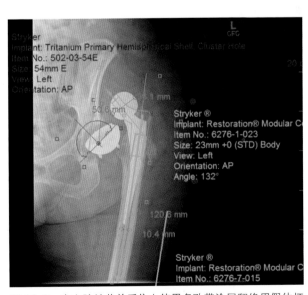

图 18.6 在左髋关节前后位上使用多孔带涂层翻修用假体杯的模板进行测量。并用组配式的带槽锥形股骨柄的模板进行测量，以防股骨柄松动或暴露的需要或轴颈磨损而取出假体。对大粗隆延长截骨的长度也进行了测量

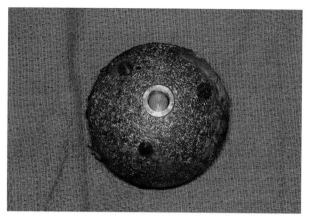

图 18.7 术中拍摄取出的松动的髋臼杯，表面未见骨长入或骨长上迹象

但在当前的假体和技术条件下它似乎没有那么常见了。有一些潜在的危险因素会增加无菌性松动发生的可能性，然而这些危险因素也存在争议。人们对遗传以及单核苷酸多态性（SNPs）作为无菌性松动的危险因素的了解在不断加深。一些危险因素可加以改变，从而减少假体无菌性松动的概率，例如肥胖、活动水平、假体材料以及手术技术。诊断有赖于病史、体查和影像学评估。必须行血液检查，必要时行关节穿刺以排除感染，尤其是对于计划接受手术治疗的患者。可以采取非手术治疗或手术治疗，这取决于患者的临床表现、并发症以及患者的目的。

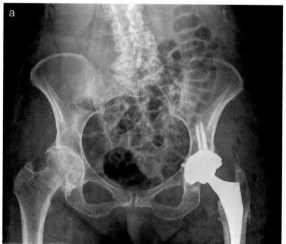
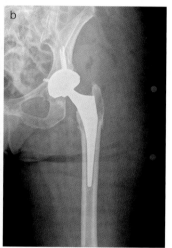
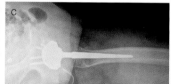

图 18.8　a. 术后骨盆前后位 X 线片。b. 左髋关节前后位 X 线片。c. 左髋水平侧位 X 线片。显示经前外侧入路将松动的髋臼杯翻修成多孔带涂层翻修用假体。翻修的髋臼杯用多枚螺钉不同方向固定以增加抗旋转稳定性。球与杯用到了双联动关节并保留了股骨柄

参考文献

[1] Bozic KJ, Kurtz SM, Lau E, Ong K, Vail TP, Berry DJ. The epidemiology of revision total hip arthroplasty in the United States. J Bone Joint Surg Am. 2009;91(1):128–133.

[2] Ulrich SD, Seyler TM, Bennett D, et al. Total hip arthroplasties: what are the reasons for revision? Int Orthop. 2008;32(5):597–604.

[3] Berry DJ, Harmsen WS, Cabanela ME, Morrey BF. Twenty-five-year survivorship of two thousand consecutive primary Charnley total hip replacements: factors affecting survivorship of acetabular and femoral components. J Bone Joint Surg Am. 2002;84-A(2):171–177.

[4] Ling RS, Charity J, Lee AJ, Whitehouse SL, Timperley AJ, Gie GA. The long-term results of the original Exeter polished cemented femoral component: a follow-up report. J Arthroplast. 2009;24(4):511–517.

[5] Carrington NC, Sierra RJ, Gie GA, Hubble MJ, Timperley AJ, Howell JR. The Exeter universal cemented femoral component at 15 to 17 years: an update on the first 325 hips. J Bone Joint Surg Br. 2009;91(6):730–737.

[6] Lewallen DG, Cabanela ME. Hybrid primary total hip arthroplasty: a 5- to 9-year followup study. Clin Orthop Relat Res. 1996;333:126–133.

[7] Ogino D, Kawaji H, Konttinen L, et al. Total hip replacement in patients eighty years of age and older. J Bone Joint Surg Am. 2008;90(9):1884–1890.

[8] Troelsen A, Malchau E, Sillesen N, Malchau H. A review of current fixation use and registry outcomes in total hip arthroplasty: the uncemented paradox. Clin Orthop Relat Res. 2013;471(7):2052–2059.

[9] Della Valle CJ, Mesko NW, Quigley L, Rosenberg AG, Jacobs JJ, Galante JO. Primary total hip arthroplasty with a porous-coated acetabular component. A concise follow-up, at a minimum of twenty years, of previous reports. J Bone Joint Surg Am. 2009;91(5):1130–1135.

[10] McLaughlin JR, Lee KR. Long-term results of uncemented total hip arthroplasty with the Taperloc femoral component in patients with Dorr type C

proximal femoral morphology. Bone Joint J. 2016;98-B(5):595–600.

[11] Meding JB, Ritter MA, Keating EM, Berend ME. Twenty-year followup of an uncemented stem in primary THA. Clin Orthop Relat Res. 2015;473(2):543–548.

[12] Petis SM, Howard JL, McAuley JP, Somerville L, McCalden RW, MacDonald SJ. Comparing the long-term results of two uncemented femoral stems for total hip arthroplasty. J Arthroplast. 2015;30(5):781–785.

[13] Prins W, Goosen JH, Kollen BJ, Ettema HB, Verheyen CC. Long-term outcomes of the Bi-Metric proximally hydroxyapatite-coated femoral stem. Hip Int. 2016;26:392–396.

[14] Corten K, Bourne RB, Charron KD, Au K, Rorabeck CH. Comparison of total hip arthroplasty performed with and without cement: a randomized trial. A concise follow-up, at twenty years, of previous reports. J Bone Joint Surg Am. 2011;93(14):1335–1338.

[15] Howard JL, Kremers HM, Loechler YA, et al. Comparative survival of uncemented acetabular components following primary total hip arthroplasty. J Bone Joint Surg Am. 2011;93(17):1597–1604.

[16] Pedersen AB, Mehnert F, Havelin LI, et al. Association between fixation technique and revision risk in total hip arthroplasty patients younger than 55 years of age. Results from the Nordic Arthroplasty Register Association. Osteoarthr Cartil. 2014;22(5):659–667.

[17] Wagner ER, Kamath AF, Fruth KM, Harmsen WS, Berry DJ. Effect of body mass index on complications and reoperations after total hip arthroplasty. J Bone Joint Surg Am. 2016;98(3):169–179.

[18] Purcell RL, Parks NL, Gargiulo JM, Hamilton WG. Severely obese patients have a higher risk of infection after direct anterior approach total hip arthroplasty. J Arthroplasty. 2016;31:162–165.

[19] Chee YH, Teoh KH, Sabnis BM, Ballantyne JA, Brenkel IJ. Total hip replacement in morbidly obese patients with osteoarthritis: results of a prospectively matched study. J Bone Joint Surg Br. 2010;92(8):1066–1071.

[20] Electricwala AJ, Narkbunnam R, Huddleston III JI, Maloney WJ, Goodman SB, Amanatullah DF. Obesity is associated with early total hip revision for aseptic loosening. J Arthroplasty. 2016;31:217–220.

[21] Nixon M, Taylor G, Sheldon P, Iqbal SJ, Harper W. Does bone quality predict loosening of cemented total hip replacements? J Bone Joint Surg Br. 2007;89(10):1303–1308.

[22] Hozack WJ, Rothman RH, Booth Jr RE, Balderston RA, Cohn JC, Pickens GT. Survivorship analysis of 1,041 Charnley total hip arthroplasties. J Arthroplast. 1990;5(1):41–47.

[23] Kavanagh BF, Wallrichs S, Dewitz M, et al. Charnley low-friction arthroplasty of the hip. Twenty-year results with cement. J Arthroplasty. 1994;9(3):229–234.

[24] Schulte KR, Callaghan JJ, Kelley SS, Johnston RC. The outcome of Charnley total hip arthroplasty with cement after a minimum twenty-year follow-up. The results of one surgeon. J Bone Joint Surg Am. 1993;75(7):961–975.

[25] Flugsrud GB, Nordsletten L, Espehaug B, Havelin LI, Meyer HE. The effect of middle-age body weight and physical activity on the risk of early revision hip arthroplasty: a cohort study of 1,535 individuals. Acta Orthop. 2007;78(1):99–107.

[26] Lübbeke A, Garavaglia G, Barea C, Stern R, Peter R, Hoffmeyer P. Influence of patient activity on femoral osteolysis at five and ten years following hybrid total hip replacement. J Bone Joint Surg Br. 2011;93(4):456–463.

[27] Gordon A, Kiss-Toth E, Stockley I, Eastell R, Wilkinson JM. Polymorphisms in the interleukin-1 receptor antagonist and interleukin-6 genes affect risk of osteolysis in patients with total hip arthroplasty. Arthritis Rheum. 2008;58(10):3157–3165.

[28] MacInnes SJ, Del Vescovo E, Kiss-Toth E, et al. Genetic variation in inflammatory and bone turnover pathways and risk of osteolytic responses to prosthetic materials. J Orthop Res. 2015;33(2):193–198.

[29] Godoy-Santos AL, D'Elia CO, Teixeira WJ, Cabrita HB, Camanho GL. Aseptic loosening of total hip arthroplasty: preliminary genetic investigation. J Arthroplasty. 2009;24(2):297–302.

[30] 30. Malik MH, Bayat A, Jury F, Kay PR, Ollier WE. Genetic susceptibility to total hip arthroplasty failure—positive association with mannose-binding lectin. J Arthroplast. 2007;22(2):265–270.

[31] Malik MH, Bayat A, Jury F, 32. Malik MH, Jury F, Ollier WE, Kay PR. Genetic susceptibility to hip arthroplasty failure—association with the RANK/OPG pathway. Int Orthop. 2006;30(3):177–181.

[32] Bayat A, Ollier WE, Kay PR. Genetic susceptibility to total hip arthroplasty failure: a preliminary study on the influence of matrix metalloproteinase 1, interleukin 6 polymorphisms and vitamin D receptor. Ann Rheum Dis. 2007;66(8):1116–1120.

[33] Lachiewicz PF, Soileau ES. Highly cross-linked polyethylene provides decreased osteolysis and reoperation at minimum 10-year follow-up. J Arthroplasty. 2016;31:1959–1962.

[34] Hanna SA, Somerville L, McCalden RW, Naudie DD, MacDonald SJ. Highly cross-linked polyethylene decreases the rate of revision of total hip arthroplasty compared with conventional polyethylene at 13 years' follow-up. Bone Joint J. 2016;98-B(1):28–32.

[35] Chalmers BP, Perry KI, Taunton MJ, Mabry TM, Abdel MP. Diagnosis of adverse local tissue reactions following metal-on-metal hip arthroplasty. Curr Rev Musculoskelet Med. 2016;9(1):67–74.

[36] Cheung AC, Banerjee S, Cherian JJ, et al. Systemic cobalt toxicity from total hip arthroplasties: review of a rare condition Part 1—history, mechanism, measurements, and pathophysiology. Bone Joint J. 2016;98-B(1):6–13.

[37] Wiley KF, Ding K, Stoner JA, Teague DC, Yousuf KM. Incidence of pseudotumor and acute lymphocytic vasculitis associated lesion (ALVAL) reactions in metal-on-metal hip articulations: a meta-analysis. J Arthroplast. 2013;28(7):1238–1245.

[38] Zywiel MG, Cherian JJ, Banerjee S, et al. Systemic cobalt toxicity from total hip arthroplasties: review of a rare condition Part 2. measurement, risk factors, and step-wise approach to treatment. Bone Joint J. 2016;98-B(1):14–20.

[39] Cooper HJ, Della Valle CJ, Berger RA, et al. Corrosion at the head-neck taper as a cause for adverse local tissue reactions after total hip arthroplasty. J Bone Joint Surg Am. 2012;94(18):1655–1661.

[40] Jacobs JJ, Cooper HJ, Urban RM, Wixson RL, Della Valle CJ. What do we know about taper corrosion in total hip 2014;29(4):668–669.

[41] Plummer DR, Berger RA, Paprosky WG, Sporer SM, Jacobs JJ, Della Valle CJ. Diagnosis and management

of adverse local tissue reactions secondary to corrosion at the head-neck junction in patients with metal on polyethylene bearings. J Arthroplasty. 2016;31(1):264–268.

[42] Whitehouse MR, Endo M, Zachara S, et al. Adverse local tissue reactions in metal-on-polyethylene total hip arthroplasty due to trunnion corrosion: the risk of misdiagnosis. Bone Joint J. 2015;97-B(8):1024–1030.

[43] Milošev I, Kovač S, Trebše R, Levašič V, Pišot V. Comparison of ten-year survivorship of hip prostheses with use of conventional polyethylene, meta-on-metal, or ceramic-on-ceramic bearings. J Bone Joint Surg Am. 2012;94(19):1756–1763.

[44] Espehaug B, Havelin LI, Engesaeter LB, Vollset SE. The effect of hospital-type and operating volume on the survival of hip replacements. A review of 39,505 primary total hip replacements reported to the Norwegian Arthroplasty Register, 1988–1996. Acta Orthop Scand. 1999;70(1):12–18.

[45] Ravi B, Jenkinson R, Austin PC, et al. Relation between surgeon volume and risk of complications after total hip arthroplasty: propensity score matched cohort study. BMJ. 2014;348:g3284.

[46] Bordini B, Stea S, De Clerico M, Strazzari S, Sasdelli A, Toni A. Factors affecting aseptic loosening of 4750 total hip arthroplasties: multivariate survival analysis. BMC Musculoskelet Disord. 2007;8:69.

[47] Watts CD, Abdel MP, Hanssen AD, Pagnano MW. Anatomic hip center decreases aseptic loosening rates after total hip arthroplasty with cement in patients with crowe type-II dysplasia: a concise follow- up report at a mean of thirty-six years. J Bone Joint Surg Am. 2016;98(11):910–915.

[48] Stauffer RN. Ten-year follow-up study of total hip replacement. J Bone Joint Surg Am. 1982;64(7):983–990.

[49] Herberts P, Malchau H. Long-term registration has improved the quality of hip replacement: a review of the Swedish THR register comparing 160,000 cases. Acta Orthop Scand. 2000;71(2):111–121.

[50] Abdel MP, Bonadurer III GF, Jennings MT, Hanssen AD. Increased aseptic tibial failures in patients with a BMI ≥35 and well-aligned total knee arthroplasties. J Arthroplasty. 2015;30(12):2181–2184.

[51] Ast MP, Abdel MP, Lee YY, Lyman S, Ruel AV, Westrich GH. Weight changes after total hip or knee arthroplasty: prevalence, predictors, and effects on outcomes. J Bone Joint Surg Am. 2015;97(11):911–919.

[52] Ranawat CS, Ranawat AS, Ramteke AA, Nawabi D, Meftah M. Long-term results of a first-generation annealed highly cross-linked polyethylene in young active patients. Orthopedics. 2016;39(2):e225–229.

[53] Sierra RJ, Timperley JA, Gie GA. Contemporary cementing technique and mortality during and after Exeter total hip arthroplasty. J Arthroplasty. 2009;24(3):325–332.

[54] Tabata T, Kaku N, Hara K, Tsumura H. Initial stability of cementless acetabular cups: press-fit and screw fixation interaction—an in vitro biomechanical study. Eur J Orthop Surg Traumatol. 2015;25(3):497–502.

[55] DeLee JG, Charnley J. Radiological demarcation of cemented sockets in total hip replacement. Clin Orthop Relat Res. 1976;121:20–32.

[56] Gruen TA, McNeice GM, Amstutz HC. "Modes of failure" of cemented stem-type femoral components: a radiographic analysis of loosening. Clin Orthop Relat Res. 1979;141:17–27.

[57] Harris WH, McCarthy Jr JC, O'Neill DA. Femoral component loosening using contemporary techniques of femoral cement fixation. J Bone Joint Surg Am. 1982;64(7):1063–1067.

[58] Fowler JL, Gie GA, Lee AJ, Ling RS. Experience with the Exeter total hip replacement since 1970. Orthop Clin North Am. 1988;19(3):477–489.

[59] Nieuwenhuijse MJ, Valstar ER, Kaptein BL, Nelissen RG. The Exeter femoral stem continues to migrate during its first decade after implantation: 10–12 years of follow-up with radiostereometric analysis (RSA). Acta Orthop. 2012;83(2):129–134.

[60] Williams HD, Browne G, Gie GA, Ling RS, Timperley AJ, Wendover NA. The Exeter universal cemented femoral component at 8 to 12 years. A study of the first 325 hips. J Bone Joint Surg Br. 2002;84(3):324–334.

[61] Engh CA, Bobyn JD, Glassman AH. Porouscoated hip replacement. The factors governing bone ingrowth, stress shielding, and clinical results. J Bone Joint Surg Br. 1987;69(1):45–55.

[62] McArthur BA, Abdel MP, Taunton MJ, Osmon DR, Hanssen AD. Seronegative infections in hip and knee arthroplasty: periprosthetic infections with normal erythrocyte sedimentation rate and C-reactive protein level. Bone Joint J. 2015;97-B(7):939–944.

[63] Del Buono A, Denaro V, Maffulli N. Genetic susceptibility to aseptic loosening following total hip arthroplasty: a systematic review. Br Med Bull. 2012;101:39–55.

第十九章　初次全髋关节置换术后髂腰肌撞击

Peter K. Sculco, Rafael J. Sierra, Robert T. Trousdale

病例

54 岁女性，因右髋关节骨关节炎，经后外侧入路行初次全髋关节置换术（生物型），选用高交联聚乙烯内衬和 36 mm 陶瓷头。术后 X 线片显示股骨偏心距和腿部长度得到精确恢复。术后 5 个月，患者诉右腿腹股沟疼痛，隐匿性发作，爬楼梯和开车时加重。体格检查发现髋关节抗阻屈曲和髋关节被动伸髋时出现右侧腹股沟疼痛。实验室检查（包括 c - 反应蛋白和血沉）均在正常范围内。骨盆正位 X 线片（**图 19.1** a）中可见 52 mm 髋臼杯和生物型的股骨柄位置良好。然而，侧位 X 线片（**图 19.1** b）显示髋臼杯前倾角小，前沿突出 13 mm。患者经超声引导行腰大肌滑囊封闭注射，可暂时缓解症状。在 6 个月的随访里，患者仍诉活动会引起腹股沟疼痛。

流行病学

诊断全髋关节置换术（THA）后持续疼痛（> 3 个月）患者可能会比较困难，在 THA 后，这种疼痛可出现在髋关节内外侧、腹股沟、臀部、腹部或大腿。持续腹股沟疼痛最常见的两个关节内部原因包括无菌性松动和假体周围感染（Periprosthetic Joint Infection，PJI）。关节周围疼痛也可来源于关节外，包括异位骨化、血管病变、脊柱或腹部放射性疼痛、股外侧皮神经损伤和软组织炎症。软组织炎症来源于转子滑囊炎或髂腰肌肌腱炎[1]。全髋关节置换术后，多达 4% 的患者出现前方髂腰肌肌腱炎或撞击[1-5]，这些症状可在人工髋关节置换术后几个月内或几年后出现。

解剖学上，腰肌和髂肌向下会合成髂腰肌腱，跨越髋臼前缘，附着于小转子。髂腰肌有较强的屈髋

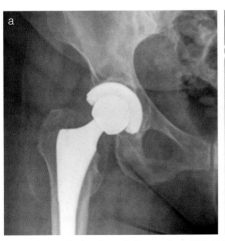
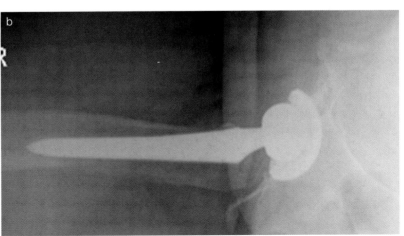

图 19.1　a. 右髋正位 X 线片。b. 穿桌侧位 X 线片。显示臼杯和股骨柄固定良好，臼杯前倾角偏小，前沿凸出 13 mm

作用和稍弱的外旋作用[6]。肌腱在后方被关节滑囊所分开。经过 THA 后，因前方髋关节囊被切除，肌腱可能进入囊内。髂腰肌撞击或肌腱炎最常发生在髋臼上腰肌凹的位置，但也可以发生在其肌肉肌腱的任何位置。

髋臼螺钉突出在髂骨内板可刺激髂肌，髋臼假体突出的前部可损伤此部位的髂腰肌腱，股骨领突出则可摩擦髂腰肌小转子附着部。

髋臼的前缘、股骨头的凸面和上覆的前关节囊的作用就像一个滑轮，髂腰肌腱围绕着滑轮运行，只要增加髂腰肌腱与髋臼假体或股骨假体直接接触，都有可能引起髂腰肌炎症，随后发生肌腱炎以及腹股沟疼痛。

危险因素

任何导致髂腰肌或肌腱机械刺激的因素都是发生髂腰肌撞击的危险因素。最常见的原因是髋臼杯前缘突出，导致髂腰肌腱在髋臼上腰肌凹的部位摩擦。髋臼杯前倾不足，因此锋利的部分突出于前缘[7]。Cyteval 等[8]报道 8 例髂腰肌撞击，发现髋臼杯突出 > 12 mm 是腹股沟疼痛的重要危险因素，过大的臼杯（比股骨头大 6 mm）也与术后腹股沟疼痛风险增加有关[9]。髋臼杯的过度外移会增加骨质未覆盖和向前突出的面积。前壁缺损患者也可能面临更高的风险，因为髋臼杯的前部覆盖骨量不足。过大的、外移的髋臼杯，同时前倾角减少或后倾的髋臼杯，最容易发生髋臼杯前突和髂腰肌撞击。据文献报道，引起髂腰肌肌腱炎其他少见的原因包括残留的水泥、螺钉过长突出于髂肌[10]和突出的髋臼cage[11]。

在股骨侧，髂腰肌腱撞击也可能发生，因为肌腱围绕在股骨颈周围，并附着于后内侧的小转子。因此，股骨颈前侧的骨赘可能导致肌腱撞击[7]。有个案报道因突出的股骨柄颈领导致髂腰肌腱炎，采用无颈假体进行修复后，症状好转[12, 13]。本章作者建议若股骨颈保留很少，则应使用无领假体水泥假体，因为带领假体会摩擦髂腰肌腱附着于小转子的止点部分。据文献报道，采用金对金大球头或髋关节表面置换发生腹股沟疼痛率为 15%[14]，首先排除对金属碎屑的不良反应后，本章作者认为腹股沟疼痛的增加是由髂腰肌腱的摩擦所致，因为它在大直径股骨头与髂腰肌下缘转角处之间形成接触。这导致了解剖学轮廓大直径股骨头的发展，这种球头的边缘均不超出关节[15]。在某些情况下，没有这些潜在的危险因素，髂腰肌肌腱炎也可能发生[16]。

预防

术中应仔细注意臼杯与髋臼前壁的关系，就可以尽量降低髂腰肌肌腱炎发生的风险。后方入路、前外侧入路和直接前入路手术均可触及髋臼前壁，臼杯应平齐或稍低于骨性髋臼前缘。磨锉髋臼不应超过股骨头直径 6 mm，以减少周围边缘突出的风险，因为这与 THA 后腹股沟疼痛发生率增加有关[17]。对于前壁骨量不足的患者，有必要增加前倾和加大内移，以避免（臼杯）前部悬空。防止股骨侧发生髂腰肌撞击，包括切除股骨颈前侧的所有骨赘，同时避免完全切除关节囊前部，此外避免使用大颈领股骨柄，特别是在股骨颈保留较少时。

诊断

髂腰肌撞击表现为前侧腹股沟疼痛，髋关节屈曲活动可加剧疼痛。对全髋关节置换术后疼痛患者的处置应包括病史回顾、体格检查、排除 PJI 的实验室检查和 X 线影像检查。因为髂腰肌肌腱炎或髂腰肌撞击是一种排除性诊断疾病，所以需要采用系统性方法评估全髋关节置换术后疼痛，以便可靠地排除疼痛的其他原因。

结合病史和体格检查来确定疼痛的根本原因。术后初次疼痛时间、位置、持续时间、强度、诱发动作、静息痛、疼痛特性等病史都很重要。术后伤口渗液增加可能与潜在的 PJI 相关，必须排除。术后 6 周内关节周围疼痛，应进行保守治疗，包括调整活动、使用辅助步行装置、痛点理疗和使用非甾体类抗炎药物等措施。疼痛持续超过 6 周后，应根据临床表现进一步采用影像学和实验室检查。髂腰肌肌腱炎的特征性病史是活动后腹股沟疼痛，休息可缓解。当髋关节进行屈曲动作时，如爬楼梯或上下小轿车，腹股沟疼痛会加重。当坐进一辆小轿车时，大多数患者通常必须抬起患肢，所以上下小轿车时会特别痛苦，但不是所有患者会抱怨这一点。驾驶对右侧 THA 患者来说尤其痛苦，因为右脚在刹车和油门踏板之间的交替需要反复屈曲髋关节。当髋弯曲 > 90° 时，从低坐位置站起也会加重腹股沟疼痛症状。

在体格检查中，若有起步时疼痛，应评估步态，因有可能是假体松动。减痛步态或 Trendelenburg 步态提示存在其他因素的 THA 后功能障碍，因为在平地上行走时，髂腰肌撞击患者通常不会疼痛。仰卧检查时，应评估髋关节的运动范围，以确定引起疼痛的髋关节位置。由于直腿抗重力抬高时腰大肌的激活和刺激，常见 Stinchfield 试验阳性，如果同时外旋髋关节，疼痛会加重。最易诱发的测试是髋抗阻屈曲，此时出现腹股沟疼痛。被动伸髋也会诱发疼痛。髋关节区应有全面的体格检查，包括评估其压痛情况、是否有肿胀或肿块、切口的外观，以及进行神经根张力和远端神经血管检查。

对于持续疼痛的 THA 患者，都应考虑到 PJI，这可通过包括血沉和 c- 反应蛋白在内的实验室检查来评估。如果指标升高，建议在透视下或超声引导下行髋关节穿刺术。金对金界面的患者出现持续性腹股沟疼痛时，应检查血清钴和血清铬离子水平，以及进行超声或磁共振的横断面影像评估。最近文献报道：使用钴铬合金股骨头与高交联聚乙烯界面会发生金属碎屑反应、假瘤形成和软组织坏死等不良反应[18]。在钴铬头和钛柄之间的头颈结合处（即所谓的颈锥）发生机械性的缝隙腐蚀，会产生金属碎片，从而激发不良的组织反应。因此，患者发生腹股沟疼痛，若假体是钴铬股骨头和钛合金柄，实验室检查应包括血清金属离子检测。髂腰肌撞击可能是与软组织不良反应相关出现的第一个症状，应进一步研究。

所有 THA 后持续性疼痛的患者均应拍摄骨盆和股骨正侧位 X 线片。应仔细评估骨盆正位 X 线片表现，排除髋臼或股骨假体松动的任何征象。骨盆正位 X 线片也可以评估腿的长度和偏心距的恢复情况。

如果有之前的 X 线片，应分析放射透亮线或假体移位的变化情况。穿桌侧位 X 线片上可观察髋臼杯与前壁的位置关系，以及客观测量髋臼杯外露程度。侧位 X 线片上可测量从髋臼前壁骨缘到髋臼杯前缘的外露距离。通过计算机断层扫描（CT）还能观察假体的倾斜和髋臼杯前部外露的情况。因患者体型影响平片上假体细节模糊不清时，CT 扫描还可以进行更详细的评估。此外，CT 扫描可以让突入骨盆中的螺钉可视化，显示与腰大肌的位置关系。

另一种很好的影像学方法是对积液和肌腱进行超声检查，股骨颈前部的低回声区可能是积液的表现。髂腰肌可能出现肿胀和回声不均匀，并紧密贴合在突出的臼杯上。在抗阻屈髋时也可进行动态的超声评估。在矢状声像图中，髂腰肌肌腱可覆盖并撞击突出的臼杯[19]。对侧超声检查可以进行比较，若病人对侧 THA 后无症状，则双侧对比特别有用。超声的优势是便宜、无创、无辐射，但准确性高度依赖于超声科医生的技巧。

将局麻药和 / 或皮质类固醇诊断性地注射入腰肌筋膜鞘，有助于确诊髂腰肌肌腱炎。可采用超声或 CT 引导，确定进入腰肌筋膜鞘后，注射局麻药，皮质类固醇可用，亦可不用。这种注射是诊断性的，同时也会发挥治疗作用，腹股沟疼痛的消失表明髂腰肌腱炎是疼痛的病因。此外，当超声引导注射时，可以直接观察到腰大肌滑囊内的液体和肌腱的黏液样变性。

治疗

对于急 / 慢性髂腰肌肌腱炎患者，首先应采取保守治疗，包括休息和活动的调整，如限制爬楼梯和驾驶。此外，非甾体抗炎药物和一些物理治疗可以减轻症状，减少疼痛持续时间。如果症状没有改善，在髂腰肌腱鞘内注射局麻药和皮质类固醇可持久缓解疼痛。关于局部注射治疗疼痛的效果，各文献各有不同。Nunley 等[20] 在一组 27 例考虑髂腰肌肌腱炎的患者中，有 21 例（78%）接受了透视引导的类固醇注射治疗，疗效满意。对注射有效的患者和需要手术的患者两组的影像学进行比较，两组间没有差异。此外，他们还发现，有几名患者进行第二次注射后有效，避免了再次手术。Jasani 等[21]研究了 9 名患者，CT 引导的注射对病情都有效，但疼痛只能暂时缓解，平均 3.6 个月后，8 名患者出现疼痛复发。最近 lachiewicz[22-26]对这些结果进行了回顾性研究，估算出非手术治疗髂腰肌肌腱炎的成功率为 39%。

如果非手术治疗失败，建议行手术治疗。手术包括关节镜下或切开行肌腱松解术，更常见的会采取单独翻修髋臼，选择性行髂腰肌肌腱清理术或松解术。在 X 线片没有显示出明显臼杯突出的情况下，髂腰肌肌腱松解术可以在关节镜下进行，或切开进行。在最后的随访时，肌腱切断术有满意的效果，髋关节屈曲力量无明显影响[22]。肌腱切断术仅切断小转子附着部位的肌腱纤维。髋臼前缘水平的髂腰肌，腱性部分占 44%，肌腹占 55%，需要松解全部肌腱部分[23]。Van Riet 等[23]回顾了 9 例关节镜下髂腰肌腱松解术患者，所有患者均无并发症发生，症状得到满意缓解[24]。本研究未测量臼杯外露程度。在美国，Trousdale 等[2]首次报道两例初次 THA 后腹股沟前疼痛并诊断为髂腰肌撞击患者。两例都有明显臼杯外露，行臼杯翻修后均痊愈[2]。当穿桌侧位 X 线片或 CT 扫描显示髋臼前缘存在明显突起时，通常采用臼杯翻修术。如果髂腰肌腱与滑囊发炎或增粗，也可以清理。然后取出原臼杯，再植入新臼杯时加大前倾角，以确保半球形新臼杯在髋臼骨性边缘以下。手术疗效满意，最近的一篇文献[25]发现，手术后经过平均 23 个月随访，总成功率为 92%（71 例髋中的 65 例髋）。Dora 等[5]报道了 22 例髂腰肌撞击症，采用肌腱切断术或臼杯翻修术。未记录臼杯外露情况，他们发现两组患者效果相当，不过肌腱切断术后并发症发生率明显低于对照组。这是文献中唯一一篇报道臼杯翻修并发症发生率较高的文献，可能与翻修时使用螺旋臼杯和加强环有关。据其他研究报道，标准的半球杯改为带螺钉的半球杯，手术并发症的发生率较低[3, 7, 12, 25]。梅奥诊所报道了 THA 后诊断髂腰肌撞击 49 例，非手术治疗 20 例，手术治疗 29 例（臼杯翻修 21 例，髂腰肌肌腱切断 8 例）。一半的患者经髂腰肌注射能完全缓解症状。其他 10 例非手术治疗的患者仍有症状，但未接受手术治疗。大多数患者（12/20）接受了一次以上的注射，其余 29 例保守治疗失败的患者则进行臼杯翻修术或髂腰肌肌腱切断术。术后症状缓解率为 76%，低于近期文献综述[25]报道的 92%。在亚组分析中，术前臼杯突出至少 8 mm 的患者，采用臼杯翻修术则非常成功，13 例腹股沟疼痛患者中 12 例（92%）得到缓解。当术前臼杯突出 < 8 mm 时，髂腰肌肌腱切断术可改善腹股沟疼痛。作为对比，臼杯突出 > 8 mm 时，采用单行髂腰肌肌腱切断术时只对 33% 的患者有效。29 例手术患者均未发生术后并发症。髂腰肌撞击的外科治疗相对少见，因此本文的回顾性分析并不能对手术选择做出明确的结论，但在臼杯明显突出的情况下，采用臼杯翻修术优于采用肌腱切断术[25]。

病例治疗

6 个月的保守治疗失败，加上臼杯前缘突出 > 8 mm，我们建议患者行臼杯翻修手术。术中发现臼杯在前、下方均突出髋臼，髂腰肌腱出现损伤。采用一个新的 54 mm 臼杯，内移并前倾放置，肌腱行清理术但未行松解（图 19.2）。术后 6 个月，Harris 髋关节评分提高至 96 分，腹股沟疼痛完全解除，功能恢复良好。

小结

对于 THA 后腹股沟疼痛和髋关节功能障碍患者，应考虑到髂腰肌撞击和肌腱炎的诊断。患者病史和体格检查结果通常提示病变部位是髂腰肌腱和滑囊。除了标准位的影像学检查外，还应包括侧位 X 线片，若要显示髋臼前部，还应进行 CT 扫描。强烈建议在影像引导下行髂腰肌筋膜鞘注射来确定诊断。虽然保守治疗是必要的，但 50% 的患者会出现持续腹股沟疼痛，需要重复注射，或采取手术。臼杯突出不多的情况下，建议仅行髂腰肌肌腱切断术或切除术。侧位或 CT 扫描臼杯突出明显的情况下，行臼杯翻修术是合适的，手术治疗后 75%~90% 的患者可出现腹股沟疼痛缓解。

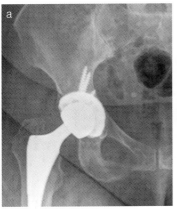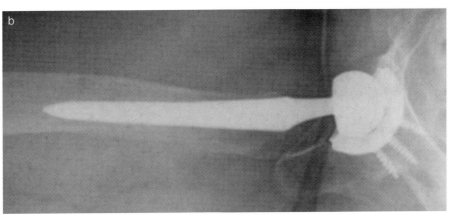

图 19.2　上述患者行臼杯翻修手术，并加大臼杯前倾角度。a. 术后正位 X 线片。b. 侧位 X 线片。患者腹股沟疼痛消失，无术后并发症

参考文献

[1] Henderson RA, Lachiewicz PF. Groin pain after replacement of the hip: aetiology, evaluation and treatment. J Bone Joint Surg Br. 2012;94(2):145–151.

[2] Trousdale RT, Cabanela ME, Berry DJ. Anterior iliopsoas impingement after total hip arthroplasty. J Arthroplast. 1995;10(4):546–549.

[3] Ala Eddine T, Remy F, Chantelot C, Giraud F, Migaud H, Duquennoy A. Anterior iliopsoas impingement after total hip arthroplasty: diagnosis and conservative treatment in 9 cases. Rev Chir Orthop Reparatrice Appar Mot. 2001;87(8):815–819.

[4] Bricteux S, Beguin L, Fessy MH. Iliopsoas impingement in 12 patients with a total hip arthroplasty. Rev Chir Orthop Reparatrice Appar Mot. 2001;87(8): 820–825.

[5] Dora C, Houweling M, Koch P, Sierra RJ. Iliopsoas impingement after total hip replacement: the results of non-operative management, tenotomy or acetabular revision. J Bone Joint Surg Br. 2007;89(8):1031–1035.

[6] Skyrme AD, Cahill DJ, Marsh HP, Ellis H. Psoas major and its controversial rotational action. Clin Anat. 1999;12(4):264–265.

[7] O'Sullivan M, Tai CC, Richards S, Skyrme AD, Walter WL, Walter WK. Iliopsoas tendonitis a complication after total hip arthroplasty. J Arthroplast. 2007;22(2):166–170.

[8] Cyteval C, Sarrabere MP, Cottin A, et al. Iliopsoas impingement on the acetabular component: radiologic and computed tomography findings of a rare hip prosthesis complication in eight cases. J Comput Assist Tomogr. 2003;27(2):183–188.

[9] Abbas AA, Kim YJ, Song EK, Yoon TR. Oversized acetabular socket causing groin pain after total hip arthroplasty. J Arthroplasty. 2009;24(7):1144.e5–8.

[10] Mayne IP, Kosashvili Y, White LM, Backstein D. Iliopsoas tendonitis due to the protrusion of an acetabular component fixation screw after total hip arthroplasty. J Arthroplasty. 2010;25(4):659.e5–8.

[11] Bader R, Mittelmeier W, Zeiler G, Tokar I, Steinhauser E, Schuh A. Pitfalls in the use of acetabular reinforcement rings in total hip revision. Arch Orthop Trauma Surg. 2005;125(8):558–563.

[12] Heaton K, Dorr LD. Surgical release of iliopsoas tendon for groin pain after total hip arthroplasty. J Arthroplast. 2002;17(6):779–781.

[13] Brew CJ, Stockley I, Grainger AJ, Stone MH. Iliopsoas tendonitis caused by overhang of a collared femoral prosthesis. J Arthroplasty. 2011;26(3):504.e17–19.

[14] Bin Nasser A, Beaule PE, O'Neill M, Kim PR, Fazekas A. Incidence of groin pain after metal-onmetal hip resurfacing. Clin Orthop Relat Res. 2010;468(2):392–399.

[15] Varadarajan K, Duffy M, Zumbrunn T, et al. A new anatomically contoured large diameter femoral head to alleviate soft-tissue impingement in hip arthroplasty. Bone Joint J. 2013;95-B(Suppl 34):408.

[16] Browne JA, Bechtold CD, Berry DJ, Hanssen AD, Lewallen DG. Failed metal-on-metal hip arthroplasties: a spectrum of clinical presentations and operative findings. Clin Orthop Relat Res. 2010;468(9): 2313–2320.

[17] Odri GA, Padiolleau GB, Gouin FT. Oversized cups as a major risk factor of postoperative pain after total hip arthroplasty. J Arthroplast. 2014;29(4):753–756.

[18] Cooper HJ, Della Valle CJ, Berger RA, et al. Corrosion at the head-neck taper as a cause for adverse local tissue reactions after total hip arthroplasty. J Bone Joint Surg Am. 2012;94(18):1655–1661.

[19] Rezig R, Copercini M, Montet X, Martinoli C, Bianchi S. Ultrasound diagnosis of anterior iliopsoas impingement in total hip replacement. Skelet Radiol. 2004;33(2):112–116.

[20] Nunley RM, Wilson JM, Gilula L, Clohisy JC, Barrack RL, Maloney WJ. Iliopsoas bursa injections can be beneficial for pain after total hip arthroplasty. Clin Orthop Relat Res. 2010;468(2):519–526.

[21] Jasani V, Richards P, Wynn-Jones C. Pain related to the psoas muscle after total hip replacement. J Bone Joint Surg Br. 2002;84(7):991–993.

[22] Guillin R, Cardinal E, Bureau NJ. Sonographic anatomy and dynamic study of the normal iliopsoas musculotendinous junction. Eur Radiol. 2009;19(4): 995–1001.

[23] Alpert JM, Kozanek M, Li G, Kelly BT, Asnis PD. Cross-sectional analysis of the iliopsoas tendon and its relationship to the acetabular labrum: an anatomic study. Am J Sports Med. 2009;37(8):1594–1598.

[24] Van Riet A, De Schepper J, Delport HP. Arthroscopic psoas release for iliopsoas impingement after total hip

replacement. Acta Orthop Belg. 2011;77(1):41–46.

[25] Lachiewicz PF, Kauk JR. Anterior iliopsoas impingement and tendinitis after total hip arthroplasty. J Am Acad Orthop Surg. 2009;17(6):337–344.

[26] Chalmers BP, Sculco PK, Sierra RJ, Trousdale RT, Berry DJ. Iliopsoas impingement after primary total hip arthroplasty: operative and nonoperative treatment outcomes. J Bone Joint Surg Am 2017;99(7):557–564. doi:10.2106/JBJS.16.00244.

第二十章 假体破损

Gwo-Chin Lee

病例

患者为 75 岁男性，诉右髋活动时大腿疼痛，活动受限。患者分别于 10 年前及 5 年前在医院行全髋关节置换术（THA）及翻修手术。近期无外伤史，无髋部术口相关并发症，无任何感染相关的症状体征。

影像学检查显示金对金 THA 失败，右侧组配式股骨柄断裂（**图 20.1**）。另外，金属离子监测显示患者血钴 35.3 μg/L（正常值 < 1.0 μg/L）及血铬 13.3 μg/L（正常值 < 5.0 μg/L）浓度增高，同时血沉 39 mm/h（正常值 0~15 mm/h）及 c – 反应蛋白 1.4mg/dL（正常值 < 0.8 mg/dL）升高。髋关节穿刺行关节液手工细胞计数明确了白细胞增多（WBC5400），其中中性粒细胞 73%。基于这些结果，患者行二期置换以同时治疗其股骨假体断裂及深部假体周围感染。术中培养结果显示金黄色葡萄球菌阳性。

流行病学

全髋关节置换术（THA）对于髋关节炎患者在缓解疼痛和改善功能方面具有疗效持久、确切、可重复性高等优点[1, 2]。THA 后假体断裂非常罕见。根据澳大利亚骨科协会国家关节置换登记系统的统计，因假体破损导致的假体翻修占所有 THA 翻修手术的 2.8%。其中各假体部件破损的比例为：①假体柄 0.9%；②臼杯 0.8%；③内衬 0.8%；④股骨头 0.3%[3]。其他学者报道的比例与此基本类似[4]。

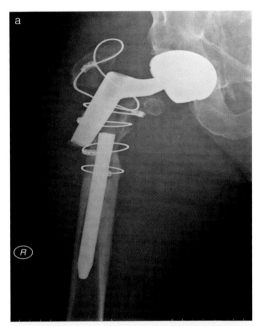

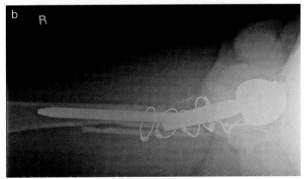

图 20.1 右髋及股骨正侧位 X 线片显示组配式双体假体柄断裂，伴股骨假体周围骨折。股骨近端可见严重骨丢失

风险因素

THA 假体破损往往是多因素的，可分为以下几

类：①假体设计；②假体材料；③手术技术；④患者因素。尽管再多的离体材料测试也无法完全预测假体在生物体内的最终状态，但目前已明确了部分髋关节假体部件的损坏机制。

1. 臼杯损坏

臼杯损坏很少见。根据文献报道，臼杯破裂常见于骨水泥全聚乙烯臼杯的严重磨损以及骨溶解[5]。在承重界面严重磨损及金属溶解的病例中，也有金属臼杯损坏的报道[6, 7]。冶金技术和假体设计的进步，以及认识到聚乙烯厚度对髋关节假体长期生存率的重要性，均减低了臼杯损坏的发生率。

2. 内衬损坏

内衬损坏同样很少见。聚乙烯内衬会出现碎裂或从臼杯中脱离[8]。磨损特性和臼杯位置对内衬可靠性及耐用性有明显的影响[9]。臼杯位置欠佳，聚乙烯过薄，以及大直径股骨头会导致边缘负荷增加，磨损加快，撞击，以及髋关节不稳定。带高边内衬尤其容易撞击及疲劳性破裂[10]（图 20.2）。尽管臼杯锁定机制经过改进后其强度及可靠性已明显提高，但内衬植入不完全，撞击，聚乙烯内衬碰撞导致的疲劳性破裂均会导致内衬与臼杯分离[11, 12]

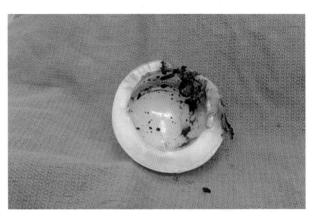

图 20.2　聚乙烯内衬破损。内衬外侧部分最容易受到反复撞击而出现疲劳性破损

（图 20.3）。

3. 股骨假体断裂——非组配式柄

非组配型假体断裂一般情况下是由于缺少近段股骨支撑或撞击。采用远端固定设计的骨水泥型或生物型柄断裂通常是因近端支撑不足，造成假体力臂弯曲，最终导致假体疲劳性断裂[13]（图 20.4）。这种情况通常见于广泛涂层假体柄，主要风险因素是假体柄尺寸，若柄直径 < 13.5mm，则断裂风险最大[14]。其他风险因素包括 ETO 截骨不愈合以及

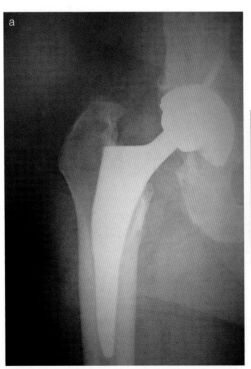

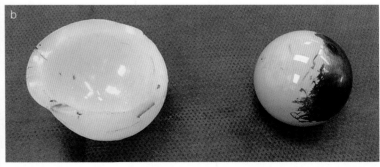

图 20.3　a. 左髋正侧位显示假体内衬破损。b. 取出的内衬及陶瓷头。可见内衬边缘变形，陶瓷头与臼杯内面摩擦导致的刮损

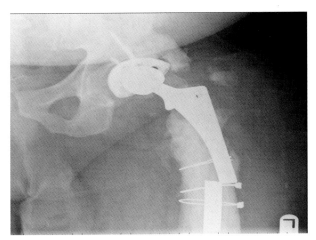

图 20.4　左髋正侧位 X 线片显示全涂层假体柄断裂。断裂原因是缺乏近端支撑，造成假体力臂弯曲，最终导致假体疲劳性断裂

患者体重大[15]。股骨假体断裂也可发生于颈部，原因是撞击和缺损及 / 或裂缝腐蚀，最终导致断裂[16]（图 20.5）。

4. 股骨假体断裂——组配式柄

带组配颈设计的假体柄断裂通常发生于颈—体接合处（图 20.6）[17, 18]。根据各器械厂商设计的区别，组配颈有钛合金材料和铬合金材料。钴铬合金的优点是坚硬，不易破损。但缺点是易受腐蚀，这种弊端往往导致假体的召回。而如果颈和柄都是

钛合金材料的话，则不会引起腐蚀，但缺点就是颈部容易断裂。组配式柄断裂的具体机制尚未完全明确，但已有证据证明微动引发金属疲劳，使得金属柄弯曲变形，最终导致假体断裂[19]。

颈—体接合处锥面强度，合适的锥面接触及契合是影响假体可靠性的重要因素。近端 - 远端组配式柄（即所谓的双体柄，一般用于翻修手术）的接合处也会发生断裂（图 20.1）。而这也导致厂商对 20 世纪90 年代晚期至 21 世纪早期推出的第一代组配式双体柄进行重新设计。出现这类断裂的病例一般均伴有肥胖及缺乏股骨近端骨支撑[20]。设计上的改良包括增大接合部锥面，加大锥面强度，以及使用更先进的制造机器以确保假体近端与远端更精确地接合，所有这些改进均使得这种并发症的发生率明显降低。

5. 陶瓷头碎裂

由于陶瓷头优秀的磨损性能以及人们对钴铬合金头在头—颈接合处磨损的日益关注，陶瓷头的使用日益广泛[21]。在过去 15 年里，随着材料及制造工艺的改进，陶瓷头碎裂率呈持续下降趋势，但仍偶有发生。大部分碎裂发生在术后 5 年内，而与纯氧化铝球头相比，铝基复合球头碎裂率更低。另外，与 28 mm 以上球头相比，28 mm 球头碎裂率更高。总之，最重要的是，锥面的设计，锥面是否污染，以及正确的安

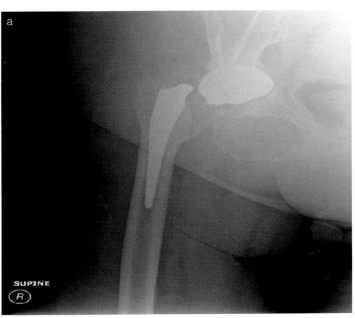
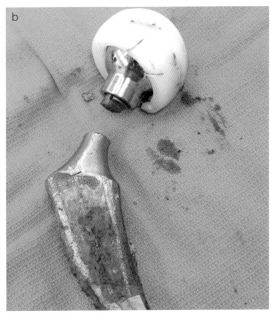

图 20.5　a. 右髋正位 X 线片显示假体柄颈部断裂，因假体柄颈部凹处撞击导致。b. 术中将断裂假体柄取出后

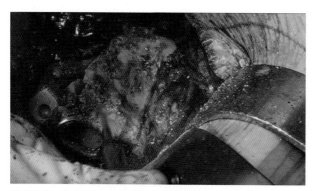

图 20.6 术中图片见假体柄颈部断裂。安全地取出假体往往需要特殊的工具以及大范围显露（如 ETO）

装均对陶瓷球头碎裂有明显的影响[22, 23]。

6. 陶瓷内衬碎裂

陶瓷内衬碎裂率亦呈下降趋势，但与同期陶瓷头碎裂情况相比则显得较为常见。在摒弃了内衬高边以及"三明治"型陶瓷内衬的设计后，陶瓷内衬碎裂率开始全面下降[24]。现代陶瓷内衬碎裂大多发生于术后 24 个月内：这提示手术操作及假体自身原因是碎裂的根本原因[25]。陶瓷内衬碎裂的风险因素包括：①假体位置不良；②内衬植入不全；③植入时伴有碎屑；④髋关节不稳定[26]。

预防

THA 后假体破损是多因素的。设计上的失误，材料，以及组配式结构均是造成假体破损的原因。然而，完善的术前计划，精湛的手术技术，遵循正确的髋部重建原则有助于将假体破损的风险降至最小。

首先应该制订完善的术前计划以及选择合适的假体。在大多数情况下，可以从骨量丢失和骨缺损的程度来判断假体的重建及固定类型。如果髓腔特别狭窄，应避免选择细长的广泛涂层一体柄。而当一款全涂层细柄（< 13.5 mm）用于 ETO 后的股骨时，就需要在截骨处进行加固以获得进一步的近端支撑及稳定性[15]。组配式柄仅在必要时选用，以避免其额外的接触界面所导致的假体破损。最后，选择临床使用记录良好的假体柄可以降低髋关节置换术后假体破损的风险。

精湛的手术技术以及遵循正确的髋部重建原则对于减少术后并发症非常关键。正确的臼杯位置可以减少磨损、撞击和不稳定。此外，充分地显露和环周紧密地压扣可以减少内衬相关并发症。这对于陶瓷内衬来说尤为重要。现代的大多数内衬碎裂是由于陶瓷内衬在植入时压扣不充分以及嵌入碎屑[27]。正确的锥度压配和球头敲击可以减少陶瓷头碎裂的风险。

诊断

髋关节假体破损的诊断可以根据假体破损的不同，患者的主诉从异响、轻度不适，到严重疼痛和行走障碍。详细的病史以及体格检查是对 THA 后疼痛进行评估的基础。症状的特征例如诱因、持续时间以及可导致疼痛及症状加重的行为都可以为假体破损的类型提供线索。此外，任何外伤史、感染史，以及静息痛都不应遗漏。大部分假体破损都可通过 X 线片直观地显示，但少数特殊病例的影像学表现却很细微（**图 20.7**）。同样，陶瓷内衬碎裂有时通过 X 线片也很难判断，所以当患者出现髋部新发疼痛，发出爆裂声或是异响噪音时，医师应尽量行 CT 扫描以鉴别是否有内衬碎裂。

所有的 THA 后疼痛都应进行全面检查以排除感染。主要是因为假体破损并不能排除其感染的可能。而感染漏诊会导致治疗反复失败。最后，我们需要对一系列的影像学检查进行评估对比，以观察假体是否有细微的移位（**图 20.8**）。

治疗

处理假体破损需要一套系统流程。从准确地诊断到弄清假体破损的原因，以及制订之后的重建方案，这其中每一步都是保证成功及避免失败的关键。

处理假体破损的第一步是小心谨慎地取出破损的假体，这个步骤通常很有挑战性，因为取出过程常常造成医源性损伤。主要目的是最大限度避免骨丢失，为接下来的重建创造条件。为了让术野更直观，方便取出假体，常常需要行 ETO 截骨。如果出现陶瓷碎裂，为了将尖锐的碎块清理干净，需行彻

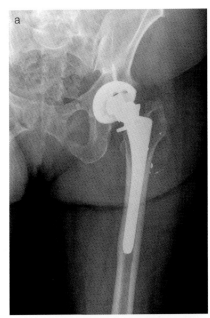

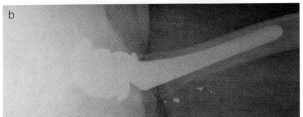

图20.7　a.广泛涂层假体柄断裂的正位 X 线片，注意假体外缘细微不连续处。b.图像放大可见假体柄断裂，累及的力臂压应力导致假体疲劳断裂

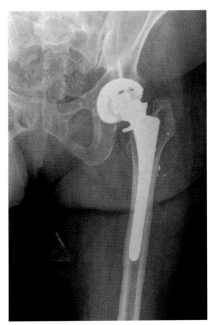

图20.8　左髋正位 X 线片提示陶瓷头假体碎裂。注意股骨头假体不完整球面以及碎块。这些碎块非常尖锐和粗糙，必须取出以防止三体磨损

底的滑膜切除及全面清创，这些碎片会引起三体摩擦，从而影响重建效果。为了使手术更简单，我们需要准备一些特殊器械如杯外骨刀（即俗称的苹果刀）、高速磨钻、环锯、组配式柄，还需要特制手柄或取出工具（图20.9）。

翻修手术必须遵循髋关节重建原则。如果是臼杯和内衬破损，就要着重关注臼杯位置，内衬锁定机制，尽量减少假体厚度，这些都有助于降低重建失败的风险。在股骨侧，选择合适尺寸的假体柄以保证轴向及旋转稳定性。骨质基座及残留的骨水泥通常会影响翻修假体柄的压配，建议在植入柄前充分清理股骨髓腔。最后，在假体柄植入前行 X 线透视有助于确定合适的柄的大小。

假体破损翻修手术摩擦界面的选择取决于之前假体的类型及状态。大部分情况下，可以选择传统摩擦界面（金属或陶瓷对聚乙烯界面），临床效果满意。但对于存在陶瓷碎裂的翻修，则必须使用陶瓷球头，与金属球头相比，陶瓷头具有更强的硬度以及抗刮擦性。如果选择保留假体柄，陶瓷头应搭配钛袖套使用[28]。

文献回顾

由于假体破损比较罕见，与此相关的文献大部分为个案报道。Sadoghi 等[1]对这种特殊的并发症做了一项系统性回顾。

本章作者分析了 23 个研究，发现 THA 后假体破损的发生率为 304/10 000。股骨柄及球头断裂比臼杯破损更常见。内衬破损的原因包括磨损、撞击以及与臼杯分离。臼杯的角度会影响高交联聚乙烯内衬的应力分布。与传统聚乙烯相比，高交联聚乙烯更脆弱，更易发生塑性变形并破裂。Lam 等[3]证明过度倾斜及外翻角过大将导致应力集中于臼杯边缘及锁定部位。此外，目前对大直径球头的倾向使用，使得在臼杯大小固定的情况下，聚乙烯内衬越来越薄，这就导致内衬抗疲劳及抗碎裂性能的下降。因此，翻修聚乙烯内衬通常需要纠正臼杯角度位置以改善内衬磨损及髋关节运动力学。

股骨假体断裂的翻修取得良好效果的前提是遵

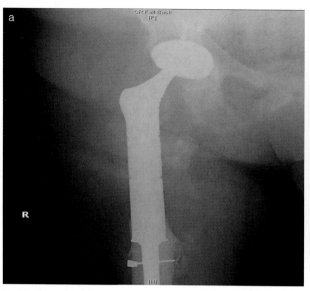
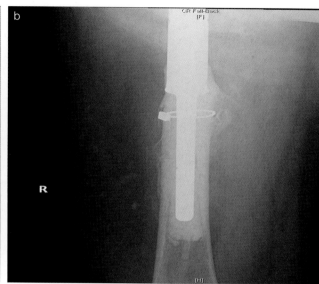

图 20.9 环锯适用于取出股骨干压配型假体的远端部分

循正确的重建原则。Callaghan 等 [29-32] 回顾了 53 例骨水泥柄断裂行翻修手术治疗的患者，平均 5.2 年随访，其中 64% 的病例取得良好效果，6 例失败。此外，Steno 等 [33] 报道了 3 例广泛涂层柄断裂后使用大号全涂层多孔柄进行翻修，短期随访无再次骨折。最后，Lakstein 和 colleagues[20] 报道 6 例组配式锥形柄断裂的翻修病例。他们发现高体重指数是假体断裂的风险因素之一。

所有病例均使用组配式锥形柄行翻修手术，必要时加内固定或异体骨支撑。1~6 年随访，其中 5 例效果良好，1 例出现早期假体下沉，使用异体骨 – 假体复合物行再次翻修。总之，假体柄的长期生存有赖于股骨近端骨支撑与轴向及旋转稳定性。

陶瓷部件碎裂的翻修效果并不确切。Allain 等 [34] 报道了 105 例陶瓷球头碎裂的翻修病例，5 年生存率为 63%。根据他们的研究，这种翻修手术后再手术率高，且当存在以下情况时，其生存率会更低：选择保留臼杯，使用金属头翻修，患者年龄 50 岁以下，翻修术中未将滑膜完全切除。最近，Sharma 和 colleagues[35] 报道了 8 例陶瓷碎裂后使用金属对聚乙烯界面翻修，术中行滑膜完全切除。与另一组不同诊断，使用类似假体翻修的 6 例患者相比，10

年随访中无失败及磨损增加，功能无明显差异。而有趣的是，文献作者在之后的翻修手术中未见到任何与金属头相关的不良反应。但有其他文献则报道了陶瓷头碎裂使用金属头翻修后出现的严重磨损 [36]。所以，把陶瓷碎片完全清除干净是减少三体磨损风险的关键。

病例治疗

感染得到控制后，鉴于患者股骨近端骨量不足，缺乏有效骨支撑，故选择股骨近端替代型骨水泥柄进行翻修。随访 5 年，未见假体松动或破损（图 20.10）。

总结

得益于假体设计和制造上的改进，目前 THA 人工关节的可靠性已大大提高。因此假体破损所幸是少见的并发症。破损原因往往是多因素的，研究假体失败的各种机制对于预防其再次失败是很有必要的。诊断和成功治疗髋部假体破损需要系统化的流程以及遵循正确的手术技术和髋部重建原则。

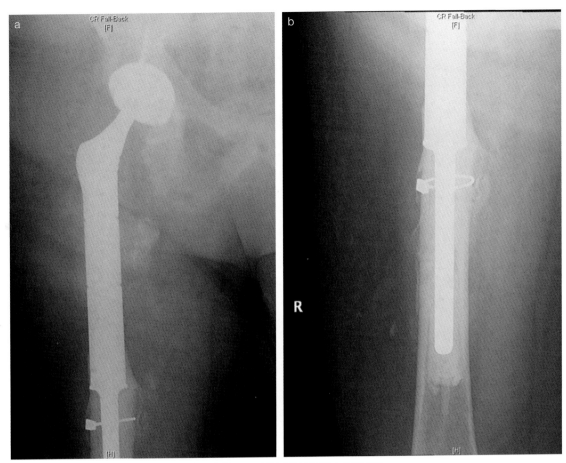

图 20.10 右髋关节正侧位 X 线片显示最后的重建使用了股骨近端替代骨水泥型假体

参考文献

[1] Sadoghi P,Pawelka W,Liebensteiner MC,Williams A,Leithner A,Labek G.The incidence of implant fractures after total hip arthroplasty.Int Orthop.2014;38(1):39-46.

[2] Learmonth ID,Young C,Rorabeck C.The operation of the century:total hip replacement.Lancet.2007;370(9597):1508-1519.

[3] Australian Orthopaedic Association National Joint Replacement Registry.Annual Report. Adelaide:AOA;2015.

[4] Delaunay C,Hamadouche M,Girard J,Duhamel A,SoFCOT Group.What are the causes for failures of primary hip arthroplasties in France?Clin Orthop Relat Res.2013;471(12):3863-3869.doi:10.1007/s11999-013-2935-5.

[5] Moreland JR,Jinnah R.Fracture of a Charnley acetabular component from polyethylene wear.Clin Orthop Relat Res.1986;207:94-96.

[6] Gonzalez MH,Glass RS,Mallory TH.Fracture of a metal-backed acetabular component in total hip arthroplasty.A case report.Clin Orthop Relat Res.1988;232:156-158.

[7] Papaliodis DN,Uhl RL,Fuchs MD.Catastrophic fracture of a stable metal acetabular component.Orthopedics.2012;35(8):e1260-1263.

[8] Berry DJ,Barnes CL,Scott RD,Cabanela ME,Poss R.Catastrophic failure of the polyethylene liner of uncemented acetabular components.J Bone Joint Surg Br.1994;76(4):575-578.

[9] Blumenfeld TJ,McKellop HA,Schmalzried TP,Billi F.Fracture of a cross-linked polyethylene liner:a multifactorial issue.J Arthroplasty.2011;26(4):666.e5-8.

[10] Ong KL,Rundell S,Liepins I,Laurent R,Markel D,Kurtz SM.Biomechanical modeling of acetabular component polyethylene stresses,fracture risk,and wear rate following press-fit implantation.J Orthop Res.2009;27(11):1467-1472.

[11] Gray CF,Moore RE,Lee GC.Spontaneous dissociation of offset,face-changing polyethylene liners from the acetabular shell:a report of four cases.J Bone Joint Surg Am.2012;94(9):841-845.

[12] Yun A,Koli EN,Moreland J,Iorio R,Tilzey JF,Mesko JW,Lee GC,Froimson M.Polyethylene liner dissociation is a complication of the DePuy Pinnacle Cup:a report of

23 cases.Clin Orthop Relat Res.2016;474(2):441-446.

[13] Murray P,Rorabeck H.Bilateral femoral component breakage in total hip replacement:a case report.Can J Surg.1998;41(3):236-238.

[14] Mimura T.A case report of implant fracture of extensively porous-coated.Distally fixated cementless long stem:detailed course of stem bending development. Case Rep Orthop.2015;2015:895214.

[15] Busch CA,Charles MN,Haydon CM,Bourne RB,Rorabeck CH,Macdonald SJ,McCalden RW.Fractures of distally-fixed femoral stems after revision arthroplasty. J Bone Joint Surg Br.2005;87(10):1333-1336.

[16] Botti TP,Gent J,Martell JM,Manning DW.Trunion fracture of a fully porous-coated femoral stem:case report.J Arthroplasty.2005;20(7):943-945.

[17] Parisi T,Burroughs B,Kwon YM.Modular hip implant fracture at Orthopedics.2015;38(3):e234-239.

[18] Wodecki P,Sabbah D,Kermarrec G,Semaan I.New type of hip arthroplasty failure related to modular femoral components:breakage at the neck-stem junction.Orthop Traumatol Surg Res.2013;99(6):741-744.

[19] Konan S,Garbuz DS,Masri BA,Duncan CP.Modular tapered titanium stems in revision arthroplasty of the hip:the risk and causes of stem fracture.Bone Joint J.2016;98-B(1 Suppl A):50-53.

[20] Lakstein D,Eliaz N,Levi O,Backstein D,Kosashvili Y,Safir O,Gross AE.Fracture of cementless femoral stems at the mid-stem junction in modular revision hip arthroplasty systems.J Bone Joint Surg Am.2011;93(1):57-65.

[21] Cash DJ,Khanduja V.The case for ceramic-onpolyethylene as the preferred bearing for a young adult hip replacement.Hip Int.2014;24(5):421-427.

[22] Lee GC,Garino JP.Reliability of ceramic components. Semin Arthroplast. 2011;22(4):271-275.

[23] Lee GC,Kim RH.Incidence of modern alumina ceramic and alumina matrix composite femoral head failures in over 5.7 million hip implants.In:American Association of Hip and Knee Surgeons 24th Annual Meeting;6-9 Nov 2014,Dallas TX;Abstract nr 16.

[24] Lopes R,Philippeau JM,Passuti N,Gouin F.High rate of ceramic sandwich liner fracture.Clin Orthop Relat Res.2012;470(6):1705-1710.

[25] Hamilton WG,McAuley JP,Blumenfeld TJ,Lesko JP,Himden SE,Dennis DA.Midterm results of delta ceramic-on-ceramic total hip arthroplasty.J Arthroplasty.2015;30(9 Suppl):110-115.

[26] Steinhoff A,Hakim V,Walker RH,Colwell Jr CW,Copp SN.Ceramic liner fracture and impingement in total hip arthroplasty.HSS J.2015;11(1):50-55.

[27] McAuley JP,Dennis DA,Grostefon J,Hamilton WG.Factors affecting modular acetabular ceramic liner insertion:a biomechanical analysis.Clin Orthop Relat Res.2012;470(2):402-409.

[28] Lee GC,Bistolfi A.Management of ceramic component fractures:can you ensure a safe return?Semin Arthroplast.2015;26(1):34-37.

[29] Stuck KJ,Falahee MH,Brandon CJ.Fracture of the polyethylene acetabular cup in total hip arthroplasties. Can Assoc Radiol J.1988;39(1):65-67.

[30] Sathappan SS,Wee J,Ginat D,Meere P.Massive wear and metallosis of an Acetabular Cup System presenting as pseudodislocation.Orthopedics.2009;32(6):449.

[31] Lam L,Drew T,Boscainos P.Effect of acetabular orientation on stress distribution of highly crosslinked polyethylene liners.Orthopedics.2013;36(11):e1346-1352.

[32] Callaghan JJ,Pellicci PM,Salvati EA,Garvin KL,Wilson Jr PD.Fracture of the femoral component.Analysis of failure and long-term follow-up of revision.Orthop Clin North Am.1988;19(3):637-647.

[33] Steno B,Necas L,Melisik M,Almasi J.Minimally invasive hollow trephine technique is recommended for revision of broken uncemented and extensively porous-coated monolithic femoral stems:a review of three cases.Eklem Hastalik Cerrahisi.2014;25(2):112-116.

[34] Allain J,Roudot-Thoraval F,Delecrin J,Anract P,Migaud H,Goutallier D.Revision total hip arthroplasty performed after fracture of a ceramic femoral head. A multicenter survivorship study.J Bone Joint Surg Am.2003;85-A(5):825-830.

[35] Sharma V,Ranawat AS,Rasquinha VJ,Weiskopf J,Howard H,Ranawat CS.Revision total hip arthroplasty for ceramic head fracture:a long-term follow-up.J Arthroplasty.2010;25(3):342-347.

[36] Allain J,Goutallier D,Voisin MC,Lemouel S.Failure of a stainless-steel femoral head of a revision total hip arthroplasty performed after a fracture of a ceramic femoral head.A case report.J Bone Joint Surg Am.1998;80(9):1355-1360.

第二十一章　异位骨化

Michael J. Taunton

病例

病例 1

男性患者，70 岁，因"股骨颈骨折，经前外侧入路行双极股骨头置换术后 1 年半"来诊，患者曾出现右腹股沟和臀部疼痛，并用麻醉药物来治疗。体格检查发现患髋处于 20° 屈曲和轻度外旋体位，右下肢较健侧稍短缩，下肢神经血管无异常。患者既往有糖尿病、高血压病、冠心病并植入 6 个支架。影像检查：右髋 X 线片表现为 Brooker Ⅳ 型的异位骨化（图 21.1），CT 检查提示大部分异位骨位于前外侧（图 21.2），其生物型股骨柄固定良好，骨扫描提示右髋周围摄取量增高（图 21.3）。

病例 2

男性患者，78 岁，因左髋关节炎，经后侧入路行 THA 后 2.2 年。术中，医生考虑到髋臼侧有骨缺损，于是植入异体骨和 BMP 来填充，术后用低分子肝素预防深静脉血栓 6 周。

患者发现术后患髋活动范围渐进性减少，腹股沟疼痛进行性加重。体格检查：患髋处于外展 10°、屈曲 25° 挛缩体位。患髋肌力很难检查，但屈曲外展活动正常，侧位 X 线片可见在大转子旁有两个大的骨性突起。下肢神经血管无异常。X 线片表现为：左髋存在 Brooker Ⅳ 型的异位骨化（图 21.4）。假体固定良好。

流行病学

Brooker[1] 最先将异位骨化分型。他发现 100 例行 THA 的患者中有 20% 发展为不同程度的异位骨化（HO），其中 84% 是经外侧入路，其余的是经大转子截骨入路，并最先将异位骨化分型。HO 分型（表 21.1）Ⅰ 型 7%，Ⅱ 型 5%，Ⅲ 型 7%，Ⅳ 型 2%。近期的回顾分析发现，根据危险因素不同，初次 THA 后异位骨化发生的概率在 10%~60% 不等[2-13]。不同的技术和入路是 HO 的病因。THA 中采用 DAA 入路发生 HO 的风险为 19%~45%；后侧入路为 10%~27.5%；前外侧入路为 34%[10-13]。Brooker 分型中 HO 对关节影响的严重程度差异很大，因为 THA 后 HO 形成通常很小，也无临床意义[14, 15]。Brooker Ⅲ 型或 Ⅳ 型较 Brooker Ⅰ 型更有临床意义，Brooker Ⅲ 的发生率为 1.4%~19%，Brooker Ⅳ 的发生率为 0~5%[7, 10, 11, 13, 16]。

危险因素

THA 后异位骨化将严重影响功能恢复，且是不可预料的。详细罗列出 HO 的危险因素，更好地理解前文所述 HO 的流行病学，从而更好地预防 HO 的发生非常重要。当骨髓、骨膜、肌肉和筋膜中的间叶细胞分化为骨母细胞时，就可能会出现异位骨化。这种转化在术后 18 h 内发生。随后，骨基质钙化。HO 由软组织中成熟的板状骨和骨小梁组成[17]。

一项研究证实，有髋关节强直病史的患者，发生

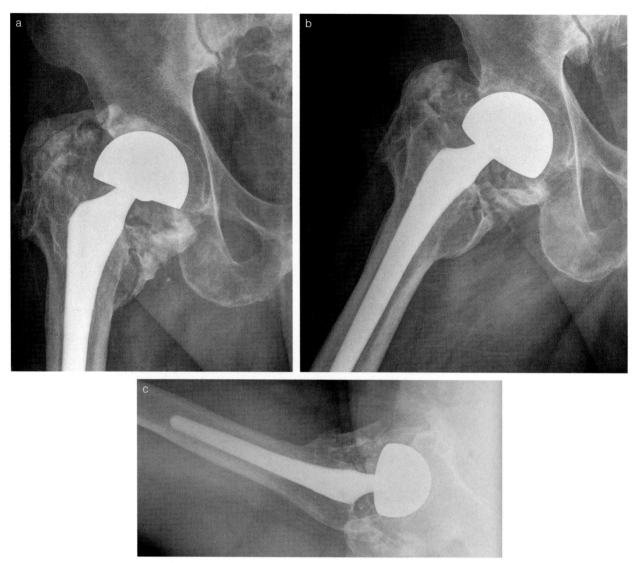

图 21.1　a. 正位 X 线片。b. 蛙位 X 线片。c. 穿桌侧位 X 线片。显示右髋双极股骨头置换术后 Brooker Ⅳ 型异位骨化

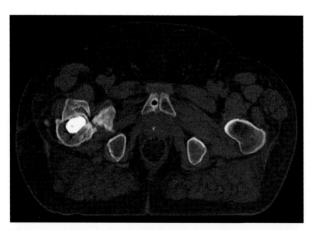

图 21.2　小转子水平的 CT 横断面提示右髋明显的异位骨化

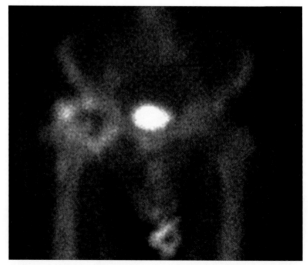

图 21.3　髋部三相骨扫描提示右髋周围明显高信号

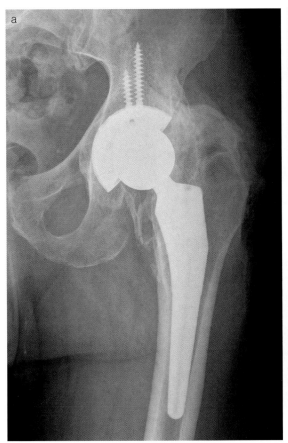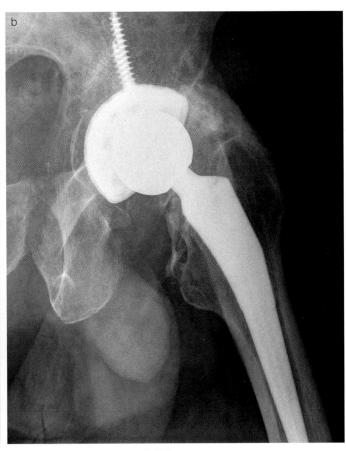

图 21.4　a. 正位 X 线片。b. 蛙位 X 线片。显示右侧全髋关节置换术后 Brooker Ⅳ 型异位骨化

表 21.1　异位骨化的 Brooker 分型 [1]

Ⅰ级：髋关节周围软组织内形成孤立性骨岛
Ⅱ级：股骨或骨盆侧形成骨化，两者间隙 > 1 cm
Ⅲ级：股骨或骨盆侧形成骨化，两者间隙 < 1 cm
Ⅳ级：形成骨桥，骨性强直

HO 的风险最高，优势比为 9.85[18]。总体而言，既往有创伤性关节炎、脊髓损伤、弥漫性特发性骨质增生、强直性脊柱炎和髋部多次手术的患者，有较高发生 HO 的风险[19-22]。男性发生 HO 的风险比女性高 2 倍，而大于 65 岁并伴有骨关节炎的女性发生 HO 的风险与男性一致[23]。类风湿性关节炎可能起到预防 HO 发生的作用[18]。大转子截骨，外侧或前外侧入路，既往髋部手术史，转子下截骨，男性或合并这些因素的患者，HO 的发生率较高[2, 7, 10, 22, 24, 25]。表面置换相比 THA 的患者发生 Ⅲ / Ⅳ 级 HO 的风险更高[16]。翻修或失血量多的患者也有较高发生 HO 的

风险[26]。另外，因先天性髋疾病继发关节炎的患者较骨关节炎患者发生 HO 的风险更高，其差异有统计学意义[27, 28]。THA 不同手术入路对 HO 的发生率的影响有大量的研究，但各种研究之间的结果差异很大。可以明确的是，对肌肉组织干预得越多，骨母细胞在肌肉机构中的释放就更多，则 HO 的发生风险更高。

预防

HO 的病因尚未完全清楚，但手术对软组织或骨的损伤可诱发 HO。目前预防措施大体遵循如下 3 个原则中的一个或多个：阻断相关诱导信号传导路径；警惕相关骨祖细胞进入靶向组织；改变易于异位骨化形成的环境[29]。

与 HO 形成的外科相关的因素有很多。切口长度，手术入路，局部组织损伤，肌肉损害，缺血，

失血量，麻醉类型，手术时间均可引起局部炎症反应。脉冲灌洗也可以播散成骨细胞前体，同时建立了骨诱导环境[11]。小切口可减少皮肤及皮下组织的损伤程度并继发 HO 的形成。但如果小切口使手术更加困难，肌肉损伤更严重，则 HO 的风险增加。一般来说，在术中预防 HO 的原则主要有：股骨扩髓时将骨髓吸引清除；将肌肉组织上的任何骨碎屑冲洗干净；避免不必要的肌肉分离。这些原则将尽量限制成骨细胞前体的播散。

一些研究发现非甾体类抗炎药物（NSAIDs）可有效预防 THA 后 HO[30-39]。吲哚美辛是预防 HO 常用的药物之一，通过调控 COX-Ⅰ途径，抑制 PGE2，从而抑制骨祖细胞分化为成骨细胞。术后口服有效推荐剂量为 25 mg/ 次，TID 或 75 mg/ 次，QD[40]。最近在一项前瞻性双盲安慰剂对照实验中发现，口服萘普生 500 mg BID，可以将髋关节镜术后 HO 的发生率从 46% 降至 4%[41]。

很多研究随机对照非选择性 NSAIDs 与选择性 NSAIDs。Saudan 等研究将患者分为布洛芬 400 mg TID 与塞来昔布 200 mg BID 组，结果显示布洛芬组发生 HO Brooker Ⅱ型或Ⅲ型的概率为 13%，而塞来昔布组为 5.1%[34]。然而，系统性回顾结果表明，选择性 NSAIDs 与非选择性 NSAIDs 在预防 HO 方面无差异。但因为选择性 NSAIDs 比非选择性 NSAIDs 胃肠道副作用小，所以选择性 NSAIDs 可提高患者依从性[37]。NSAIDs 药物预防 HO 是通过抑制一种可诱导成骨细胞的环氧化酶 2（COX-2）来实现的。COX-2 是能催化花生四烯酸形成前列腺素的一种酶。前列腺素，尤其是 PGE2 的聚集增加，将引起新的骨基质产生，这将促进 HO 的形成[42-44]。

NSAIDs 已经作为一种辅助的药物来专门预防 HO。使用阿司匹林预防 DVT 的患者比使用华法林的患者发生 HO 的风险更低，严重程度更小[34, 39, 45]。Cohn 等证实 35 例 THA 后使用阿司匹林预防 DVTD 35 例患者中Ⅲ级、Ⅳ级 HO 的发生率为 0。大量研究报道阿司匹林的用法为 325 mg BID，持续使用 6 周[39]。

围手术期使用放疗（Radiation Treatment, RT）来预防 HO 一直被广泛研究[20, 46-49]。RT 因为其依从性达 100%，副作用少，能避免 NSAIDs 药物的胃肠道并发症而受到青睐。因为术后治疗可能引起患者不适，本章作者所在的中心选择术前治疗。以前放疗需用 2000 cGy 的射线，疗程 10 d，但近期研究证明只需要 500 cGy 射线，单次治疗即可[48]。电离辐射可干预细胞分裂过程中细胞核 DNA 的表达，抑制多能间叶细胞的转化[48]。RT 也可影响细胞的 BMP-2 信号表达，从而影响成骨细胞分化[50]。因其治疗直接作用于局部，各种反应均局限于该区域，从而可以减少系统性反应[51, 52]。在 NSAIDs 药物治疗没有出现并发症的前提下，放疗的花费要比 NSAIDs 治疗高得多。对 THA 后被诊断为恶性肿瘤的患者进行分析，实验组 238 例患者接受 RT，恶性肿瘤的发生率为 4%，而对照组 476 例未接受 RT 的患者，恶性肿瘤的发生率为 7%。在接受 RT 的患者中，没有发生放疗局部的恶性肿瘤，说明使用 RT 预防 HO 是比较安全的[52]。

诊断

HO 的诊断由术后体格检查与影像学检查组成。患者活动范围减少或消失，常主诉进行性的疼痛。活动度减少与更严重的 HO 相关[15]。有时屈曲内收挛缩可使日常活动变得更加困难。最初的分型由 Brooker 提出[1]。异位骨化一经诊断，尤其是计划手术干预时，需要完善 CT 检查以详细了解 HO 的位置和范围及其与邻近肌肉、坐骨神经等的解剖关系。如果 HO 仍处于未成熟期，则骨扫描提示骨内低代谢是有助于临床确定安全手术取出的时间的。

治疗（手术治疗和保守治疗）

HO 引起的活动度减少，行物理治疗是无效的。然而轻度的拉伸和力量训练可避免更进一步僵硬，有助于改善步态，优化患肢体位和功能。NSAIDs 药物有助于减少因过多异位骨形成撞击而引起的炎症反应。一般而言，1 年后可认为异位骨成熟，届时若患髋活动度减少明显，疼痛严重，则可考虑手术治疗。若仅仅只有疼痛，则认为是手术禁忌。成熟的异位骨化通常不会引起疼痛[53]。异位骨化清除术不能完全解决问题,疼痛的感觉可能持续,并引起慢性疼痛综合征。一项研究表明,仅因疼痛行了异位骨化手术的患者,无一人完全缓解[54]。

详细的术前计划非常必要。术前检查有助于术者了解初次手术的入路、并发症或术中的问题。因为初次手术入路或 HO 的位置,术者可能不得不选择一个他不熟悉的入路。关注假体的设计和工具,因为许多患者需要更换假体以获得显露或提高稳定性。在一些外展肌内大量异位骨化并可导致术后不稳定的高风险的患者中,应考虑使用限制性或双动结构假体。

要复查 X 线片或 CT 结果,以明确异位骨化的位置及其与周围组织的解剖关系。特别是,当 HO 靠近坐骨神经时,要准备游离坐骨神经,必要时行神经松解术。HO 术前因进行放疗,术后 NSAIDs 药物治疗以尽量避免 HO 复发。

术中需要仔细地辨别 HO 并将其从组织中清除。比较好的技巧是找到正常组织边界,然后沿着异常组织向关节推进,将异位骨从正常骨中清除,直到关节部。通常,骨刀或骨剥能将 HO 从组织中分离。典型的 HO 不得不弄碎取出,以便于获得操作空间。若 HO 侵犯正常组织,出血量会增多,术前需做好准备。必要时考虑自体血回输。如前所述,术中必须注意周围神经血管结构。术者必须意识到这些结构可能与异位骨毗邻,甚至在异位骨之中。再次强调,仔细回顾术前影像检查非常有意义。若术中在神经松解时不顺利,可以请神经外科医生会诊。只要有周密的术前计划,细致高效的手术技术,则可安全有效地完成 HO 清除术。

疗效、陷阱和并发症

如前文所述,对于典型的有疼痛伴随活动受限的 HO 应手术治疗。至少推迟 1 年后,直到异位骨化成熟,同时形成稳定的纤维囊后再行手术治疗可以提高疗效,有利于异位骨的彻底清除[53]。骨扫描提示活动性减少也可以辅助判断手术时间[54]。碱性磷酸酶水平通常在未成熟 HO 时增高,而在 HO 成熟

时回降至正常[53]。在 HO 未成熟之前行手术治疗疗效差,同时更难清除。然而,也有争议说异位骨应该在术前放疗时就及时行清除[55]。HO 术后,患者预期活动范围能平均提高,即屈曲 30°~40°、外展 – 内收提高 20°~30°、内 – 外旋 20°~30°[54, 56]。尽管没有深入的研究,但我们需要明白的是对大多数患者而言,疼痛虽然可以改善,但很多患者只是有所缓解而已[54]。

HO 手术并发症同常规翻修 THA 术后并发症类似。过度分离可能导致坐骨神经直接损伤或牵拉伤进而引起长时间的神经失用。在外展肌内表面清理 HO 时有损伤臀上神经血管束的风险,这可进一步导致外展肌力的减退。对于强直髋,可能需要行股骨截骨,向上掀开外展肌,以便进入关节。在 HO 清除术中,骨与软组织的量可达 1L,这可造成大的无效腔引起关节不稳,也可选择性地在一个活动范围内进行清除而引起撞击。要仔细检查在撞击发生前假体的位置和关节的活动范围。双动或限制性假体仅适用于术中表现出关节不稳定的患者。

建议 HO 术后进行放射治疗。放疗需在术前或手术当天进行,但术后超过 3 d 也可能有效[57, 58]。使用一次剂量为 500~2000 cGy 的放疗来预防 HO 术后复发是安全有效的[48, 54, 58-60]。放疗后 HO 的发生率为 5%~15%,有临床意义[58, 59]。应重点关注新植入的生物型假体的稳定情况,植入物的遮挡可能有助于避免放疗影响骨长入[58]。

病例治疗

病例 1

经讨论,该患者自初次手术后,需等待至少 2 年来使异位骨化成熟。因为未到 2 年时,患者在外院行骨扫描提示未恢复正常(图 21.3)。在术后 2.5 年时,与患者商议继续行保守治疗,而患者选择手术干预。术前 2 h,患者接受右髋部放射治疗,剂量 700 cGy,放疗顺利。

手术采用改良 Hardinge 入路,显露异位骨化的前侧大部分。识别同时清理蔓延至后外侧到髂

骨的异位骨。然后将髋关节脱位，检查股骨假体位置良好，固定牢靠。半球形的生物臼杯用螺丝固定。考虑到将大块异位骨清除可能会引起关节不稳，于是选择双动关节。这种双动关节能很好地恢复患肢长度，提供良好的外旋、过伸、睡眠体位的稳定性。在屈曲 90° 内旋 50°~90° 时，软组织已限制了进一步内旋，但此种关节仍可提供进一步内旋（**图 21.5**）。伤

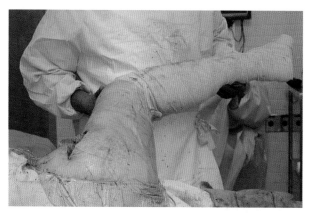

图 21.5 术中图片提示右髋关节内旋活动严重受限

口彻底清创灌洗，患髋活动屈曲可超过 95°，旋转 60°。外展肌用不可吸收线重建。术后患者口服吲哚美辛 75mg QD×2 周。允许患者在可忍受情况下负重行走，在脱位安全范围内活动髋关节。2 年后随访，该患者可屈曲 95°，外旋 45°，内旋 10°，后伸正常，极轻微的疼痛。影像检查提示没有异位骨化复发（**图 21.6 a、b**）。

病例 2

与患者商议保守治疗与手术治疗方案后，患者选择手术治疗。术前 2 h，给予左髋部放射治疗，剂量 700 cGy。采用原手术切口，经后方入路进入关节。臀大肌的定位有助于判断坐骨神经，用一个血管圈将其牵开。沿着神经向近端游离，发现其在髋臼区域位置异常。

直视该神经远端经过坐骨结节，在异位骨的骨突周围时严重变扁（**图 21.7**）。神经松解超过 15 cm。神经近端固定在骨性突起的上方。

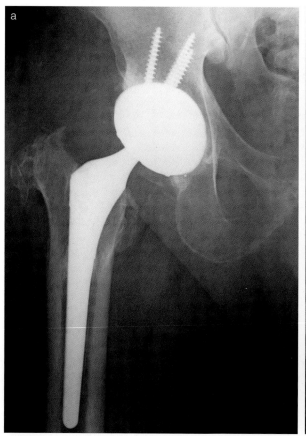

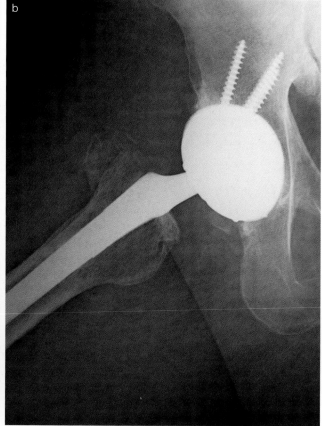

图 21.6 a. 前后位 X 线片。b. 右髋置换术后异位骨化清除术后蛙位片

游离松解神经以便向后牵拉，经前方入路清除大量的异位骨。这是经改良 Hardinge 入路完成的，分离臀中肌和股外侧肌，将转子截骨块反转至前方。这可以更好地辨别位于臀中肌深面的异位骨，从正常股骨远端开始，向近端分离起自小转子下方的异位骨。渐进式地分离，用骨刀清除，逐步地清理股骨前方和内侧部位，将软组织松解开，直到关节水平。前方大量的异位骨被清除，逐渐地将髋臼假体显露出来。沿着转子及上方部位有异位骨，从前方直接将其清除，仔细辨别并小心将后方神经回置；这一步骤中要避免使用锋利的器械，例如骨刀。清除前方的异位骨后，因为后方异位骨存在患髋仍很僵硬。用骨凿仔细地将后方异位骨清除，最后患髋活动松解，恢复活动（图 21.8）。仔细地、逐步地清理患髋前方和后方，大量的异位骨被清除，将患髋前脱位。

将假体球头从柄上拆除。股骨假体稳定，位置良好。将包裹在股骨近端的部分异位骨逐步清除，减少股骨近端和转子部位的尺寸和体积，特别注意避免后方的撞击。显露出整个髋臼杯，发现臼杯位于中立位，前倾太小。为确保稳定，需要进行臼杯翻修。新的臼杯植入后，其前倾及外展角度满意，获得良好的稳定性和优秀的宿主骨覆盖。植入内衬后，选择安装一个 40 mm+0 球头，检查患髋大致稳定性非常好。因为疤痕和软组织改变，患髋仍然很僵硬，屈曲活动度约 70°。旋转活动度良好，即使在内收位旋转活动时也无撞击发生。修复外展肌装置。修复臀大肌在股骨侧的止点。修复残留的后方关节囊，臀中肌止点。于深部留置引流管。按常规逐层关闭筋膜和皮肤。允许患者在可忍受情况下负重行走，在脱位安全范围内活动髋关节。

随访超过 2 年，患者无明显疼痛，患髋屈曲活动95°。影像检查提示有极少的异位骨化再次形成（图21.9 ）。

总结

异位骨化准确的机理仍未明确。然而，我们将

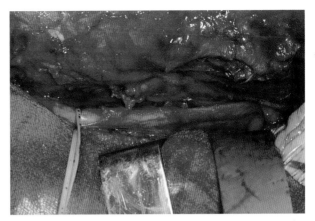
图 21.7　左髋术中照片示：用蓝色神经束带将坐骨神经游离

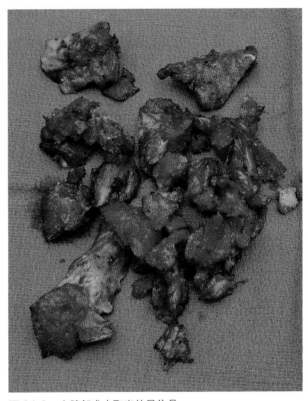
图 21.8　左髋部术中取出的异位骨

继续从异位骨化的风险因素、预防及有效的治疗等方面进行研究。基础研究将继续提高我们对异位骨化在基因方面病因的认识。当然，术者应记住术前和术后辅助适当的药物或放疗，同时对肌肉和软组织的损害仍然是异位骨化的原因。在 THA 中尽可能减少对软组织的损伤，将获得最好的疗效。

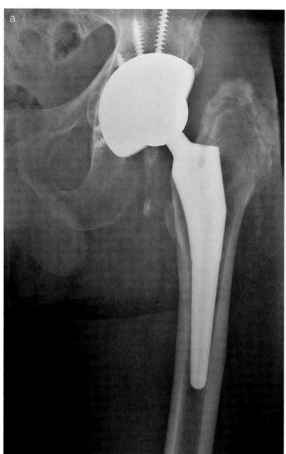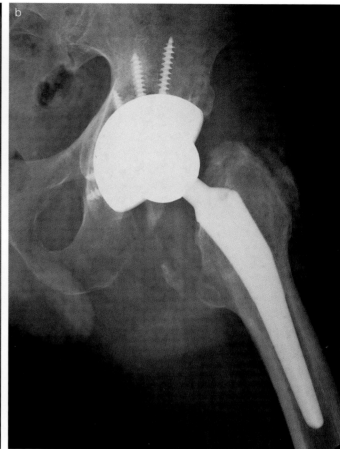

图 21.9 a. 前后位 X 线片。b. 左髋置换术后异位骨化清除术后蛙式侧位 X 线片

参考文献

[1] Brooker AF, et al. Ectopic ossification following total hip replacement. Incidence and a method of classification. J Bone Joint Surg Am. 1973;55(8):1629-1632.

[2] Vastel L, et al. Heterotopic ossification after total hip arthroplasty: risk factors and prevention. Rev Rhum Engl Ed. 1998;65(4):238-244.

[3] Toom A, Haviko T, Rips L. Heterotopic ossification after total hip arthroplasty. Int Orthop. 2001;24(6): 323-326.

[4] Spinarelli A, et al. Heterotopic ossification after total hip arthroplasty: our experience. Musculoskelet Surg. 2011;95(1):1-5.

[5] Sneath RJS, et al. The effect of pulsed irrigation on the incidence of heterotopic ossification after total hip arthroplasty. J Arthroplasty. 2001;16(5):547-551.

[6] Pai VS. Heterotopic ossification in total hip arthroplasty. The influence of the approach. J Arthroplasty. 1994;9(2):199-202.

[7] Higo T, et al. The incidence of heterotopic ossification after cementless total hip arthroplasty. J Arthroplasty. 2006;21(6):852-856.

[8] Goel A, Sharp DJ. Heterotopic bone formation after hip replacement. The influence of the type of osteoarthritis. J Bone Joint Surg Br. 1991;73(2):255-257.

[9] Bal BS, et al. Heterotopic ossification after 2-incision total hip arthroplasty. J Arthroplasty. 2010;25(4):538-540.

[10] Newman EA, et al. Incidence of heterotopic ossification in direct anterior vs posterior approach to total hip arthroplasty: a retrospective radiographic review. Int Orthop. 2016;40:1967-1973.

[11] Edwards DS, et al. Posterior mini-incision total hip arthroplasty controls the extent of post-operative formation of heterotopic ossification. Eur J Orthop Surg Traumatol. 2015;25(6):1051-1055.

[12] Corrigan CM, et al. Heterotopic ossification after hemiarthroplasty of the hip—a comparison of three common approaches. J Clin Orthop Trauma.2015;6(1):1-5.

[13] Biz C, et al. Heterotopic ossification following hip arthroplasty: a comparative radiographic study about its development with the use of three different kinds of implants. J Orthop Surg Res. 2015;10(1):176.

[14] Shehab D, Elgazzar AH, Collier BD. Heterotopic

ossification. J Nucl Med. 2002;43(3):346-353.

[15] Vasileiadis GI, et al. Effect of heterotopic ossification on hip range of motion and clinical outcome. J Arthroplast. 2015;30(3):461-464.

[16] Rama KRBS, et al. Heterotopic ossification after surface replacement arthroplasty and total hip arthroplasty. A randomized study. J Arthroplasty. 2009;24(2):256-262.

[17] Thomas BJ. Heterotopic bone formation after total hip arthroplasty. Orthop Clin N Am. 1992;23(2):347-358.

[18] Zhu Y, et al. Incidence and risk factors for heterotopic ossification after total hip arthroplasty: a meta-analysis. Arch Orthop Trauma Surg. 2015;135(9):1307-1314.

[19] Iorio R, Healy WL. Heterotopic ossification after hip and knee arthroplasty: risk factors, prevention, and treatment. J Am Acad Orthop Surg. 2002;10(6):409-416.

[20] Maloney WJ, et al. Prophylaxis for heterotopic bone formation after total hip arthroplasty using low-dose radiation in high-risk patients. Clin Orthop Relat Res. 1992;280:230-234.

[21] Thilak J, et al. Risk factors of heterotopic ossification following total hip arthroplasty in patients with ankylosing spondylitis. J Arthroplasty. 2015;30(12): 2304-2307.

[22] Kaliyaperumal K, Sathappan SS, Peng LY. Total hip arthroplasty for ankylosed hip secondary to heterotopic ossification. J Arthroplasty. 2008;23(3):470-475.

[23] Eggli S, Woo A. Risk factors for heterotopic ossification in total hip arthroplasty. Arch Orthop Trauma Surg. 2001;121(9):531-535.

[24] Regis D, Sandri A, Sambugaro E. Incidence of heterotopic ossification after surface and conventional total hip arthroplasty: a comparative study using anterolateral approach and indomethacin prophylaxis. Biomed Res Int. 2013;2013:293528.

[25] Aljurayyan A, Tanzer D, Tanzer M. Acute revision hip arthroplasty: a previously unrecognized risk factor for heterotopic ossification. Eur J Orthop Surg Traumatol. 2016;26(2):183-188.

[26] Fransen M, et al. Determinants of heterotopic ossification after total hip replacement surgery. Hip Int. 2009;19(1):41-46.

[27] Pakos EE, et al. Heterotopic ossification after total hip arthroplasty (THA) in congenital hip disease: comparison of two different prophylactic protocols. Clin Transl Oncol. 2009;11(2):103-108.

[28] Pakos EE, et al. Prevention of heterotopic ossification in high-risk patients with total hip arthroplasty: the experience of a combined therapeutic protocol. Int Orthop. 2006;30(2):79-83.

[29] 29. Zimmermann SM, et al. Prevention of heterotopic ossification: an experimental study using a plasma expander in a murine model. BMC Surg. 2016;16(1):29.

[30] Anthonissen J, et al. The role of muscular trauma in the development of heterotopic ossification after hip surgery: an animal-model study in rats. Injury. 2016;47(3):613-616.

[31] Ahrengart L, Sahlin K, Lindgren U. Myositis ossificans after total hip replacement and perioperative muscle ischemia. J Arthroplasty. 1987;2(1):65-69.

[32] Barthel T, et al. Prophylaxis of heterotopic ossification after total hip arthroplasty: a prospective randomized study comparing indomethacin and meloxicam. Acta Orthop Scand. 2002;73(6):611-614.

[33] Beckmann JT, et al. The effect of NSAID prophylaxis and operative variables on heterotopic ossification after hip arthroscopy. Am J Sports Med. 2014;42(6):1359-1364.

[34] Bek D, et al. Aspirin decreases the prevalence and severity of heterotopic ossification after 1-stage bilateral total hip arthroplasty for osteoarthrosis. J Arthroplasty. 2009;24(2):226-232.

[35] D'Lima DD, et al. Indomethacin versus radiation therapy for heterotopic ossification after hip arthroplasty. Orthopedics. 2001;24(12):1139-1143.

[36] Grohs JG, Schmidt M, Wanivenhaus A. Selective COX-2 inhibitor versus indomethacin for the prevention of heterotopic ossification after hip replacement: a double-blind randomized trial of 100 patients with 1-year follow-up. Acta Orthop. 2007;78(1):95-98.

[37] Kan SL, et al. Nonsteroidal anti-inflammatory drugs as prophylaxis for heterotopic ossification after total hip arthroplasty: a systematic review and metaanalysis. Medicine (Baltimore). 2015;94(18):e828.

[38] Lavernia CJ, et al. Celecoxib and heterotopic bone formation after total hip arthroplasty. J Arthroplasty. 2014;29(2):390-392.

[39] Nunley RM, et al. Aspirin decreases heterotopic ossification after hip resurfacing. Clin Orthop Relat Res. 2011;469(6):1614-1620.

[40] Macfarlane RJ, et al. Pharmacological treatment of heterotopic ossification following hip and acetabular surgery. Expert Opin Pharmacother. 2008;9(5):767-786.

[41] Beckmann JT, et al. Effect of naproxen prophylaxis on heterotopic ossification following hip arthroscopy: a double-blind randomized placebo-controlled trial. J Bone Joint Surg Am. 2015;97(24):2032-2037.

[42] Saudan M, et al. Celecoxib versus ibuprofen in the prevention of heterotopic ossification following total hip replacement: a prospective randomised trial. J Bone Joint Surg Br. 2007;89(2):155-159.

[43] Vasileiadis GI, et al. COX-2 inhibitors for the prevention of heterotopic ossification after THA. Orthopedics. 2011;34(6):467.

[44] Raisz LG. Potential impact of selective cyclooxygenase-2 inhibitors on bone metabolism in health and disease. Am J Med. 2001;110(Suppl 3A):43S-5S.

[45] Cohn RM, Valle AGD, Cornell CN. Heterotopic ossification is less after THA in patients who receive

aspirin compared to coumadin. Bull NYU Hosp Jt Dis. 2010;68(4):266-272.

[46] Han CD, Choi CH, Suh CO. Prevention of heterotopic bone formation after total hip arthroplasty using 600 rad in single dose in high risk patient. Yonsei Med J. 1997;38(2):96-100.

[47] Kienapfel H, et al. Prevention of heterotopic bone formation after total hip arthroplasty: a prospective randomised study comparing postoperative radiation therapy with indomethacin medication. Arch Orthop Trauma Surg. 1999;119(5-6):296-302.

[48] Padgett DE, et al. The efficacy of 500 centigray radiation in the prevention of heterotopic ossification after total hip arthroplasty: a prospective, randomized, pilot study. J Arthroplasty. 2003;18(6):677-686.

[49] Strauss JB, et al. Cost of radiotherapy versus NSAID administration for prevention of heterotopic ossification after total hip arthroplasty. Int J Radiat Oncol Biol Phys. 2008;71(5):1460-1464.

[50] Pohl F, et al. Radiation-induced suppression of the Bmp2 signal transduction pathway in the pluripotent mesenchymal cell line C2C12: an in vitro model for prevention of heterotopic ossification by radiotherapy. Radiat Res. 2003;159(3):345-350.

[51] Kjaersgaard-Andersen P, et al. Heterotopic bone formation after total hip arthroplasty in patients with primary or secondary coxarthrosis. Orthopedics. 1990;13(11):1211-1217.

[52] Sheybani A, et al. Risk of radiation-induced malignancy with heterotopic ossification prophylaxis: a case-control analysis. Int J Radiat Oncol Biol Phys. 2014;89(3):584-589.

[53] Ahrengart L, Lindgren U. Functional significance of heterotopic bone formation after total hip arthroplasty. J Arthroplasty. 1989;4(2):125-131.

[54] Cobb TK, et al. Functional outcome of excision of heterotopic ossification after total hip arthroplasty. Clin Orthop Relat Res. 1999;361:131-139.

[55] De Smet K, Pattyn C, Verdonk R. Early resection of heterotopic ossification after total hip arthroplasty: a review of the literature. Hip Int. 2002;12(4):383-387.

[56] Warren SB, Brooker Jr AF. Excision of heterotopic bone followed by irradiation after total hip arthroplasty. J Bone Joint Surg Am. 1992;74(2):201-210.

[57] Childs III HA, et al. A prospective evaluation of the timing of postoperative radiotherapy for preventing heterotopic ossification following traumatic acetabular fractures. Int J Radiat Oncol Biol Phys. 2000;47(5):1347-1352.

[58] Seegenschmiedt MH, Makoski HB, Micke O. Radiation prophylaxis for heterotopic ossification about the hip joint—a multicenter study. Int J Radiat Oncol Biol Phys. 2001;51(3):756-765.

[59] Chao ST, et al. External beam radiation helps prevent heterotopic bone formation in patients with a history of heterotopic ossification. J Arthroplasty. 2006;21(5):731-736.

[60] Lonardi F, et al. Preoperative, single-fraction irradiation for prophylaxis of heterotopic ossification after total hip arthroplasty. Int Orthop. 2001;25(6):371-374.